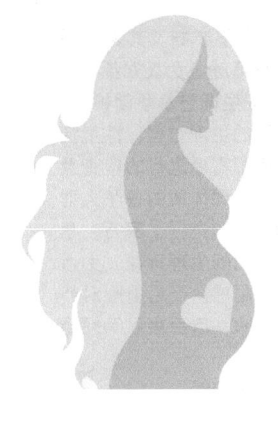

助你好孕

——中西医孕产知识问答

主 编 牛建昭 王亚娟
副主编 王燕霞 李 或 何军琴 谢 伟

科学出版社

北 京

内 容 简 介

本书分为备孕篇、孕期篇、产后篇三部分，涵盖了487个孕产妇及其家人关心的问题，从中西医结合的角度系统讲解了孕产期知识。备孕篇对男女双方备孕时间、体重管理、心理、生活习惯、环境、饮食、疫苗、用药、口腔卫生调整及孕前检查、微量元素补充、注意事项进行了详细的讲解；解答了有关怀孕的生理过程、性生活的注意事项及常见影响怀孕的疾病等问题。对不孕夫妇，分析了需要进行的检查及其意义、生活调护及高龄备孕注意事项；又从中医的角度针对不同体质的备孕人群分析了饮食干预策略、助孕方法，并对辅助生殖技术助孕相关问题进行了解答。孕期篇分为孕初期、孕中期、孕晚期三个不同阶段，针对孕妇各期的生理特征、生活起居、饮食调整、运动、心理及各期常见问题分别进行了答疑解惑。产后篇则对产妇的生理特征、心理特征、生活起居、母乳喂养、产后常见疾病、产后康复等问题进行了相应解答。

本书适合孕产妇及关爱她们的家人、妇产科低年资医生阅读参考。

图书在版编目（CIP）数据

助你好孕：中西医孕产知识问答 / 牛建昭，王亚娟主编. —— 北京：科学出版社，2025.1. —— ISBN 978-7-03-080207-1

Ⅰ.R169.1-44

中国国家版本馆CIP数据核字第20243543QT号

责任编辑：郭　颖／责任校对：张　娟
责任印制：赵　博／封面设计：龙　岩

版权所有，违者必究，未经本社许可，数字图书馆不得使用

科学出版社 出版
北京东黄城根北街16号
邮政编码：100717
http://www.sciencep.com

中煤（北京）印务有限公司印刷
科学出版社发行　各地新华书店经销

*

2025年1月第 一 版　开本：880×1230 1/32
2025年10月第二次印刷　印张：8 3/4
字数：252 000
定价：59.80元
（如有印装质量问题，我社负责调换）

编委会

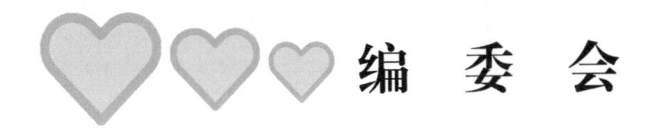

主　编　牛建昭　王亚娟

副主编　王燕霞　李　彧　何军琴　谢　伟

编　委（以姓氏笔画为序）

　　　　　王　妮　王亚娟　王燕霞　牛建昭　刘超楠
　　　　　李　彧　李冠杉　李梦元　何军琴　郑舒畅
　　　　　赵艺园　赵佳润　贺双双　谢　伟

前　言

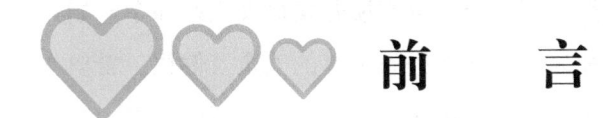

每一个新生命的孕育和诞生，都会为家庭带来幸福和快乐，反映一个家庭的健康与稳定；而我国不孕症发病率约为18%，平均流产率约为17%，且均呈逐年上升的趋势。现代人生活压力较大，身体往往处于亚健康状态。母亲的身心健康不仅关系到胎儿的生长发育，还直接影响到孩子的健康成长。提高人口质量、加强出生缺陷干预，事关千家万户的幸福，同时也关系到国家和民族的未来。因此，如何实现优生优育是当代家庭及社会所面临的考验！《助你好孕——中西医孕产知识问答》一书围绕如何科学备孕、正确处理孕期产后所面临的各种问题及生活困扰进行了翔实的解答，内容分为三部分。第一篇为备孕篇，该篇对男女双方备孕时间、体重管理、心理、生活习惯、环境、饮食、疫苗、用药、口腔卫生调整及孕前检查、微量元素补充、注意事项进行了翔实的阐述；解答了有关怀孕的生理过程、性生活的注意事项及常见影响怀孕的疾病。对不孕夫妇，分析了需要进行的检查及其意义、生活调护以及高龄备孕注意事项；同时，阐述了男性不育的原因及处理对策；最后，对辅助生殖技术助孕相关问题进行了解答。第二篇为孕期篇，孕期篇对孕初期、孕中期、孕晚期三个不同阶段孕妇的生理特征、生活起居、饮食调整、运动、心理及各期常见问题分别进行了答疑解惑。第三篇为产后篇，产后篇对产妇的生理心理特征、生活起居及母乳喂养、产后常见疾病、产后康复等产后常见问题进行了相应解答。

本书旨在为广大适婚育龄家庭及临床工作者提供指导，答疑解惑，提高怀孕概率，减少自然流产，降低孕产期并发症发生率和孕产妇死亡率，规避潜在的问题和风险，从而提高母婴的安全及健康。希望本书能够为育龄夫妇及临床工作者提供参考，由于时间所限，书中若有疏漏之处，恳请广大读者和专家提出宝贵意见。

牛建昭　王亚娟
于北京

目　录

备孕篇

第1章　准妈妈准爸爸要做的准备 …… 3

一、备孕时间 …… 3

　　1. 备孕最佳年龄 …… 3

　　2. 最佳受孕季节 …… 3

　　3. 最佳受孕时间 …… 3

　　4. 选择最佳受孕时机 …… 4

二、心理准备 …… 4

　　5. 心理准备 …… 4

三、学会劳逸结合，注意体重管理 …… 5

　　6. 学会减负 …… 5

　　7. 体重与备孕 …… 5

　　8. 体脂率对生育能力的影响 …… 5

　　9. 为什么脂肪是生育的物质基础 …… 6

　　10. 女性肥胖会造成不孕吗 …… 6

　　11. 肥胖女性如何科学备孕 …… 7

　　12. 怀孕前都需要减肥吗 …… 7

　　13. 科学体育锻炼 …… 8

四、不良生活习惯与不孕的关系 …… 8

　　14. 送给宝宝的第一份礼物：戒烟戒酒 …… 8

　　15. 饮酒与不孕有何关系 …… 9

16. 长期饮酒会降低精子的数量与活力 ················· 9
17. 丈夫和妻子吸烟会影响胎儿性别 ··················· 9
18. 影响男性生育能力的不良生活习惯 ················· 9
19. 影响女性生育能力的不良生活习惯 ················ 10
20. 手机也会造成不孕吗 ···························· 11
21. 经常泡热水澡也会影响生育吗 ···················· 11
22. 每天泡脚能助孕吗 ······························ 11

五、居室环境安全 ···································· 11
23. 什么是居室环境安全 ···························· 11
24. 什么是环境优生 ································ 11
25. 什么是环境雌激素 ······························ 12
26. 为什么"环境激素"会影响生殖 ·················· 12

六、工作调整 ·· 12
27. 白领女性怀孕前应注意哪些工作环境中的潜在风险 ··· 12
28. 计划怀孕前有哪些工作岗位女性应该停止或调换工作 ·· 12

七、饮食也影响受孕 ·································· 13
29. 长期进食快餐食品会影响生育吗 ·················· 13
30. 偏食也会造成不孕吗 ···························· 14
31. 可能影响生殖功能的食物有哪些 ·················· 14
32. 哪些食物可以增强生精作用 ······················ 14
33. 提高精子质量的食物有哪些 ······················ 15
34. 男性如何进补 ·································· 15
35. 真的是酸儿辣女吗 ······························ 16
36. 多吃黑豆能提高卵泡质量吗 ······················ 16
37. 参是女性备孕期间非常不错的食材吗 ·············· 16
38. 备孕能不能吃螃蟹、甲鱼、薏苡仁、山楂 ·········· 16
39. 备孕喝红糖水有用吗 ···························· 17
40. 孕前合理营养 ·································· 17

八、疫苗、用药需谨慎 ··············· 17
    41. 备孕妈妈在孕前为什么要注射疫苗 ············ 17
    42. 备孕妈妈在孕前需要接种哪些疫苗 ············ 17
    43. 哪些中药不适合孕妇用 ··················· 18
    44. 停止服用避孕药后立即怀孕了，对胎儿有影响吗 ····· 18
    45. 之前一直使用避孕药，停服避孕药多长时间可以备孕 ··· 18
    46. 准爸爸用药须谨慎 ······················ 18

九、怀孕前是否要检查口腔问题 ············ 19
    47. 口腔检查 ···························· 19

第 2 章　怎样才能怀上健康的宝宝 ··············· 20

一、孕前检查 ························ 20
    48. 别不把孕前体检当回事儿 ·················· 20
    49. 备孕妈妈检查前需要注意什么 ··············· 20
    50. 备孕妈妈孕前体检项目有哪些 ··············· 20
    51. 为什么要检查女性生殖激素六项 ·············· 21
    52. 备孕爸爸检查前需要注意什么 ··············· 21
    53. 备孕爸爸备孕检查项目有哪些 ··············· 21

二、补充微量元素 ····················· 22
    54. 做孕妈妈之前，需要补充哪些微量元素 ·········· 22
    55. 做准爸爸之前，需要补充哪些微量元素 ·········· 22
    56. 男方备孕也要补 DHA 和叶酸吗 ·············· 22

三、注意事项 ························ 23
    57. 禁止近亲结婚 ························· 23
    58. 新婚不宜马上受孕 ······················ 23

第 3 章　孕前必修课 ·························· 24

一、怀孕的生理过程 ···················· 24
    59. 具备哪些条件才能受孕 ··················· 24

60. 新生命诞生的基本过程有哪些 …………………………… 25
61. 新生命孕育过程图解 ………………………………………… 26
62. 卵子是怎样产生的 …………………………………………… 26
63. 卵子与精子是怎样"幽会"的 ……………………………… 26
64. 卵子与精子的寿命谁更长 …………………………………… 27
65. 卵巢与子宫内膜有何关系 …………………………………… 27
66. 着床一定有刺痛感吗 ………………………………………… 28
67. 女性的生殖能力是如何变化的 ……………………………… 28
68. 什么是男性的生殖能力年限 ………………………………… 28
69. 男性生育的基本条件有哪些 ………………………………… 28
70. 男性生殖发育的过程是怎样的 ……………………………… 29
71. 精子完成受精过程时要突破哪些困难 ……………………… 29
72. 如何阅读精液报告 …………………………………………… 30
73. 你会推算排卵期吗 …………………………………………… 30
74. 排卵期有什么表现 …………………………………………… 30
75. 预测排卵期的几种办法 ……………………………………… 30

二、性生活的注意事项 …………………………………………… 31

76. 孕前寡欲，孕后禁欲 ………………………………………… 31
77. 性生活的体位影响怀孕吗 …………………………………… 32
78. 子宫前位的女性什么体位容易受孕 ………………………… 32
79. 什么体位可以提高子宫后位女性的受孕概率 ……………… 32
80. 进行受孕演习 ………………………………………………… 32
81. 如何把握性生活的频度 ……………………………………… 32
82. 应该怎样安排性生活的规律 ………………………………… 33

三、怎么知道自己怀孕了 ………………………………………… 33

83. 判断自己是否怀孕的方法 …………………………………… 33
84. "十月怀胎"是怎么回事 …………………………………… 34
85. 生男生女到底由谁决定 ……………………………………… 34

第 4 章　影响受孕的常见问题 ……………………………………… 35

86. 身体检查没有病，为什么不易怀孕 ……………………………… 35
87. 什么是宫颈黏液？与怀孕有何关系 ……………………………… 35
88. 宫颈柱状上皮异位（曾称宫颈糜烂）影响受孕吗 ……………… 35
89. 宫寒是什么 ………………………………………………………… 36
90. 宫寒有什么症状 …………………………………………………… 37
91. 宫寒如何进行日常调理 …………………………………………… 37
92. 如何确定自己的月经周期是否正常 ……………………………… 37
93. 月经不调也会影响怀孕吗 ………………………………………… 38
94. 怎样预防月经不调 ………………………………………………… 39
95. 妇科肿瘤会影响怀孕吗 …………………………………………… 39
96. 何谓"假怀孕" …………………………………………………… 40
97. 闭经就不能怀孕了吗 ……………………………………………… 40
98. 引起宫外孕的常见原因有哪些 …………………………………… 41
99. 附件炎是怎样影响怀孕的 ………………………………………… 42
100. 人工流产影响怀孕吗 …………………………………………… 42
101. 人工流产术后需要注意什么 …………………………………… 42
102. 为什么孕妇会发生自然流产 …………………………………… 43
103. 什么是习惯性流产 ……………………………………………… 44
104. 不宜怀孕的疾病有哪些 ………………………………………… 44
105. 患有癫痫的妇女能怀孕吗 ……………………………………… 45
106. 什么是女性性功能异常 ………………………………………… 45
107. 什么是男性性功能异常 ………………………………………… 46
108. 如何预防性功能异常 …………………………………………… 46
109. 影响女性排卵的因素有哪些 …………………………………… 47
110. 什么是未破卵泡黄素化综合征（LUFS）（B 超显示
　　 卵泡长得又大又好却没有排卵）………………………………… 48
111. "排卵障碍"有哪些治疗方法 ………………………………… 49

vii

112. 什么是黄体不足 …… 49

113. 黄体不足有哪些症状 …… 49

114. 黄体不足对备孕有影响吗 …… 50

115. 怎样改善黄体不足 …… 50

116. 多囊卵巢综合征患者为何会不孕 …… 50

117. 多囊卵巢综合征患者如何备孕 …… 51

118. 什么是催乳素过高 …… 52

119. 高催乳素血症的病因有哪些 …… 52

120. 为何催乳素过高会造成不孕 …… 53

121. 如何治疗催乳素过高引起的不孕 …… 53

122. 什么是子宫内膜异位症 …… 54

123. 子宫内膜异位症的症状有哪些 …… 54

124. 为什么子宫内膜异位症患者易不孕 …… 55

125. 子宫内膜异位症患者如何备孕 …… 55

126. 什么是卵巢早衰 …… 56

127. 卵巢早衰的临床表现有哪些 …… 56

128. 卵巢早衰为何会造成不孕 …… 57

129. 卵巢早衰患者如何备孕 …… 57

第5章　不孕症检查及调护 …… 58

130. 什么是不孕症 …… 58

131. 怎样区别不孕与不育 …… 58

132. 为何不孕症发病率有逐年增加的趋势 …… 58

133. 造成不孕的主要原因在于女性吗 …… 59

134. 为什么要重视不孕症患者的病史 …… 60

135. 常见的女性不孕症的发病原因有哪些 …… 60

136. 哪些病毒感染会引起不孕不育 …… 61

137. 造成继发性不孕的原因有哪些？有过怀孕史怎么会发生不孕症 …… 62

138. 不孕症夫妇首次就诊应注意什么 …………………… 62
139. 不孕症患者体格检查的内容有哪些 …………………… 63
140. 不孕症患者需要进行的检查内容有哪些 ……………… 63
141. 不孕症患者需要进行哪些特殊检查 …………………… 63
142. 测量基础体温对诊断女性不孕症有哪些意义(排卵日体温会突然上升吗?着床后体温会下降吗?降多少?)… 64
143. 为何不孕症患者要进行阴道细胞学检测 ……………… 65
144. 为何不孕症患者要进行宫颈黏液检查 ………………… 66
145. 为何不孕症患者要重视解脲脲支原体检查 …………… 66
146. 为何不孕症患者要进行诊断性刮宫术或子宫内膜活检 … 67
147. 盆腔超声检查在不孕症诊治中的作用有哪些 ………… 67
148. 输卵管通畅试验有哪些 ………………………………… 68
149. 不孕症的微创手术治疗技术有哪些 …………………… 68
150. 什么是子宫输卵管声学造影 …………………………… 68
151. 输卵管积水是怎样形成的 ……………………………… 69
152. 输卵管堵塞的主要原因有哪些 ………………………… 69
153. 只有一侧输卵管还能怀孕吗 …………………………… 70
154. 什么是输卵管介入疗法 ………………………………… 70
155. 输卵管堵塞(形态迂曲、通而不畅、僵化不通等)的中医疗法有哪些 ……………………………………… 71
156. 常用女性激素测定有哪些 ……………………………… 71
157. 女性不孕症患者有哪些激素异常 ……………………… 71
158. FSH 数值偏高影响试管婴儿成功率怎么办 …………… 72
159. 什么是抗精子抗体不孕症?检测的意义是什么 ……… 73
160. 治疗抗精子抗体有什么好办法 ………………………… 73
161. 什么是抗子宫内膜抗体?检测的意义是什么 ………… 74
162. 什么是抗心磷脂抗体?检测的意义是什么 …………… 74
163. 什么是抗滋养细胞膜抗体?检测的意义是什么 ……… 74

164. 什么是抗透明带抗体？检测的意义是什么 …… 75
165. 什么是抗卵巢抗体？检测的意义是什么 …… 75
166. 什么是抗核抗体？检测的意义是什么 …… 75
167. 什么是封闭抗体？检测的意义是什么 …… 75
168. 引起不孕的染色体疾病有哪些 …… 76
169. 不孕症患者为什么要做宫腹腔镜检查 …… 76
170. 什么是畸形精子症（畸精症） …… 77
171. 什么是精子低渗肿胀试验 …… 77
172. 为什么要做睾丸活检 …… 78
173. 如何避免进入女性不孕的误区 …… 79
174. 如何预防女性不孕症 …… 80
175. 如何改善女性不孕症的心理状态 …… 80
176. 如何提高不孕症女性的性生活质量 …… 81
177. 不孕症患者如何进行饮食调理 …… 82

第6章 高龄准妈妈和二胎备孕 …… 84

178. 多大算高龄产妇 …… 84
179. 高龄备孕精子和卵子的最佳受孕时间是什么时候 …… 84
180. 高龄如何备孕才能更容易成功 …… 85
181. 如何改善卵巢功能 …… 85
182. 高龄女性备孕应作生活调整 …… 86
183. 生第一个宝宝前已经做过孕前检查了，备孕二胎就没必要再做检查了吗 …… 87
184. 已育男性为何还要进行不育症的检查 …… 87
185. 若头胎为剖宫产，生二胎的间隔时间多久才合适 …… 88
186. 一胎顺产要间隔多长时间要二胎 …… 88
187. 一胎子宫前位，二胎还会是前位吗 …… 89
188. 瘢痕子宫备孕和孕期要注意什么 …… 89

第7章　借助辅助生殖技术圆梦 …… 91

189. "人工授精"与"试管婴儿"技术的异同 …… 91
190. 不孕不育症对应的助孕技术有哪些 …… 91
191. 人工授精和试管婴儿的适应证是什么 …… 92
192. 人工辅助生殖技术派生的助孕技术有哪些 …… 92
193. 什么是联合助孕术 …… 92
194. 实施人类辅助生殖技术的伦理原则是什么 …… 93
195. 什么是世界卫生组织治疗不孕症的黄金标准 …… 93
196. 人类辅助生殖技术管理办法的具体规定有哪些 …… 94
197. 宫腔内人工授精患者应该做哪些检查 …… 94
198. 人工授精适合所有不孕症患者吗 …… 94
199. 为什么人工授精的成功率差别很大 …… 95
200. 什么是"试管婴儿" …… 95
201. 试管婴儿是生殖的首选吗 …… 95
202. 做试管婴儿疼不疼 …… 95
203. 做试管婴儿的步骤有哪些 …… 96

孕　期　篇

第8章　孕初期（1～3个月） …… 99

一、孕初期身体变化 …… 99

204. 孕1～2周母体变化 …… 99
205. 孕3～4周母体变化 …… 99
206. 孕5～6周母体变化 …… 100
207. 孕5～6周胎儿变化 …… 102
208. 孕7～8周母体变化 …… 103
209. 孕7～8周胎儿变化 …… 103
210. 孕9～10周母体变化 …… 104

211. 孕9～10周胎儿变化 ································· 104
212. 孕11～12周母体变化 ································ 105
213. 孕11～12周胎儿变化 ································ 105
214. 孕早期准妈妈会有哪些症状 ····················· 107
215. 产科建档是什么 ····································· 107
216. 如何选择产检医院 ································· 107
217. 孕初期产检项目有哪些 ··························· 109

二、孕初期生活起居 ··· 110

218. 孕初期饮食如何做到营养平衡 ·················· 110
219. 孕初期就应该补充复合维生素吗 ··············· 114
220. 孕期饮食原则 ······································· 114
221. 孕妇不能吃的食物 ································· 115
222. 孕妇慎吃的食物 ···································· 116
223. 孕妇不能吃的水果 ································· 116
224. 孕妇应注意食量的水果 ··························· 117
225. 补品要不要吃 ······································· 117
226. 补品怎么吃 ·· 118
227. 孕妇如何健康饮水 ································· 120
228. 孕妇如何选择水 ···································· 120
229. 孕妇还能像往常一样运动吗 ····················· 122
230. 孕妇如何运动 ······································· 123
231. 孕妇呼吸方式的调整 ······························ 125
232. 孕妇着装的选择 ···································· 125
233. 孕妇内衣的选择 ···································· 126
234. 孕妇的起居环境 ···································· 127
235. 孕期可以使用加湿器吗 ··························· 128
236. 孕妇平时使用电脑、看电视、玩手机、使用微波炉
     应注意什么 ·· 129

237. 孕妇过安检安全吗 ·················129
238. 胎教有用吗 ·······················130
239. 如何进行胎教 ···················131
240. 为什么孕妇不能随便用药 ···131
241. 孕妇可以使用外用药物吗 ···132
242. 哪些中药是孕妇禁止使用的 ···132
243. 孕初期应禁用哪些西药 ······133
244. 失眠的孕妇可以使用镇静药助眠吗 ···134
245. 孕妇可以打疫苗吗 ············134
246. 孕妇的日常护肤 ···············134
247. 孕妇能不能使用彩妆 ·········136
248. 孕妇皮肤瘙痒怎么办 ·········136
249. 孕妇能戴隐形眼镜吗 ·········136
250. 孕妇能染指甲吗 ···············137
251. 孕妇能染发吗 ···················137
252. 孕妇可以接触宠物吗 ·········137
253. 孕妇接触 X 线有哪些危害 ···138

三、孕初期常见问题及应对 ·········140

254. 如何计算预产期 ···············140
255. 怀孕最早什么时候可以检测出来 ···140
256. 孕吐 ································140
257. 出血 ································142
258. 便秘、痔疮 ······················145
259. 尿频尿急 ·························146
260. 腰背酸痛 ·························146
261. 乳房胀痛 ·························147
262. 孕期感冒可以用药吗 ·········147
263. 高龄孕妇应注意什么 ·········149

xiii

264. 二孩妈妈应注意什么 150
265. 宫内胎儿怕什么 152
266. 胎死宫内的原因有哪些 153
267. 孕初期做B超会影响胎儿吗 154
268. 孕初期反应严重、食量少，会影响胎儿发育吗 154
269. 孕初期下腹痛的常见原因 154
270. 什么是妊娠心烦 155
271. 为什么会出现妊娠心烦 155
272. 妊娠心烦的对策 156
273. 妊娠心烦的药膳 156
274. 孕期疲劳的原因 157
275. 什么时间会出现孕期疲劳 157
276. 孕期疲劳怎么办 157
277. 孕期发热 158
278. 孕期发热的危害 159
279. 孕期发热的病因有哪些 159
280. 孕期发热怎么处理 159

四、夫妻血型与胎儿相关问题 160
281. 什么是血型 160
282. 血型系统如何定型 160
283. 父母血型与子女的血型有什么关系 160
284. 夫妻血型不一致可以怀孕吗 160
285. 血型为Rh阴性的妇女怀孕应注意什么 161
286. 血型不合的分类及对策 161

第9章 孕中期（4～7个月） 163

一、孕中期身体变化 163
287. 孕中期母体变化 163
288. 孕中期产检项目 163

289. 孕 16～20 周唐筛 / 无创 DNA ·················· 164
290. 孕 21～24 周大排畸（四维）·················· 164
291. 孕 25～28 周糖筛 ·················· 164
292. 孕中期产检注意事项 ·················· 165

二、孕中期生活起居·················· 166

293. 孕中期为什么要注意体重 ·················· 166
294. 孕中期如何控制体重 ·················· 166
295. 孕期摄入适当维生素的重要性 ·················· 167
296. 微量元素与优生有什么关系 ·················· 168
297. 孕期宜少吃甲鱼、螃蟹 ·················· 169
298. 孕期宜少吃金枪鱼 ·················· 169
299. 孕期吃火锅要当心 ·················· 169
300. 孕期千万别饮酒 ·················· 170
301. 胎儿牙齿的发育 ·················· 170
302. 孕妇饮食对胎儿牙齿健康有影响吗 ·················· 170
303. 孕中期膳食保健方案 ·················· 170
304. 孕中期饮食安排原则 ·················· 171
305. 孕中期孕妇外出要注意什么 ·················· 171
306. 孕中期锻炼应注意什么 ·················· 172
307. 为什么孕中期孕妇的睡眠很重要 ·················· 172
308. 孕中期应采取什么样的睡姿 ·················· 173
309. 孕妇睡席梦思床好吗 ·················· 173
310. 孕妇采用什么样的洗澡方式最佳 ·················· 174
311. 孕妇穿什么样的裤子好呢 ·················· 174
312. 孕妇如何选择内衣 ·················· 174
313. 为什么孕期接受阳光照射好处多 ·················· 175
314. 孕妇切莫进舞厅 ·················· 175
315. 孕中期准妈妈的情绪管理 ·················· 175

316. 孕期能有性生活吗 ·················· 176
317. 孕期性生活应注意什么 ·············· 176
318. 孕期鞋子如何选择 ·················· 177
319. 注意避免温差过大 ·················· 177

三、孕中期常见问题及应对 ············ 178

320. 孕中期常见的不适症状 ·············· 178
321. 孕中期怎样合理用药 ················ 179
322. 孕妇如何处理呼吸循环系统方面的不适或疾病 ·· 179
323. 孕妇如何处理泌尿生殖系统方面的不适或疾病 ·· 180
324. 宫颈功能不全在孕中期该怎么办 ······ 180
325. 如何预防妊娠中期流产 ·············· 180
326. 孕中期阴道出血的原因 ·············· 181
327. 前置胎盘难道与妈妈身体偏瘦有关系吗 ·· 182
328. 前壁胎盘、后壁胎盘有什么区别 ······ 183
329. 胎盘前置怎样保母子平安 ············ 183
330. "糖妈妈"是如何检测出来的 ········ 184
331. 妊娠糖尿病该如何控制饮食 ·········· 184
332. 孕期为何出现头晕眼花 ·············· 184
333. 孕期发生腿抽筋的原因 ·············· 185
334. 孕期如何预防静脉曲张 ·············· 186
335. 孕期病毒感染及对策 ················ 187
336. 如何减轻孕中期便秘 ················ 188
337. 妊娠皮肤有哪些生理性变化 ·········· 188
338. 预防和减少妊娠斑的方法有哪些 ······ 189
339. 怎样才能预防妊娠纹 ················ 190
340. 胎儿的感觉发育 ···················· 190
341. 预防儿童自闭症为什么要从妊娠开始 ·· 191
342. 为何会出现脐带绕颈 ················ 191

343. 如何发现脐带绕颈 ··················· 192
344. 如何预防脐带绕颈 ··················· 192
345. 什么是"妊娠咳嗽" ··················· 192
346. 为什么会出现妊娠咳嗽 ··················· 193
347. 如何鉴别是何种原因导致的妊娠咳嗽 ··················· 193
348. "抱儿痨"又是什么疾病？是妊娠咳嗽吗 ··················· 193
349. 妊娠咳嗽的预防及饮食调理 ··················· 193
350. 中医对孕中期的认识 ··················· 194

第10章 孕晚期（8～10个月） ··················· 195

一、孕晚期身体变化 ··················· 195
351. 孕29～30周母体变化 ··················· 195
352. 孕31～32周母体变化 ··················· 195
353. 孕33～34周母体变化 ··················· 196
354. 孕35～36周母体变化 ··················· 196
355. 孕37～38周母体变化 ··················· 196
356. 孕39～40周母体变化 ··················· 197
357. 孕29～30周胎儿变化 ··················· 197
358. 孕31～32周胎儿变化 ··················· 197
359. 孕33～34周胎儿变化 ··················· 197
360. 孕35～36周胎儿变化 ··················· 198
361. 孕37～38周胎儿变化 ··················· 198
362. 孕39～40周胎儿变化 ··················· 198
363. 孕晚期产检 ··················· 198
364. 孕29～32周小排畸、妊高征筛查 ··················· 199
365. 孕33～35周胎心监护、B超 ··················· 200
366. 孕36周阴拭子、内检、胎心监护 ··················· 201
367. 孕37周宫颈检查、B超、抽血 ··················· 201

二、孕晚期生活起居 ··················· 202

xvii

368. 孕晚期为什么要特别注意增加膳食 ……………………202

369. 孕晚期膳食保健方案 ……………………………………202

370. 临产前饮食 ………………………………………………204

371. 剖宫产前后饮食 …………………………………………205

372. 孕晚期的运动 ……………………………………………205

373. 孕晚期的出行 ……………………………………………206

374. 孕晚期的衣物选择 ………………………………………206

375. 孕晚期的工作 ……………………………………………206

376. 孕晚期的乳房护理 ………………………………………207

三、孕晚期常见问题及应对 …………………………………207

377. 孕晚期为什么爱发脾气 …………………………………207

378. 心情不好对胎儿有影响吗 ………………………………207

379. 如何做一个快乐的孕妈妈 ………………………………208

380. 如何预防产前产后精神疾病 ……………………………209

381. 特殊身材会影响胎儿发育吗 ……………………………210

382. 可以按摩乳房吗 …………………………………………211

383. 乳头内陷如何纠正 ………………………………………211

384. 孕期皮肤瘙痒是怎么回事 ………………………………212

385. 孕期腰上长了一些小红点怎么办 ………………………212

386. 孕期水肿怎么办 …………………………………………213

387. 孕期阴道出"水"怎么办 ………………………………214

388. 什么是破水 ………………………………………………214

389. 孕晚期能否有性生活 ……………………………………215

390. 妊娠期高血压综合征的易发因素有哪些 ………………215

391. 妊高征对孕妇及胎儿有何危害 …………………………215

392. 妊高征有哪些临床表现 …………………………………216

393. 如何预防妊娠高血压综合征 ……………………………216

394. 预防妊高征的食疗小方有哪些 …………………………216

395. 孕晚期痔疮如何预防 ·· 217
396. 孕晚期时准爸爸需要做什么 ·································· 217
397. 孕晚期如何自数胎动 ·· 218
398. 待产包需要准备什么 ·· 218
399. 选择哪种分娩方式好 ·· 218
400. 正常产妇选择剖宫产要谨慎 ·································· 219
401. 有哪些情况需要考虑剖宫产 ·································· 220
402. 决定分娩的四要素是什么 ······································ 220
403. 有剖宫产史的产妇能自然分娩吗 ························· 221
404. 先兆临产有哪些症状 ·· 221
405. 正常分娩需要多长时间 ·· 222
406. 顺产如何缓解疼痛 ·· 222
407. 孕妇遇到急产怎么办 ·· 222
408. 有反复流产史的孕妇产前可以隐瞒吗 ················· 223
409. 过期妊娠对胎儿有利吗 ·· 224

产 后 篇

第 11 章 产后身体变化和生活起居 ·············· 227
一、产后身体变化 ··· 227
410. 何为产褥期 ··· 227
411. 产褥期生殖系统的变化 ·· 227
412. 产褥期乳房的变化 ·· 228
413. 产褥期循环系统及血液的变化 ······························ 228
414. 产褥期消化系统的变化 ·· 229
415. 产褥期泌尿系统的变化 ·· 229
416. 产褥期内分泌系统（月经复潮、排卵）的变化 ······ 229
417. 产褥期腹壁的变化 ·· 229

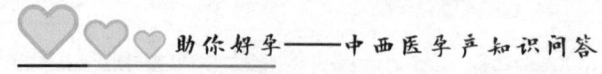

418. 产褥期体重的变化 ·································230
　　419. 产褥期的临床表现 ·································230
　　420. 产褥期恶露的不同表现 ····························231
二、产后生活起居 ···231
　　421. 产后妈妈的营养 ···································231
　　422. 产伤的护理 ·······································232
　　423. 产后妈妈可以吃盐吗 ·····························232
　　424. 月子里产妇可以出门吗 ····························232
　　425. 月子里可以吹空调吗 ·····························232
　　426. 月子里可以洗头、洗澡吗 ·························233
　　427. 产后活动 ··233
　　428. 产后避孕 ··233
　　429. 做好乳房护理 ·····································233
　　430. 乳母的心理调适 ···································234

第12章 产后常见问题及应对 ·······················235

　　431. 正确的喂奶姿势和方法 ·····························235
　　432. 哺乳期常见问题及处理 ·····························235
　　433. 母乳喂养的优点 ···································236
　　434. 不宜母乳喂养的疾病 ·····························236
　　435. 产后检查有哪些 ···································236
　　436. 产后缺乳（乳汁不足）的原因 ·····················236
　　437. 如何判断产后缺乳 ·································237
　　438. 如何预防产后缺乳 ·································237
　　439. 产后缺乳的预后 ···································237
　　440. 产后缺乳的中医外治疗 ····························238
　　441. 产后缺乳的食疗方 ·································238
　　442. 产后溢乳是怎么回事 ·····························238
　　443. 产后溢乳应注意什么 ·····························238

444. 回乳的方法有哪些	239
445. 回乳的中医疗法	239
446. 急性乳腺炎的病因	239
447. 乳腺炎后必须停止哺乳吗	239
448. 乳腺炎积乳时怎样处理	239
449. 为什么产后会腹痛	240
450. 产后腹痛会持续多久	240
451. 产后腹痛怎么预防	240
452. 产后腹痛的中医治疗	240
453. 什么是产后恶露不绝	240
454. 产后恶露不绝应该如何预防和处理	240
455. 为什么会出现产后身痛（产后关节痛）	241
456. 产后身痛的表现有哪些	241
457. 产后身痛如何处理	241
458. 产后便秘的原因	241
459. 如何预防产后便秘	242
460. 产后便秘怎么治疗	242
461. 为什么会出现产后尿潴留	243
462. 产后尿潴留有哪些表现	243
463. 如何预防产后尿潴留	243
464. 产后尿潴留中医治疗方法有哪些	244
465. 为什么会出现产后小便频数与失禁	244
466. 产后小便频数与失禁如何预防及处理	244
467. 产后小便频数与失禁中医治疗方法有哪些	244
468. 产后尿路感染是怎么回事	245
469. 为什么产后会出汗多	245
470. 什么是产褥期抑郁症	245
471. 为什么会出现产褥期抑郁症	245

xxi

472. 产褥期抑郁症有哪些表现 ………………………………246
473. 如何预防产褥期抑郁症 ……………………………246
474. 产褥期抑郁症如何干预 ……………………………246
475. 产褥期抑郁症预后怎么样 …………………………247
476. 产后康复需要做哪些项目 …………………………247
477. 什么是盆底 …………………………………………247
478. 盆底的功能有哪些 …………………………………248
479. 盆底出现功能障碍会有哪些表现 …………………248
480. 什么是盆底修复 ……………………………………248
481. 如何进行盆底康复 …………………………………249
482. 产后修复的黄金期是什么时间 ……………………249
483. 如何寻找盆底肌 ……………………………………250
484. 如何进行盆底肌凯格尔运动训练 …………………250
485. 盆底功能锻炼有哪些小技巧 ………………………251
486. 盆底康复为何需要配合腹式呼吸 …………………251
487. 腹式呼吸如何训练 …………………………………252

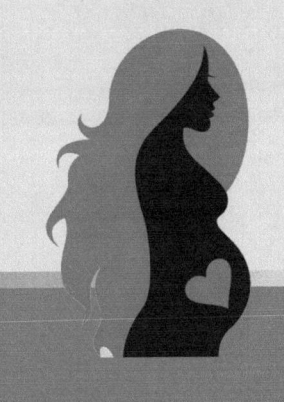

备孕篇

第 1 章
准妈妈准爸爸要做的准备

一、备孕时间

1. 备孕最佳年龄

一般来讲，备孕要从前 3 个月开始准备，在这 3 个月之内，孕妈妈要注意饮食方面和日常生活起居方面的问题。适宜的生育年龄是男性 25～35 岁，女性 24～29 岁。夫妇年龄越大，生育畸形儿和低能儿的风险就越高，若孕妇年龄超过 35 岁，建议孕期进行产前诊断。

2. 最佳受孕季节

从优生的角度来讲，受孕的最佳时期是八九月份。因为这两个月正值秋高气爽，睡眠受暑热影响小，又是蔬菜、水果的丰收季节，孕妇的充足休息、均衡营养和维生素 C 摄入，均有助于胎脑的发育和出生后的智力发展。

3. 最佳受孕时间

所谓最佳受孕时间就是女性的"危险期"，也就是所说的"排卵期"。在排卵期同房，尤其是排卵之前同房，能够有效地提高怀孕的概率。可以通过月经周期预测排卵日，或者借助排卵试纸条、超声检测卵泡等方法提前判断排卵日，在排卵日前 3 天开始安排同房，两天一次，安排 3 次以上，这样有利于保证受精卵的质量。

4. 选择最佳受孕时机

（1）不要在情绪压抑时受孕。

（2）不要在蜜月时受孕。

（3）不要在旅行途中受孕。

（4）不要在患病期间受孕。

（5）不要高龄受孕。

（6）不要在停用避孕药后立即受孕。

（7）不要在受孕前接触放射性物质和剧毒性物质。

（8）不要在早产、流产和清除葡萄胎后立即受孕。

（9）备孕期间不要吸烟喝酒。

（10）不要在炎热和严寒季节受孕。

二、心理准备

5. 心理准备

科学研究证实，良好的情感和心态能够释放出有益身心的激素，使身体呈现和达到最佳状态。在夫妻思维、语言、行动、感情等方面都达到高度协调一致的时间受孕，出生的宝宝就更容易集合双亲的优势（包括身体、容貌、智慧等）。

妊娠期身体发生的各种变化都会使孕妇面临生理、心理、生活等各方面的问题，包括体型、情绪、饮食、生活习惯的改变；妊娠期对丈夫的依赖性会增强。另外，家务增多、经济负担加重，担心胎儿性别及健康状况等会导致孕妇的情绪变化或带来心理问题。备孕夫妇应该做好充分的思想准备和物质准备，保持健康的心理状态，解除精神压力，维持和谐的家庭关系，克服"重男轻女"的性别观念，以预防孕期及产后心理问题的发生。

因此，准妈妈准爸爸在决定要宝宝之前都要反复问自己："你做好迎接一个小生命的准备了吗？你能否承担起作为一个母亲（一个父亲）所要尽的责任和义务？"

三、学会劳逸结合，注意体重管理

6. 学会减负

现代女性面临工作、生活、家庭等各方面压力，在职场上叱咤风云，又要求自己"上得厅堂、下得厨房"，但是过度的劳累和压力会导致内分泌紊乱，引发各种问题，甚至导致不孕。工作、家庭压力过大，精神紧张、长期疲劳、过度焦虑等，这些都将加速卵巢功能的异常、早衰，从而影响卵子的产生及排出。

为避免这种情况，女性朋友，尤其是准备要孩子的女性，要学会减负，合理地安排工作和生活，不要过于劳累，在受孕前6个月尽量避免上夜班，保证充足的睡眠和休息等。

7. 体重与备孕

体重指数（body mass index，BMI），是用体重除以身高的平方得出的数值，是目前国际上常用的衡量人体胖瘦程度及是否健康的一个标准。计算公式：体重指数（BMI）= 体重（千克）÷ 身高（米）^{2}。WHO公布的正常BMI标准是 $18.5 \sim 24.9 kg/m^2$。BMI等级值划分：①轻体重：$BMI < 18.5 kg/m^2$；②健康体重：$18.5 kg/m^2 \leqslant BMI \leqslant 24.9 kg/m^2$；③超重：$24.9 kg/m^2 \leqslant BMI < 28 kg/m^2$；④肥胖：$\geqslant 28 kg/m^2$。研究显示，BMI高于 $18.5 kg/m^2$ 且低于 $21.45 kg/m^2$ 的女性，其受孕概率较高。

8. 体脂率对生育能力的影响

体脂率是指人体内脂肪重量在人体总体重中所占的比例，又称体脂百分数，它能够反映人体内脂肪含量的多少。如果想了解自己的体脂率概数是多少，那么可以运用以下两个公式。

$$BMI = 体重（千克）÷ 身高（米）^2 \qquad (1)$$

$$体脂率 = 1.2 \times BMI + 0.23 \times 年龄 - 5.4 - 10.8 \times 性别（男为1，女为0） \qquad (2)$$

体脂率太高或者体脂率过低都会影响受孕，因此想要提高怀孕的概率，体脂率最好维持在正常的范围内。一般来说，女性体脂率要达到23%以上才有怀孕和哺乳的能力。如果低于23%就不利于优生优育，因为女性怀孕10个月，哺乳至少需要8个月，这18个月所需要的能量主要是靠脂肪提供的。如果体内脂肪含量少，就容易引起不孕，即使怀孕了也容易引起流产、早产，还容易出现死胎及孕妇营养不良的情况。因此，女性的体脂率不能低于23%，最好能够维持在25%～28%。当然，女性的体脂率也不能过高，如果体脂率大于正常值的20%就表示肥胖，而如果女性过于肥胖就容易出现高血压、血糖高的现象，还可能会并发动脉硬化、冠心病等疾病，因此为了自身的健康，肥胖的女性应该适当运动，减少脂肪的摄入，把体脂率维持在正常的范围内。

9. 为什么脂肪是生育的物质基础

脂肪对人体是非常重要的，因为脂肪是生育的物质基础，也是人体的重要能源之一。因此，过分节食减肥的做法是不可取的。脂肪对人体的重要性表现在以下方面：

（1）人体内许多细胞必须以脂肪中的磷脂及胆固醇作为原料。

（2）人体脂肪供不应求时，细胞的再生会出现一系列障碍，影响人体的生长发育。

（3）女性在青春期月经来潮时，身体必须有17%的脂肪，要想维持月经周期的稳定，具有正常的生殖能力，则需要有22%的脂肪。

（4）成年女性，25%以上脂肪是为怀孕和维持3个月的哺乳提供热量。

（5）精子的生成需要脂肪酸，身体过于消瘦或膳食中长期缺乏脂肪，也会导致不育症。

10. 女性肥胖会造成不孕吗

备孕妈妈和爸爸肥胖都会影响怀孕，女性肥胖导致的不孕一般有以下几种原因：

（1）肥胖会导致怀孕的发生延迟。研究发现，肥胖女性在没有采取避孕措施的情况下,比正常体重女性平均怀孕的时间推迟长达9.5个月。如果还有吸烟的习惯,那么就会使得肥胖和延迟怀孕的关系更加密切。

(2) 肥胖会使女性性欲下降,从而妨碍正常的性生活。虽然轻度的肥胖多不会影响性功能,但是中重度肥胖可出现不同程度的性功能异常。肥胖者体内脂肪过多,会使得性激素过多地沉积在脂肪组织中而无法发挥其功能,导致性欲降低。

(3) 肥胖可导致女性内分泌功能紊乱。内分泌功能紊乱后,性激素的合成和分泌发生改变,导致月经异常、排卵障碍,从而影响生育。对于由肥胖引起的不孕,要筛查是否由疾病引起,积极治疗原发病。如果仅仅是由于肥胖导致的不孕,那么一定要把减肥列上日程。

肥胖女性的备孕过程是比较辛苦的,这是因为营养过剩会导致卵子的活性降低,而且肥胖女性大多缺乏良好的生活习惯,缺乏必要的体育锻炼。

11. 肥胖女性如何科学备孕

(1) 饮食宜清淡,多摄入"三低一高"的食物,即低盐、低油、低糖、高纤维的食物;香烟、酒精、咖啡因也是减肥和备孕过程中的"大敌",所以在备孕期间,必须戒烟戒酒。

(2) 女性如果要减肥,最好是在怀孕之前,孕期是忌讳减肥的,因为孕期减肥会影响胎儿和孕妇的健康。

(3) 如果已经怀孕,而体重仍然超标,则需严格控制体重增长的速度,而不是继续减肥。

(4) 节食不是最好的减肥方法,营养搭配、少吃多餐加上适度运动才能达到良好的减肥效果。

12. 怀孕前都需要减肥吗

对于体脂属于正常标准范围的女性,通常不需要刻意减肥。孕前过度减肥,可能会降低生育力,因为每次月经都要消耗一定的脂肪量。只有维持正常的月经周期,女性才能具备生育能力。现代女性唯恐脂肪过多，因此通过少吃来减肥。如果成年女性的脂肪过度减少，就会导致排卵停止或闭经。如果身体过瘦，可能会引起内分泌失调，导致不孕。即使能怀孕，如果孕前没有调整好营养，也会影响胎儿的发育及产后泌乳。如果是孕前体重偏重或过重，则需要控制增重的速度，切不可进行节食减肥，孕前肥胖一般影响不大，建议适当运动，怀孕后定期孕检排除并发症的可能性，如妊娠高血压、妊娠糖尿病等。

13. 科学体育锻炼

运动只要不是特别激烈，无论什么时候都对身体有益，即使是怀孕期间，也需要适当的运动，比如游泳、慢跑，这些对孕妇分娩都是大有好处的。所以，不管是备孕还是怀孕期间，适当的运动是可以的。医生表示，备孕期间适合做一些有氧运动，比如散步、游泳、瑜伽、慢跑、普拉提。备孕时，备孕爸爸可以做一些运动，比如游泳、打球、跑步等，每天锻炼 30～45 分钟就可以，时间不宜过长，运动强度不宜太大。此外，不建议准爸爸长时间骑自行车。

四、不良生活习惯与不孕的关系

14. 送给宝宝的第一份礼物：戒烟戒酒

在备孕之前戒烟戒酒是非常重要的，因为烟酒中的有害物质不仅对男性的精子和女性的身体都有很大的损伤，还可能影响到怀孕后宝宝的健康。

吸烟会导致男性正常精子数减少 10%，且精子畸变率有所增加，吸烟时间越长，畸形精子数量越多，精子活力越低。而过量或长期饮酒，可加速体内睾酮的分解，导致男性血液中睾酮水平降低，出现性欲减退、精子畸形和阳痿等。所以，在准备怀孕之前 3 个月或者 6 个月，夫妻双方都要做到戒烟戒酒。酒后受孕生出的孩子往往有智力发育不良、细微动作发展障碍以及各种畸形，如小眼睛、唇裂（兔唇）、短腿、先天性心脏病等。

15. 饮酒与不孕有何关系

大量事实证明，嗜酒会影响后代。

（1）酒精在体内达到一定浓度时，对大脑、心脏、肝脏、生殖系统都有危害。

（2）酒精可对生殖细胞造成损害，受酒精毒害的卵子很难迅速恢复健康。酒精还可能导致受精卵发育不健全。酒后受孕可造成胎儿发育迟缓。

所以，专家要求女性受孕前不要饮酒，最好在受孕前至少1周就停止饮酒。当然，为了孩子的健康，夫妻双方应在更早些时间（1年以上）就开始戒酒。

16. 长期饮酒会降低精子的数量与活力

研究表明，大量饮酒不仅会伤害肝脏，也会损伤精子，从而使生殖能力下降。大量饮酒可以使睾酮水平降低并降低精子的质量和数量，酒精通过引起性腺中毒，严重损害睾丸间质细胞，抑制睾酮的合成，引起血清睾酮水平降低，从而引起性欲减退、精子畸形，导致男性不育。

17. 丈夫和妻子吸烟会影响胎儿性别

吸烟会降低生男孩的概率。

由丹麦和日本科学家联手进行的一项调查发现，夫妇吸烟与否会影响胎儿的性别。如若夫妇在备孕期间吸烟,可能会降低生男孩的概率。

18. 影响男性生育能力的不良生活习惯

备孕爸爸应尽量避免在高温环境中长时间停留，如热浴、桑拿、高温作业等，尽量不长时间坐在凳子上，不穿紧身裤、过紧的内裤及牛仔裤。因睾丸的温度过高，会影响精子的质量。常见影响男性生育能力的不良生活习惯：

（1）每天使用手机超过4小时。

（2）长时间开车。

（3）服用激素、抗生素类药物。

(4) 经常蒸桑拿和洗热水澡。

(5) 穿紧身牛仔裤。

19. 影响女性生育能力的不良生活习惯

不良生活习惯与不孕关系密切。女性不孕的因素有很多，除了一些器质性和功能性因素之外，不良生活习惯往往是"罪魁祸首"。常见的不良生活习惯有以下几种：

(1) **多次人工流产**：女性频繁的人工流产会导致盆腔炎、输卵管阻塞等疾病，从而导致宫腔粘连而引起不孕。

(2) **长期吸烟**：烟草中含有的有害物质——烟碱和尼古丁会造成全身血管疾病，子宫血管也会因此而受累。长期吸烟还会伤害身体的整个激素系统，影响女性的正常排卵。

(3) **过度减肥**：女性若想拥有迷人的身材，减肥确实是一种可行的办法，但是减肥也是要注意方法的，千万不能强求。快速减肥一般都是通过药物、控制饮食、手术等手段实现的。这些方法可能对中枢神经系统和内分泌系统产生不良影响。虽然体重在急速下降，但是随之而来的是雌激素、孕激素等分泌减少，月经周期紊乱、月经量减少、排卵障碍，逐渐就形成了不孕症。

(4) **经期性爱**：月经期子宫内膜脱落形成创面，而且子宫口也呈微张状态，很容易引起细菌感染。加上经血的排出，阴道内的酸性环境被冲淡，阴道的自洁能力减弱，男性生殖器会将细菌带入，感染子宫内膜导致盆腔炎症，不但会给女方带来痛苦，严重者还将造成不孕或宫外孕。应该注意的是，经期即使使用避孕套，虽然能够阻止精子进入阴道，但也不能防止把细菌带入阴道。

(5) **经常喝咖啡**：咖啡虽然具有提神醒脑的功效，但是经常饮用咖啡会令人产生一种依赖感，并容易导致不孕。即使怀孕，也会增加流产、畸形儿的概率，因为咖啡因可导致 DNA 损害及染色体畸变。

(6) **生活不规律**：随着人们生活节奏的加快、工作压力的加大，越来越多的女性生活不规律，这种不规律的生活方式可直接影响内分泌系统，打乱排卵周期。生活无规律，睡眠时间过短，生物钟颠倒，就会干扰下丘脑的正常功能,影响松果体的功能,使卵巢不能正常分泌性激素,造成排卵功能障碍,从而导致不孕症的发生。

20. 手机也会造成不孕吗

手机的辐射比较小,一般不会影响怀孕。

21. 经常泡热水澡也会影响生育吗

可能会有影响。睾丸一般比体温低 1~2℃,它的最佳工作温度一般在 35℃左右,若男性睾丸长期处于高温状态,就会抑制健康精子的生成。男性备孕期间要尽量避免蒸桑拿、泡热水澡、骑自行车、久坐不动、穿紧身裤等,从事厨师、冶金工业等高温作业的男性,要做好日常降温工作。

22. 每天泡脚能助孕吗

对于宫寒的女性,泡脚是不错的温阳助孕方法,宫寒的女性可以坚持每晚用热水泡脚,不但能活络血脉,养生去疾,还能驱赶子宫的寒气。女性在备孕期间泡脚时还可以加一些艾草,有助于活血,暖宫,增强抵抗力。怀孕后就不用加艾草了。泡脚的时间要控制在 20 分钟左右,太长时间和太短时间都不能有很好的效果。

五、居室环境安全

23. 什么是居室环境安全

整齐清洁,安静舒适,不拥挤,不黑暗,通风通气是最理想的居家环境。在准备怀孕之前,居室最好不要装修。如果进行了装修,最好在装修 3~6 个月后再入住,否则易引起流产或胎儿发育畸形。

24. 什么是环境优生

妊娠期理想的声音环境是 10~35 分贝。在日常生活和工作中,要充分创造条件,使噪声的污染概率降到最低限度:有条件者可临时调换居住地点；改换工种，脱离噪声环境；减少去闹市区的次数，最好不去歌舞厅等杂音强的娱乐场所；把家中电视机、录音机音量调到中等；将床远离空调机和电冰箱；避免家庭成员之间大声喧哗等。

25. 什么是环境雌激素

环境激素是指外因性干扰生物体内分泌的化学物质。环境雌激素可分为三类：具有雌激素活性的环境化学物质；天然雌激素和合成雌激素；植物雌激素，产生这些化合物的植物有豆科植物、茶和人参等。

26. 为什么"环境激素"会影响生殖

环境激素可以模拟体内的天然激素作用，与激素的受体结合，影响本来身体内激素的量，使身体产生对体内激素的过度作用，导致内分泌失调。

六、工作调整

27. 白领女性怀孕前应注意哪些工作环境中的潜在风险

对于计划怀孕的白领女性，需要注意工作环境中的潜在风险。以下是办公室内需要注意的"怀孕杀手"。

（1）电脑：准妈妈在计划怀孕期间，应尽量少用电脑或者采取一些防护措施。因为电脑容易产生辐射，有可能对胚胎造成伤害。

（2）空调：在空调房内，由于空气流通不畅，负氧离子减少，所以不建议长时间待在空调房里。备孕期间，应每隔2～3小时到室外呼吸一下新鲜空气，或者定时开窗通风，排放室内废气。

（3）复印机：复印机在使用过程中容易产生静电和臭氧，使人头痛和眩晕。因此，备孕女性应减少接触复印机。

28. 计划怀孕前有哪些工作岗位女性应该停止或调换工作

有些工作环境中含有较高浓度的化学物质，而且这些有毒物质在人体内残留的时间可长达一年以上，严重影响女性的生殖功能及胎儿的健康发育。因此，从事这些职业的女性即使离开此类岗位，也不宜马上受孕，否则易致畸胎。以下是备孕妈妈应调离的工作岗位。

（1）常接触铅、镉、汞等金属的工作：长期接触铅、镉、汞等金属的工作会增加孕妇流产和死胎的可能性，其中甲基汞可致畸胎，铅可引起婴儿智力低下，二硫化碳、二甲苯、苯、汽油等，可增加流产率，氯乙烯暴露可使出生的婴儿先天痴呆率增高。

（2）高温作业、振动作业和噪声过大的工作：研究表明，工作环境温度过高、振动甚剧或噪声过大，均可对胎儿的生长发育造成不良影响。

（3）接触电离辐射的工作：电离辐射对胎儿来说是看不见的凶手，可严重损害胎儿，甚至会造成畸胎、先天愚型和死胎。所以，接触工业生产放射物质和从事电离辐射研究、电视机生产及医疗部门放射线工作的人员，计划怀孕时均应暂时调离工作岗位。

（4）医院某些科室的临床医生、护士：这类人员在传染病流行期间经常密切接触各种病毒感染的患者，而这些病毒（主要是风疹病毒、流感病毒、巨细胞病毒等）会对胎儿造成严重危害。因此，临床医务人员在计划受孕或早孕阶段应严防病毒危害。

（5）密切接触化学农药的工作：许多农药已被证实可危害女性及胎儿健康，可引起流产、早产、胎儿畸形、智力低下。准妈妈准爸爸应从准备受孕起就远离农药。

七、饮食也影响受孕

29. 长期进食快餐食品会影响生育吗

会有影响。

快餐食品中往往脂肪和糖分的含量过高，而维生素和矿物质的含量不足，烹制时常使用过多的盐分、食用油、味精。长期在外吃快餐，人体所需的各种营养比例容易失衡，难免会引起身体的不适，并对怀孕期健康产生不利影响。容易造成咽痛、口臭、口腔溃疡、牙痛、烦躁、多梦等症状，中医学认为是饮食不适导致胃肠积滞化热、肝胆不和、心脾生热。从受孕前开始，夫妇就应尽量减少外出就餐的次数，多在家烹制营养丰富的饭菜。

30. 偏食也会造成不孕吗

众所周知，偏食挑食会造成营养不全。长期如此不仅影响体质，而且食物中缺乏钙、磷、锌、维生素 A 和维生素 E 等物质，会影响精子的质量和数量，可能导致不育。

31. 可能影响生殖功能的食物有哪些

（1）胡萝卜：有资料显示，摄入过多的胡萝卜会影响卵巢黄体素的合成，使其分泌量减少，而且可导致血中胡萝卜素过高，还可干扰体内的内分泌水平，严重者可出现无月经、不排卵、月经紊乱等情况。

（2）咖啡：有关调查发现，每天饮 1 杯咖啡的女性比不饮咖啡的女性易患不孕症。

（3）葵花籽：对于计划要小孩的男性，应该适当减少葵花籽的摄入，因为葵花籽中含有的蛋白质成分有抑制睾丸功能的作用，过量摄入可影响生育能力。

（4）大蒜：现代研究发现，大蒜有杀灭精子的效果，过量摄入有可能会影响受孕。

32. 哪些食物可以增强生精作用

（1）大虾：说起大虾，人们不自觉地就会想到它优质的蛋白，美味的口感。实际上，大虾的药用价值也非常高，中医学认为虾味咸，性温，可壮阳补精，所以如果条件允许，男性可以适当吃一些虾来补肾益气。

（2）泥鳅：泥鳅富含脂肪、维生素、蛋白质、铁等营养物质，适当食用可以起到补气养肾生精之效。同时对于男性的性功能也有一定的改善作用，并且泥鳅中还含有一种比较特殊的蛋白质，该物质可促进精子形成，喜欢吃泥鳅的男性可以适当吃一些。

（3）鸡蛋：鸡蛋或是其他的蛋类含有较为丰富的蛋白质及各类维

生素，这些物质对精子都有极大的好处，也能起到生精补精的作用。

（4）桑葚：经专家研究发现，桑葚有益于生殖健康，所以一些药物当中也会适量加入一些桑葚，从而提高男性精子的质量，增强精子的活力。

33. 提高精子质量的食物有哪些

（1）富含锌的食物。核桃、花生、榛子、松子等坚果类食物含锌都比较丰富。

（2）富含维生素的食物：如动物肝脏、植物油、绿叶蔬菜和胡萝卜、豌豆、西红柿、扁豆、莴苣、菜花、南瓜、土豆、雪里蕻、甘蓝以及新鲜水果等。

（3）富含性激素的食物：如鸡肝、禽蛋等，能促进精原细胞分裂和成熟，对生精有裨益。

（4）富含蛋白质与精氨酸的食物：蛋白质是男性体内产生精液和精子的主要物质。瘦肉、猪脊髓、狗肉、禽蛋、麻雀肉、鱼虾、蟹、干贝、牛奶、羊奶、鸡鸭、牛羊肉及豆制品等都是优质的蛋白质来源。此外，鳝鱼、海参、蟹黄、黑鱼、墨鱼、章鱼、蹄筋等，不但含有大量优质蛋白质，而且富含精氨酸。高精氨酸食物还有冻豆腐、豆腐皮、花生米、核桃、芝麻、鸽蛋、紫菜、淡菜等。精氨酸是精子形成的必要成分，从食物中补充精氨酸有利于精子的生成。

34. 男性如何进补

（1）蛋类。蛋类是精子最好的还原剂，因为它含有丰富的蛋白质、脂肪和多种维生素，并且还含有锌，锌是精细胞的重要组成部分。

（2）猪骨、牛骨汤或小排骨汤。骨髓中的有效物质有助于造血、生精、改善性功能，提高性生活质量。

（3）自制饮品。取200克丁香树根在30～40度的白酒中浸泡14天，过滤后取500毫升与同量橙汁和1升纯天然蜂蜜混合，每天喝两次，每次只需喝一口，就能帮助恢复精子质量。

（4）另外，美国科学家通过研究发现，经常吃南瓜叶和南瓜子、白洋葱、姜、西红柿等食物，同样可以提高精子的质量。

35. 真的是酸儿辣女吗

缺乏科学依据。

从医学的角度讲，孕妈妈出现食欲和味觉方面的变化，如食欲下降、对气味敏感、嗜酸或嗜辣，甚至想食用些平时并不喜欢食用的食物等，都属于正常的妊娠生理反应。这是由于孕妈妈的内分泌活动较平时有所改变，新陈代谢活动也随之发生变化，继而对消化系统产生了影响。孕妈妈的口味还会受到不同地域及不同家庭饮食习惯的影响，比如南甜北咸、东辣西酸等，这均与各地孕妈妈所生新生儿的性别比例没有显著的关系。

36. 多吃黑豆能提高卵泡质量吗

适当吃黑豆的确可以促进体内卵泡的发育，但是利用黑豆促进卵泡发育，必须要坚持，这个不是一两天就能够见到效果的。

黑豆主要补充的是体内的雌激素，但是怀孕并不是单靠雌激素就能实现的，它还需要其他因素的共同配合和作用。黑豆具有间接帮助备孕的作用，但不能认为光食用黑豆就可以成功受孕。黑豆虽然营养丰富，但是备孕女性也不宜食用过多，如果大量摄入，可能会导致生理周期出现异常。

37. 参是女性备孕期间非常不错的食材吗

备孕期的女性朋友一定要重视自己的饮食习惯，适量补充蛋白质和维生素即可。像人参、当归之类大补的食材，如果身体不是特别虚弱，是不必吃的，如食用，应在专业医师指导下谨慎使用。

38. 备孕能不能吃螃蟹、甲鱼、薏苡仁、山楂

不能。

（1）螃蟹：其性寒凉，有活血祛瘀之功，故对孕妇不利，尤其是蟹爪，有明显的堕胎作用。

(2) 甲鱼：性味咸寒，有着较强的通血络、散瘀块作用，因而有一定堕胎之弊，尤其是鳖甲的堕胎之力比鳖肉更强。

(3) 薏苡仁：是一种药食同源之物，中医学认为其质滑利。药理实验证明，薏苡仁对子宫平滑肌有兴奋作用，可促使子宫收缩，因而有诱发流产的可能。

(4) 山楂：无论是鲜果还是干片，备孕女性都不能多吃。因为山楂或山楂片有刺激子宫收缩的成分，备孕女性食用较多的山楂制品，会刺激子宫收缩，影响备孕，即使备孕成功，日后也有可能引发流产和早产。

39. 备孕喝红糖水有用吗

备孕期间女性可以适量喝红糖水，但是如果想要通过喝红糖水来提高受孕的概率是不可能的，红糖水没有促进备孕的功效。红糖是一种保健食品。中医学认为，红糖具有益气养血、健脾暖胃、祛风散寒、活血化瘀之效，特别适于产妇、儿童及贫血者食用。

40. 孕前合理营养

孕前饮食一定要平衡，同时要注意补充钙质和叶酸。多喝牛奶和鲜果汁，多吃柑橘类水果、深绿色蔬菜、坚果、豆类、带皮的谷物、强化面包等。

八、疫苗、用药需谨慎

41. 备孕妈妈在孕前为什么要注射疫苗

孕妈妈如孕期生病，是不能随便吃药的，而且在孕期生病会对胎宝宝产生不良影响。而为了避免对胎宝宝产生影响，孕妈妈在怀孕期间一般是不接受疫苗接种的，那么孕前疫苗接种就显得非常必要了！

42. 备孕妈妈在孕前需要接种哪些疫苗

备孕妈妈在孕前9个月需注射乙肝疫苗，孕前6～8个月要进行风疹疫苗接种。水痘疫苗、流感疫苗、甲肝疫苗，可根据自己的需求，向医生咨询，有选择性地进行孕前注射。

43. 哪些中药不适合孕妇用

有妊娠禁忌的中药又分为"慎用"和"禁用"。

（1）"禁用"的大多是毒性较强，或药性猛烈的药物，如巴豆、牵牛、大戟、斑蝥、商陆、麝香、三棱、莪术、水蛭、虻虫等。

（2）"慎用"的包括通经祛瘀、行气破滞，以及辛热类等药物，如桃仁、红花、大黄、枳实、附子、干姜、肉桂等。

服用人参、当归等中药也应慎重，应遵医嘱，不可随意服用。

44. 停止服用避孕药后立即怀孕了，对胎儿有影响吗

避孕药中的激素成分在服用后大多在体内能及时分解并排出，所以一般不会影响胎儿，但孕妈妈孕期一定要按时产检，尤其要重视类似胎儿颈后透明层厚度测定（NT检查）、唐氏综合征产前筛查及B超排畸等检查。

45. 之前一直使用避孕药，停服避孕药多长时间可以备孕

如果之前一直使用避孕药，那么应该在停药2个月，最好6个月之后再怀孕；这样可使子宫内膜和排卵功能恢复，有利于受精卵生长发育。

46. 准爸爸用药须谨慎

孕前用药需要格外注意，不仅是妻子，丈夫用药正确与否会直接影响到精子的生存质量，用药不当甚至会引起精子畸形。当含有药物的精液进入女性体内后，经过阴道黏膜吸收后可进入女性的血液循环，从而影响受精卵，产生低体重儿或畸形儿。所以，备孕男性一定要在医生的指导下服药。很多药物会对男性的精子质量产生不良影响，如抗组胺药、抗癌药、咖啡因、吗啡、类固醇、利尿药等。这些药物不仅可导致新生儿缺陷，还可导致婴儿发育迟缓、行为异常等。

18

九、怀孕前是否要检查口腔问题

47. 口腔检查

备孕前 3 个月要检查口腔问题,并给予相应的治疗。孕前必须治疗的口腔疾病为牙周病、龋齿、阻生智齿及残根残冠。口腔问题的影响如下:

(1)如果孕前有口腔问题,在怀孕期间因雌激素迅速增加,免疫力降低,牙周组织变得敏感,口腔问题常会加重。

(2)出现口腔问题后孕妈妈不能吃药,会影响孕妈妈的心情和宝宝的营养摄入,继而影响宝宝的生长发育。

(3)孕期口腔问题会增加畸形儿、流产及早产儿或新生儿低体重的风险。

第 2 章
怎样才能怀上健康的宝宝

一、孕前检查

48. 别不把孕前体检当回事儿

孕前体检一般是在计划怀孕前 3～6 个月，而且一定要夫妻双方共同检查。因为不孕的原因中，男性问题一般占 40%。而提前检查则可以在发现问题后有一定的时间来调理身体，为孕育健康的宝宝做准备。

49. 备孕妈妈检查前需要注意什么

（1）女性在体检前一天需清洗外阴。
（2）妇科检查前 24 小时内禁止清洗阴道及同房。
（3）妇科内诊、白带常规和宫颈筛查等检查只限于有性生活的女性，没有性生活的女性可以不用检查。

50. 备孕妈妈孕前体检项目有哪些

孕前体检项目分为常规检查和特殊检查。
（1）常规检查：身高体重、血压、血常规、尿常规、妇科检查、妇科 B 超、肝肾功能、宫颈筛查、口腔、甲状腺。
（2）特殊检查：乙肝检查、丙肝检查、艾滋病病毒检查、梅毒检查、糖尿病检查、遗传性疾病检查、血型检查、TORCH 检查、染色体检查、风疹筛查、地中海贫血筛检、蚕豆病检查、水痘抗体检查。

51. 为什么要检查女性生殖激素六项

女性生殖激素六项，即促卵泡激素（FSH）、黄体生成素（LH）、雌二醇（E_2）、孕酮（P）、睾酮（T）、催乳素（PRL），它们是衡量卵巢功能的重要指标。最佳检测时间是月经来潮的第 2～3 天、空腹抽血检查。检测这些指标对于不孕症的疾病诊断、疗效观察、生殖生理功能的评估及预后判断具有重要意义。

52. 备孕爸爸检查前需要注意什么

（1）备孕爸爸在做前列腺彩超前需憋尿。

（2）需要精液检查的备孕爸爸，在采集精液前需禁欲 3～5 天。

（3）体检前 3 天不要吸烟喝酒，不吃油腻食物。

（4）抽血前空腹 8 小时。

53. 备孕爸爸备孕检查项目有哪些

（1）精液检查：备孕爸爸孕前检查项目最重要的就是精液检查。通过精液检查，可以获知精子活力、是否少精或弱精、畸形率、死亡率，判断是否有前列腺炎等疾病，并提出相应的建议和决定是否采用辅助生殖技术。

（2）泌尿系统检查：男性泌尿生殖系统的问题对下一代的健康影响极大，因此对这些隐私部位的检查必不可少。如果怀疑自己的睾丸发育有问题，一定要先询问父母自己小时候是否患过腮腺炎，是否有过隐睾、睾丸外伤和手术、睾丸疼痛肿胀、鞘膜积液、斜疝、尿道流脓等情况，将这些信息提供给医生，并仔细咨询。

（3）其他相关检查：如果数年没有进行体格检查或者没做过婚检，那么肝炎、梅毒、艾滋病等传染病检查也是很必要的。医生还会详细询问体检者及家人的健康状况，曾患过何种疾病、如何治疗等情况，特别要重点询问精神病、遗传病等，必要时还要求检查染色体、血型等。

二、补充微量元素

54. 做孕妈妈之前，需要补充哪些微量元素

对于女性而言，微量元素可以改善受孕环境。

需补充物质	作用	富含相应微量元素的食物
碘	预防孕期胎宝宝脑发育障碍	海带、紫菜、海虾、干贝
锌	为孕期储备锌元素，促进排卵，为优良的受精卵做准备，预防先天畸形	牡蛎、贝类、瘦肉、黑芝麻
铜	促进胎宝宝正常发育	动物肝脏、海鲜、杏干
锰	促进胎宝宝智力发育	茶叶、芝麻、黑木耳
维生素D	有助于胎宝宝形成健康的骨骼	鱼肝油、蛋黄、牛奶、奶制品
铁	预防孕期贫血	动物肝脏、肉类、蛋黄、菠菜

55. 做准爸爸之前，需要补充哪些微量元素

对于准爸爸而言，微量元素会影响精子质量，宜补充以下微量元素。

需补充物质	作用	富含相应微量元素的食物
维生素C	增加精子数量和活力	绿叶蔬菜、水果和粗粮
维生素D	有助于胎宝宝形成健康的骨骼	深海鱼类
维生素E	提高精子活性	谷类制品、蛋类、圆白菜、菠菜
锌	增加精子数量和活力	坚果、牡蛎、瘦肉、粗粮、豆类
硒	维持精子细胞的正常形态	牡蛎、虾、贝壳、动物肝脏

56. 男方备孕也要补DHA和叶酸吗

备孕期间是不需要服用DHA（二十二碳六烯酸）的，DHA是从怀孕起到宝宝出生后6个月内服用的。备孕期间需要服用叶酸，可预

防胎儿畸形，男方补锌，可提高精子的质量。DHA 的服用时间和量一定要遵循医生的指导，才能发挥其最大的功效。

备孕期间，不仅备孕妈妈需要补充叶酸，准爸爸也要适量补充叶酸。因为叶酸可以有效减少精子的染色体异常，从而提高精子质量。备孕爸爸妈妈至少应提前 3 个月吃叶酸，一般每天 0.4 毫克。

三、注意事项

57. 禁止近亲结婚

三代或三代以内有共同祖先的两个人结婚被称为近亲结婚，根据大量事实和科学研究，人们认识到血缘关系近的男女结婚，后代死亡率高，更容易出现痴呆、畸形、遗传病。

58. 新婚不宜马上受孕

（1）为筹办婚事，新婚夫妇精神和身体都比较疲惫，处于不佳状态，若此时怀孕，可能对宝宝的健康不利。

（2）新婚期间，亲朋好友往来频繁，比较劳累伤神，加之陪亲朋多饮一些喜酒，甚至饮酒过度，会对身体产生不良影响。身体劳累和饮酒都不利于受孕。

（3）新婚之际，小夫妻性生活频繁，且精神比较紧张，难以达到性高潮，精子和卵子的质量也不高。另外，新婚期间男女双方对性生活还不适应，尤其是女性，雌激素分泌不太正常，不利于优生。

（4）新婚蜜月，旅行期间夫妻双方大多身体疲劳，饮食生活均不规律，极易患消化道疾病及感冒等。另外，新婚和旅途中有些酒店的卫生条件不理想，新人还容易患泌尿系感染，可能因此服用一些药物，而其中某些药物还有致畸作用。

第 3 章 孕前必修课

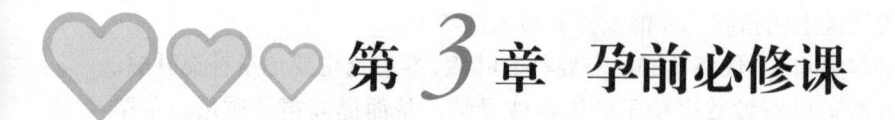

一、怀孕的生理过程

59. 具备哪些条件才能受孕

（1）精液正常并含有正常的精子：正常成年男子一次射出的精液量为 2～6 毫升，每毫升精液中的精子数应在 6000 万以上，有活动能力的精子达 60% 以上，异常精子在 30% 以下。如精子达不到上述标准，就不容易使女方受孕。

（2）卵子健康成熟并能正常排出：女性每个月经周期都有一个健康成熟的卵子排出，这样才有机会怀孕。卵巢功能不全或月经不正常造成不排卵的女性，就不容易受孕。

（3）抓住时机很重要：在女性排卵期前后要有正常的性生活，使精子和卵子有机会相遇受精。女性排卵时间在下次月经来潮前 14 天左右，在排卵前后几天内性交能够增加女性受孕的概率。

（4）生殖道须通畅：男性的输精管道必须通畅，精子才能通过正常性生活排出，从而进入女性生殖道与卵子结合。女性的生殖道也必须通畅，这样性交时进入阴道内的精子可以毫无阻挡地通过宫颈、子宫，到达输卵管与卵子相遇受精。受精卵也可以顺利进入宫腔。若输卵管发生了堵塞，精子与卵子也就失去了结合的机会，所以一旦输卵管堵塞，也就完全失去了自然受孕的机会。

（5）子宫内环境必须适合受精卵着床和发育：卵子在输卵管壶腹

部受精后，一边发育一边经输卵管向子宫方向移动，3～4 天后到达子宫腔，6～8 天就埋藏在营养丰富的子宫内膜里，然后继续发育为胎儿。受精卵发育和子宫内膜生长是同步进行的，如受精卵提前或推迟进入宫腔，这时的子宫内膜就不适合受精卵着床和继续发育，也就不可能怀孕。

受孕就如同种庄稼，需要种子、播种的路径、土壤及营养，如果我们每一个环节都已准备充分，就一定会培育出"丰硕的果实"。

60. 新生命诞生的基本过程有哪些（图 3-1）

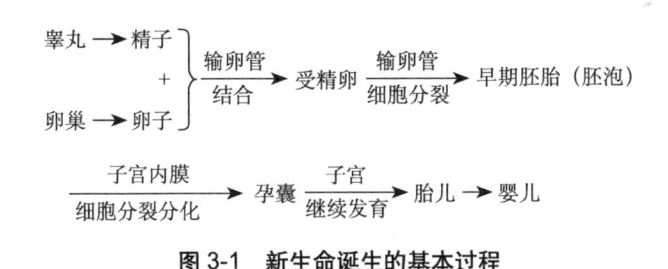

$$\left.\begin{array}{l}\text{睾丸}\rightarrow\text{精子}\\+\\\text{卵巢}\rightarrow\text{卵子}\end{array}\right\}\xrightarrow[\text{结合}]{\text{输卵管}}\text{受精卵}\xrightarrow[\text{细胞分裂}]{\text{输卵管}}\text{早期胚胎（胚泡）}\xrightarrow[\text{细胞分裂分化}]{\text{子宫内膜}}\text{孕囊}\xrightarrow[\text{继续发育}]{\text{子宫}}\text{胎儿}\rightarrow\text{婴儿}$$

图 3-1　新生命诞生的基本过程

（1）正常精子和成熟健康的卵子在输卵管内相遇，形成受精卵。

（2）形成的受精卵经过输卵管的转运，到达宫腔内。

（3）到达宫腔内的受精卵在子宫通过定位、黏附、侵入三个关键步骤种植着床，并逐步发育为孕囊。

（4）孕囊进一步发育，器官开始分化、形成；怀孕 10 周以后，孕囊开始逐步发育为胎儿，胎盘逐渐形成，羊水量逐步增加。

（5）随着孕周的增加，胎儿逐渐发育成熟，各个器官、系统功能逐渐完善，生存力逐渐增强，怀孕 40 周左右胎儿娩出。

61. 新生命孕育过程图解（图3-2）

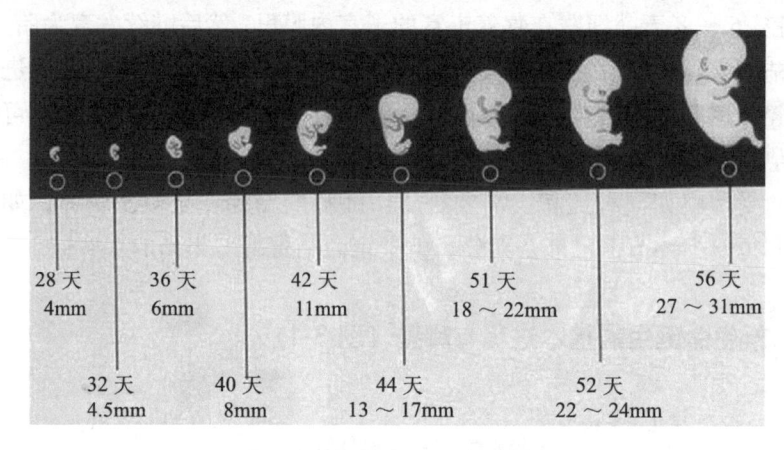

| 28 天 | 36 天 | 42 天 | 51 天 | 56 天 |
| 4mm | 6mm | 11mm | 18～22mm | 27～31mm |

| 32 天 | 40 天 | 44 天 | 52 天 |
| 4.5mm | 8mm | 13～17mm | 22～24mm |

图 3-2　新生命孕育过程图解

62. 卵子是怎样产生的

卵巢为女性的性腺，其主要功能为产生卵子并排卵和分泌女性激素。在胚胎期 3～6 孕周时即已形成卵巢的雏形，6～8 周卵原细胞数量约 60 万个，16～20 周时生殖细胞数量达到高峰，两侧卵巢共含 600 万～700 万个（卵原细胞占 1/3，初级卵母细胞占 2/3），胚胎 16 周至出生后 6 个月，初级卵母细胞形成始基卵泡，这是女性的基本生殖单位，也是卵细胞储备的唯一形式。胎儿期的卵泡不断闭锁，出生时剩约 200 万个，儿童期多数卵泡退化，至青春期只剩下约 30 万个。进入青春期后，卵泡由自主发育推进至发育成熟的过程依赖于促性腺激素的刺激。生育期每月发育一批（3～11 个）卵泡，经过募集、选择，其中一般只有一个优势卵泡可达完全成熟，并排出卵子。其余卵泡闭锁。女性一生中只有 400～500 个卵泡发育成熟并排卵，仅占总数的 0.1% 左右。

63. 卵子与精子是怎样"幽会"的

精液射入阴道内，精子离开精液经阴道、宫颈进入子宫腔内。在子宫腔内发生反应，变成具有受精能力的精子（称为精子获能，需要 7

小时左右）。精子进入输卵管内，并在输卵管的壶腹部等待卵子。卵子（次级卵母细胞）从卵巢排出后，经输卵管伞端进入输卵管内，在输卵管的壶腹部与精子结合。精子与卵子相遇后，精子头部发生顶体反应，溶解卵子外围的放射冠和透明带，透明带发生反应（亦可防止其他精子进入），精子外膜与卵子胞膜融合，精子内部结构（精原核）进入卵子内。随后卵子迅速形成卵原核，精原核与卵原核融合形成受精卵，受精卵借助输卵管的蠕动和输卵管上皮纤毛的推动向宫腔方向移动，同时进行细胞分裂，进而形成胚胎。

64. 卵子与精子的寿命谁更长

精子卵子排出后，精子不管是在数量上还是在寿命上都要高于卵子，卵子排出后可以存活 24～48 小时，排卵后 24 小时之内可以说是卵子的黄金期，而精子的存活时间是 24～72 小时，所以在排卵日的前 3 天和后 3 天，尤其是排卵后 24 小时之内，精子和卵子结合的成功率最高，也就是最佳受孕时间。

65. 卵巢与子宫内膜有何关系

子宫内膜随卵巢的周期性变化而发生改变，一般分为四期。

（1）增生期：月经周期第 5～14 天，在卵巢分泌的雌激素的作用下，子宫内膜基底层细胞开始增生，先是修复剥脱处创面，随后因继续增生而变厚，腺体增多、变宽，并渐屈曲。血管也增生，渐呈螺旋状。间质则增生致密。与此同时，卵巢内的卵泡逐渐发育成熟。

（2）分泌期：月经周期第 15～23 天，卵巢排卵后黄体逐渐成熟，分泌孕激素和雌激素，将使增生期内膜继续增厚，腺体进一步扩大、屈曲、出现分泌现象。血管也迅速增长、屈曲。间质变疏松并有水肿。此时内膜厚且松软，含有丰富的营养物质，有利于受精卵着床发育。

（3）月经前期：月经周期第 24～28 天，相当于卵巢黄体退化阶段，该期子宫内膜呈海绵状，厚达 10mm。黄体退化时，雌孕激素水平逐渐下降。激素的这一减退，将使内膜间质更疏松、水肿；螺旋小动脉迅速增长，超出内膜厚度，更加弯曲，血管管腔也扩张。经前 24

小时，内膜螺旋动脉节律性收缩及舒张，继而出现逐渐加强的血管痉挛性收缩，导致远端血管壁及组织缺血坏死、剥脱，即月经来潮。

（4）月经期：月经周期第1～4天，为子宫内膜海绵状功能层从基底层崩解脱落期，这是卵巢分泌的雌孕激素撤退的结果。

66. 着床一定有刺痛感吗

答案是否定的，因为着床是受孕的必要条件，是正常的妊娠生理，它有共同的规律，但个体感受却因人而异，一般来说没有特殊不适，有一部分人比较敏感，在受精卵着床的初期可能存在这些症状：阴道少量出血，小腹有一点隐隐的痛和酸酸的感觉，乳头有触痛感，有些人还可能出现疲惫的感觉。

67. 女性的生殖能力是如何变化的

女性的适宜生育年龄为24～29岁。随着女性年龄的增长，卵巢的储备功能不断下降，特别是35岁以后。到40岁时，女性每个生理周期的怀孕概率均低于5%。即使如今女性相比过去更健康，也更会保养自己，但这也无法弥补由年龄引起的生育能力的自然下降。

68. 什么是男性的生殖能力年限

男性的适宜生育年龄是25～35岁，但是男性的生育能力没有年龄的上限，只是男性年龄越大，精液的质量越差，而精子质量的优劣关系到胚胎质量，较差的精子和卵子形成的胚胎，常引起胎停育、早产、畸形儿的发生。

69. 男性生育的基本条件有哪些

（1）具备正常的下丘脑、垂体、睾丸及附属性腺系统的解剖和生理功能，保证激素水平的平衡，产生正常的精子。

（2）具有正常的精液输出通道，是指从曲细精管、睾丸网、附睾管、输精管、射精管到尿道均通畅无阻。

（3）生殖系统具有正常的血供和神经支配，能进行正常的性生活。

以上任何环节出现问题，均造成男性不育症。

70. 男性生殖发育的过程是怎样的

男性生殖器官分内外两部分。内生殖器包括睾丸、输精管和附属腺；外生殖器包括阴囊和阴茎。这些器官在青春期前发育非常缓慢，进入青春期后，在促卵泡激素、黄体生成素及雄激素的作用下，开始迅速发育，其速度远远超过其他系统。

内生殖器中睾丸是最重要的，是一对卵圆形的腺体，存在于男性的阴囊中。睾丸的主要功能有两方面：产生精子和分泌雄激素，后者又能直接影响男性的生殖器官发育及第二性征的出现。在胎儿时期，睾丸在人的腹腔中，出生后才下降至阴囊内。青春期后随着睾丸的增大，它的结构与功能也发生了相应的变化，男孩18岁左右就能产生出成熟的精子。

外生殖器中阴茎是男性的性行为器官。在青春期前一般不会超过5厘米，在12～13岁长得较快，至青春期末可长至12厘米左右。即使是完成了青春发育的成熟男性，差异也可以很大，就像人的个子长得有高有矮一样，但一般不会影响其功能。

71. 精子完成受精过程时要突破哪些困难

精子和卵子结合叫作受精。性交时，男方将精液射入女方的阴道内，精子依靠尾部摆动向子宫游弋，然后再进入输卵管。男性每次射出的精液中含有数亿个精子，但极大部分精子在阴道酸性环境中失去活力或死亡，只有极少数精子能够克服重重阻力到达输卵管。精液射入阴道内，精子离开精液经阴道、宫颈进入子宫腔内。在子宫腔内发生反应，变成具有受精能力的精子（称为精子获能，需要7小时左右）。精子进入输卵管内，并在输卵管的壶腹部等待卵子。卵子（次级卵母细胞）从卵巢排出后，经输卵管伞端进入输卵管内，在输卵管的壶腹部与精子结合。精子与卵子相遇后，精子头部发生顶体反应，溶解卵子外围的放射冠和透明带，透明带发生反应（亦可防止其他精子进入），精子外膜与卵子胞膜融合，精子内部结构（精原核）进入卵子内。随后卵子迅速形成卵原核，精原核与卵原核融合形成受精卵，受精卵借助输卵管的蠕动和输卵管上皮纤毛的推动向宫腔方向移动，同时进行细胞分裂，进而形成胚胎。

72. 如何阅读精液报告

从精液方面讲，根据世界卫生组织的标准，有以下主要指标：精液体积 2～6 毫升，pH 7.2～8.0，30 分钟内完全液化，白细胞少于 100 万 / 毫升，精子密度大于 2000 万 / 毫升，射精后 60 分钟内前向运动精子（a 级精子 +b 级精子）大于 50%，正常精子形态率大于 15%，免疫试验阴性。

73. 你会推算排卵期吗

女性的排卵日期一般在下次月经来潮前的 14 天左右。从下次月经来潮的第 1 天算起，减去 14 天就是排卵日，排卵日及其前 5 天和后 4 天总共 10 天的时间称为排卵期。例如，某女性的月经周期为 28 天，本次月经来潮的第 1 天在 10 月 2 日，那么下次月经来潮是在 10 月 30 日（10 月 2 日加 28 天），再从 10 月 30 日减去 14 天，则 10 月 16 日就是排卵日。排卵日及其前 5 天和后 4 天，也就是 10 月 11～20 日为排卵期。

74. 排卵期有什么表现

女性在排卵期的表现是比较多的，比如会出现白带增多，白带黏度增加，在排卵前后 2～3 天，可能会出现像鼻涕或者蛋清样的透明拉丝白带，有时可能还会有少量的血丝，以及轻度的腹部疼痛、性欲增强、乳房胀痛、腰骶酸痛等一系列的症状。

75. 预测排卵期的几种办法

（1）月经周期推算法：大多数人都会想到，通过月经周期来推算排卵期，通常在下次月经来潮之前，往前推 14 天就是排卵日，排卵日及其前推 5 天和后推 4 天，加起来正好是 10 天，这 10 天就是女性的排卵期。

（2）测量基础体温：正常女性经过充分睡眠，醒后立即测出的体温称为基础体温，一般是清晨醒来后未起身即测得的口腔温度。在排卵日前的一段日子里，基础体温一般在 36.5℃ 以下，到排卵日前一天，体温再下降一点，排卵日这天体温最低，一天后基础体温开始上升，幅度为 0.3～0.5℃，经过 12～14 天，直至月经来潮。可以根据这种规律性的基础体温，从最低的这天测算出自己的排卵日。

（3）排卵试纸测排卵：当然还有一种方法，就是用排卵试纸来进行检测，这种方法也是最直观最容易操作的，并且准确率也是相当高的。建议在月经来潮之后，第 11 天左右开始进行测试，如果测试到接近强阳性，那么最好是隔 2～3 小时就检测一次。检测到强阳转弱时，就到了排卵日，这个时候同房的话，受孕率将会大大提高！

（4）B 超监测排卵期：可以在月经来潮的第 12 天之后，每隔一天做一次 B 超检查，当检测到卵泡已经足够大时，就可以同房了，这样有助于提高受孕率，但是因为这种方法比较费时，也比较烦琐，关键是也不能够十分确定地预测什么时候排卵，所以最好是能够结合排卵试纸一起检测！

（5）白带观察法：女人的白带在一个月经周期中并不是一成不变的，大多数情况下白带比较干，而且比较黏稠，也比较少，而在两次月经中间有一天白带特别清又亮，而且像鸡蛋清一样，能够呈现拉丝状，这个时候就是处于排卵期了，这个时期同房，成功率会更高！

二、性生活的注意事项

76. 孕前寡欲，孕后禁欲

孕前寡欲，孕后禁欲。根据不同情况应建立每周 1～2 次的房事频率，即为寡欲。但在女方排卵日，或前后一天，一定要进行一次交合，且可由女方掌握主动权，事前也不必告诉丈夫，避免过度兴奋。如果之后女方不再有性欲要求，说明精卵可能已结合，夫妻宜分床或分被，并禁欲 3 个月。

77. 性生活的体位影响怀孕吗

没有影响。

性生活的体位对怀孕概率没有太大的影响，放松心情顺其自然就可以。

78. 子宫前位的女性什么体位容易受孕

子宫前位也是女性的正常体位。一般来说，子宫前位的女性并不用刻意改变同房体位，自己觉得舒服的体位即可。如果备孕3个月还没有受孕，可以到医院检查是否还有其他的原因。

79. 什么体位可以提高子宫后位女性的受孕概率

一般来说，女性子宫前位受孕的机会多，子宫后位受孕的机会少，性交时或性交后在女方臀部垫置枕头，最好是算好排卵期，以增加受孕率。可以采取女下男上的标准式体位，在性交的最后关头或者从一开始，把双脚放在丈夫的肩上，也就是胸膝卧位或称屈膝卧位。性交结束后，只需保持5～10分钟就可以了。

80. 进行受孕演习

现在，大多数的夫妻都会有意识地进行计划受孕，所以因心态问题而影响性生活质量的情况时有发生。在正式受孕前进行多次的练习是避免出现这种情况的一个好方法。大致方法如下：在平时的性生活中，事先睡觉休息一段时间，在双方的体力基本恢复，激素分泌增多，夫妻两人的性节律就会变为一致，形成默契的性生活习惯，在预定的排卵期同房时，也就能轻松完成计划了。

81. 如何把握性生活的频度

性生活的次数，一般由男女双方的年龄、健康状况、情绪好坏、疲劳程度等多种因素来决定：20多岁，每周可以有3～5次；30多岁，每周3～4次；40多岁，每周2～3次；50多岁，每周1～2次；60多岁，每2周1次。

美国性学专家在中国组织的一次性学论坛上公布出了性爱公式：性爱频率=年龄的首位数×9。根据这一公式推算，一个在20岁年龄段（20～29岁）的人，性爱公式为2×9=18，18可以看成是10和8的组合，也就是说适合的性爱频率为10天内过8次性生活；一个在30岁年龄段（30～39岁）的人，性爱公式为3×9=27，即适合在20天内过7次性生活。

这个公式是通过问卷调查总结出来的经验公式，到如今没有太多实验室意义上的科学依据，仅仅是一个供人们参考的公式。公式是千篇一律的，性生活频率却要根据个人的身体状况、情绪等而定。但是，在房事后的次日，若感到腰酸耳鸣、疲乏无力、脚软等，说明次数过频，要适当延长性爱的间隔时间。

82. 应该怎样安排性生活的规律

性交次数过频可致精子数量减少，质量降低，甚至射出的精子是发育尚不成熟的幼稚型精子，所以不能怀孕。只有有规律地进行房事，才能保证精子的数量和质量，才有可能怀孕。反之亦然，性交次数过少，会造成性爱间隔期过长，这样排出体外的精子质量不高或"老化"，同样不利于怀孕。

三、怎么知道自己怀孕了

83. 判断自己是否怀孕的方法

最简单的方式就是通过验孕棒来检查，尤其是检测尿液中人绒毛膜促性腺激素（HCG）。但是，检查尿液中HCG在孕早期易出现假阴性，如检查的时间过早，没有正确地使用验孕棒或者没有使用晨尿等，都可能导致出现阴性认为没怀孕，结果后来又发现怀孕的问题。

想要进一步提高准确率，也可以在同房10天以后去医院抽血检查血液中的HCG，这样可以进一步提高检查的准确率。在怀孕6周左右也可以通过B超监测子宫内孕囊的方式来判断是否怀孕。在怀孕4～5个月以后也可以通过感受胎动听胎心的方式判断是否怀孕。

84. "十月怀胎"是怎么回事

从最初的受精卵到最后的分娩，大约是 266 天（即 38 周），但是由于很多孕妇无法准确判断出具体是哪一天怀孕，所以为了方便起见，医学上规定从最后一次月经的第一天开始算起，也就是 280 天（40 周）。虽然这 280 天里包括了尚未怀孕的日子，但这些都是正常的。

85. 生男生女到底由谁决定

众所周知，染色体是遗传物质的载体。人的染色体共有 46 条，胎儿的性别是由其中的两条性染色体决定的。性染色体，顾名思义是决定性别的染色体。男性的精子和女性的卵子各携有一条性染色体：一个卵子有一条 X 染色体，而一个精子却可能携带一条 X 染色体或一条 Y 染色体。如果是携带 X 染色体的精子与卵子结合，形成 XX 受精卵，以后发育为女孩；若是精子携带的 Y 染色体与卵子结合，形成 XY 受精卵，则发育成为男孩。

然而哪型的精子能与卵子结合完全是随机的，并不受人们意志的支配，也和器官的功能没有联系。因此，科学而公正地说，生男生女和父母双方都不存在任何"责任"关系。

（李戎，女，博士，研究员，博士生导师，主要从事中医药防治多器官纤维化的研究。教育部创新团队负责人，教育部、国家外国专家局中西医结合学科创新引智基地中方骨干，第六批全国老中医药专家学术经验继承人）

第 4 章
影响受孕的常见问题

86. 身体检查没有病，为什么不易怀孕

受孕是一个复杂的生理过程，受孕过程中任何一个环节不正常，便能阻碍受孕。情绪、压力、疲劳、环境、营养状况等均可影响受孕。人一旦处于焦虑、抑郁和有沉重思想负担的精神状态下，或处于疲劳、营养异常的身体状态下，其生理功能必然有所改变，不仅会影响精子或卵子的质量，孕后亦会影响孕卵的生长或引起受孕子宫的收缩，导致流产或影响胎儿的生长发育。此外，一般体检和不孕检查是有区别的。夫妇如长期不孕应进行不孕专科检查，如检查输卵管是否通畅、卵子是否成熟及排卵、子宫环境、精子质量、免疫因素等。

87. 什么是宫颈黏液？与怀孕有何关系

宫颈黏液是一种糖蛋白凝胶，由宫颈黏膜腺细胞分泌，其状态受各种卵巢激素的影响。排卵前，宫颈黏液受到雌激素影响而逐渐增加；排卵后，受到孕激素影响而逐渐减少。

接近排卵时，黏液不仅分泌量增加，而且变得稀薄、透明、有弹性，如水状或生蛋清状，易于精子通过，还能延长精子的存活时间。因此，通过监测宫颈黏液可以简单而且直观地追踪到易受孕期，还可了解卵巢的功能状态。宫颈黏液分泌过少或过多或存在抗精子抗体等，均可影响受孕。

88. 宫颈柱状上皮异位（曾称宫颈糜烂）影响受孕吗

宫颈糜烂曾经是困扰很多女性的一种疾病。去做体检，十有八九的女性可能会被诊断有宫颈糜烂。2008 年，高校本科生的第 7 版《妇

产科学》教材中取消了"宫颈糜烂"这一病名,以"宫颈柱状上皮异位"这一生理现象取代。宫颈糜烂,实际上是过去对宫颈一种正常表现的错误认识。宫颈柱状上皮异位属于正常生理现象,没有什么特殊的临床表现。有些人可能会有接触性出血的表现,但只是宫颈的个体差异。如果有白带增多、发黄,有异味,宫颈纳囊或肥大,则是宫颈炎症的表现,容易和宫颈柱状上皮异位相混淆。合并宫颈炎的宫颈柱状上皮异位,尤其是中重度的宫颈柱状上皮异位,局部炎症分泌物的存在会影响精子的活性,肯定会降低怀孕概率。宫颈柱状上皮异位本身不需要进行任何治疗,现在诸多治疗宫颈柱状上皮异位的方法,都是错误的。但对于有症状的宫颈炎,需要进行治疗。急性炎症用栓剂药物治疗,慢性炎症可以采用激光或者冷冻等物理治疗方法。宫颈柱状上皮异位或宫颈炎在治疗前均需要进行宫颈液基细胞检查,警惕宫颈恶性病变。

89. 宫寒是什么

宫寒,顾名思义是"子宫寒冷"的简称。在中医学的文献记载和正式的教科书及相关的中医妇科专著中并无此词条。但是"宫寒"已经成为深入人心的热词,并被广泛地运用在今天的日常生活中。"宫"可指西医学的"子宫",也可指中医学的"胞宫",后者更多的含义是泛指女性内生殖器官(子宫、输卵管、卵巢)及其功能。因此,这里的"宫"理解为"胞宫"会有助于更好地理解宫寒的含义和所指的疾病。"寒"在中医中首先是一个常见的致病原因,贪凉涉水、受大自然寒邪侵袭、贪食寒凉食物等都可招致外来之"寒"侵入人体,停滞在人体的经脉、脏腑中,当然也包括胞宫,这种寒多为"实寒"。另一方面,"寒"在中医中还指病理产物之寒积聚在人体经脉脏腑中,这种病理产物的寒可因人体脾肾阳虚,无法正常运化水湿而使寒凉之气停滞在人体经脉脏腑中,这种寒多为"虚寒"。所以,广义的"宫寒",即由于外来之寒邪或者是人体脾肾阳虚所生之内寒停滞在女性胞宫,导致胞宫的功能受损而引发的一系列疾病的统称。

90. 宫寒有什么症状

因不同的发病原因和不同的发病阶段，宫寒可在女性的经、孕、乳、杂病等各方面有多种不同的临床表现：表现为月经期疾病时有月经量少错后、闭经、经期水肿、经期腹泻、痛经；表现为孕期疾病时可有先兆流产、习惯性流产、宫外孕等；表现为哺乳期疾病时可有恶露淋漓不尽、产后腹痛等；表现为妇科杂病时可有慢性盆腔痛、子宫内膜异位症、阴道炎、不孕等。中医判断寒气的其他全身表现还可有小腹冷痛、得热痛减、怕冷、手足发凉、腰酸腰凉、性欲淡漠、大便稀溏、舌质黯淡、苔白、脉沉濡等。

91. 宫寒如何进行日常调理

（1）饮食调理：一方面，多食用温经暖宫的食物，如核桃、大枣、花生、洋葱、番茄等，每日午餐或晚餐后喝一杯姜茶，能主动化解体内寒气，长期坚持对调理宫寒十分有益；另一方面，性寒食物少吃，如绿豆、苦瓜、凉瓜等。

（2）注意保暖：下身要少受凉，注意给小腹、腰部和双脚保暖。尤其注意脚部保暖，春夏之交不要过早暴露双腿、过早穿短裙，如果穿裙子，最好要穿厚羊毛袜打底，以防寒从脚下生。

（3）特殊日子要注意：经期、产后、哺乳期要注意避免过多接触寒凉，如经期女性不要冒雨涉水、坐卧湿盛之处。

（4）注意运动：中医有"动则生阳"之说，即运动可以改善体质，每天保证半小时的走路时间，能改善循环。

（5）生活调理：平日多用热水泡脚，刺激足底的经络和穴位使身体处于温暖状态，也可改善宫寒状态。

92. 如何确定自己的月经周期是否正常

月经是指伴随卵巢周期性变化而出现的子宫内膜周期性脱落及出血。月经初潮（月经第一次来潮）年龄多在13～14岁，但可能早至11岁或迟至15岁，15岁以后月经尚未来潮应引起重视。它主要受遗传因素控制，其他因素如营养、体重亦起到重要作用。近年来，月经初潮有提前的趋势。正常月经有周期性。出血的第一天为月经周期的开始,两次月经第一天的间隔时间称一个月经周期。一般为 21～35 天,平均 28 天,提前或延后一周属正常。月经周期长短因人而异,但每个女性的月经周期有自己的规律性,否则应视为异常。

93. 月经不调也会影响怀孕吗

每月的周期性子宫内膜剥脱、出血、增生和修复的过程,构成了月经周期。这种子宫内膜的周期性变化是卵巢周期性变化的一种外在表现,最为直接的表现就是月经的每月来潮。如果出现了月经不调往往是卵巢周期性变化出现异常的表现,提示排卵出现了一定的问题,当然也就会影响到怀孕,可以说是不孕的一个信号。月经不调主要表现为月经的周期或经期长短异常、出血量的异常或伴发某些异常症状。根据发病的原因,可以分为两类:一类为无排卵型月经不调(属绝对不孕),即卵巢周期性排卵出现障碍;另一类为排卵型月经不调(主要是黄体功能异常,造成体内生殖激素分泌异常而导致不孕或孕早期流产)。因此,遇到月经不调时,要及时就诊,避免疾病进一步发展而导致问题严重化。

一般来说,月经不调的女性可以怀孕,但是要比月经正常的女性困难。因此,及时进行治疗是关键。治疗的关键是找出疾病的原因,所以一定要到医院进行系统的检查,找到造成月经不调的原因,再根据原因进行相应的治疗。另外,一定要检查是否有排卵,因为月经不调的女性往往伴有排卵异常,而是否有排卵又是女性怀孕的关键。月经不调的女性本身个体差异就较大,月经周期少则 20 天,多则 35 天,这将导致排卵无明显规律性,影响受孕。因此,长期月经不调是会影响生育能力的,女性在日常生活中一定要调整好心态,养成良好的生活习惯,注意个人卫生护理,这样才能提高生活质量,避免诱发不孕不育。如果出现了生育能力障碍疾病,就要及时到正规医院进行检查诊断,及早诊断才能及早治疗,进而早日恢复健康生活。

94. 怎样预防月经不调

（1）规律生活：尽量使生活有规律，熬夜、过度劳累和不规律的生活习惯都会导致月经不调。让生活有规律，月经可能会逐渐恢复正常。

（2）多吃含有铁和滋补性的食物：补充足够的铁质，以免发生缺铁性贫血。多吃乌骨鸡、羊肉、银耳、荠菜、茄子、黑豆、海参、胡桃仁等滋补性的食物。

（3）注意保暖：防止受寒，一定要注意经期勿冒雨涉水，无论何时都要避免小腹受寒。

（4）必要时及时就医：如果月经量过多，持续出血24小时后没有减少，而且出血量变大，或者月经量过少，应及时就医。

95. 妇科肿瘤会影响怀孕吗

妇科肿瘤分为良性和恶性，良性和恶性肿瘤都有囊性和实性之分。根据不同的部位可以分为外阴肿瘤、阴道肿瘤、子宫肿瘤、卵巢肿瘤和输卵管肿瘤。以子宫及卵巢肿瘤多见，外阴及输卵管肿瘤少见。

（1）子宫肌瘤是最常见的良性肿瘤，多发生于30～50岁，以40～50岁为多见，20岁以下少见。据统计约有1/3的妇女患有不同程度的子宫肌瘤，常因子宫肌瘤小、无症状、不做妇科检查而未做诊断。一般情况下，子宫肌瘤小，对月经无明显影响时，一般不影响受孕，也可以暂时不做治疗。肌瘤是否影响受孕，与肌瘤的部位、大小、数目有关。例如，宫颈肌瘤可影响精子进入宫腔，黏膜下肌瘤易使子宫内膜感染而不利于孕卵着床，巨型多发性子宫肌瘤易使输卵管间质部被挤压而妨碍精子通过。

（2）卵巢肿瘤分为良性肿瘤和恶性肿瘤，卵巢良性肿瘤也有可能转变为恶性。卵巢肿瘤种类繁多、复杂，而且身体内其他原发性恶性肿瘤，可以向卵巢转移，如乳腺、肠、胃肿瘤等。发现卵巢肿瘤，不管良性、恶性都应及时到医院检查，一般会影响卵泡的生长及排卵，进而影响受孕。

（3）对于恶性肿瘤患者而言，应暂以治疗肿瘤为主。因为一些激素依赖性肿瘤会因妊娠期雌激素水平的明显升高而进一步恶化。如果以后还会有怀孕的可能，不存在不孕的因素，采取手术切除、化疗、放疗等手段会基本治愈，或者生存期在 5 年以上时，应先治疗疾病，之后有机会时再生育。如已怀孕，应全面考虑是否终止妊娠，要从科学、健康的角度来看待妇科肿瘤的治疗，不可因小失大。

96. 何谓"假怀孕"

假怀孕是一种因心理因素导致的生理改变现象，一般多出现在迫切想怀孕的人身上；或发生在未婚女性发生两性关系后，因强烈的恐惧怀孕和焦虑的心理而产生。这些心理状态会干扰中枢神经系统的正常功能，从而通过神经调节影响到内分泌，影响到激素改变，如催乳素、黄体生成素、孕激素水平会增高，抑制了卵巢排卵，出现闭经、乳房肿胀、恶心、呕吐、食欲改变等类似怀孕的孕期反应。部分女性停经后，由于孕激素对脂肪代谢的影响，使得脂肪逐渐在腹部聚积，脂肪的聚积加上肠道的积气，使腹部出现膨胀增大。而腹主动脉的血管搏动或肠管蠕动，也会使停经女性误认为是"胎动"。闭经和腹部增大，更让盼子心切的她们以为有孕在身。

97. 闭经就不能怀孕了吗

对于正常生育期女性来讲，闭经是许多妇科疾病所共有的症状，是一个病理性过程，即因某些疾病而导致的无月经。可根据发生的原因分为原发性闭经和继发性闭经。也可按发病的部位分为子宫性闭经、卵巢性闭经、垂体性闭经、下丘脑及中枢神经病变引起的闭经和特殊原因性闭经，如肥胖、偏瘦、体重急剧下降、剧烈运动、激烈竞赛、精神性、药物性（如避孕药、某些精神病药、某些抗癌药）、肾上腺功能异常引起的闭经等。这些因素均可直接或间接地影响女性生殖系统的功能，造成不排卵，或无受精卵形成，或受精卵不能正常着床甚至流产等，从而形成不孕，应及时调理。

除此之外，哺乳期间闭经是正常的，跟哺乳期间催乳素水平过高有关，但哺乳期间是有可能排卵的，因此也有怀孕的可能。

98. 引起宫外孕的常见原因有哪些

受精卵在子宫体腔以外着床为异位妊娠，习称"宫外孕"。以输卵管妊娠最常见。常见的病因如下所述。

（1）输卵管炎症：可分为输卵管黏膜炎和输卵管周围炎，是输卵管妊娠的主要病因。淋菌及沙眼衣原体所致的输卵管炎常累及黏膜，而流产或分娩后感染往往引起输卵管周围炎。

（2）输卵管妊娠史或手术史：曾有输卵管妊娠史，保守治疗后再次妊娠复发率达10%。输卵管绝育史及手术史者，输卵管妊娠的发生率为10%～20%，尤其是腹腔镜下电凝输卵管绝育及硅胶环套术；因不孕接受过输卵管分离粘连术、输卵管成形术、输卵管吻合术、输卵管开口术等，再妊娠时输卵管妊娠的可能性亦增加。

（3）输卵管发育不良或功能异常：输卵管发育不良常表现为输卵管过长、肌层发育差、黏膜纤毛缺乏。其他还有双输卵管、憩室或有副伞等，均可成为输卵管妊娠的原因。若雌孕激素分泌异常，可影响受精卵的正常运行。此外，精神因素也可引起输卵管痉挛和蠕动异常，干扰受精卵的运送。

（4）受精卵游走：卵子在一侧输卵管受精，受精卵经宫腔或腹腔进入对侧输卵管，称受精卵游走。移行时间过长，受精卵发育增大，即可在对侧输卵管内着床形成输卵管妊娠。

（5）辅助生育技术：从最早的人工授精到目前常用促排卵药物的应用，以及体外受精-胚胎移植等，均可能导致异位妊娠发生。其相关易患的因素有术前输卵管病变、盆腔手术史、移植胚胎的技术因素、置入胚胎的数量和质量、激素环境、胚胎移植时移植液过多等。

（6）避孕失败：包括宫内节育器避孕失败、口服紧急避孕药失败，发生异位妊娠的概率较大。

（7）其他：输卵管因周围肿瘤，如子宫肌瘤或卵巢肿瘤的压迫，特别是输卵管子宫内膜异位引起输卵管、卵巢周围组织的粘连，也可影响输卵管管腔通畅，使受精卵运行受阻。

99. 附件炎是怎样影响怀孕的

女性内生殖器官中，输卵管、卵巢被称为附件。附件炎是指输卵管和卵巢的炎症。但输卵管炎、卵巢炎常合并有宫旁结缔组织炎、盆腔腹膜炎，且在诊断时不易区分。在盆腔器官炎症中，以输卵管炎最常见，由于解剖部位相互邻近，往往输卵管炎、卵巢炎、盆腔腹膜炎同时并存且相互影响。

附件炎是否会影响怀孕要视病情的严重程度而定。附件炎如果不及时治疗，会造成以下后果：①附件炎会引起输卵管堵塞或卵巢囊肿，从而引发不孕症。②附件炎可能会诱发异位妊娠，这是由于慢性输卵管炎导致输卵管管腔部分阻塞。③附件炎会引起卵巢功能失调，甚至完全消失。卵巢是女性最重要的性器官，附件炎会使女性区别于男性的第二性征逐渐弱化甚至消失，直接导致女性内分泌失调，加速衰老。可见，附件炎如果不及时治疗，会加重病情，严重者会导致不孕。

100. 人工流产影响怀孕吗

人工流产有可能并发不孕、宫外孕及习惯性流产等，应尽量避免人工流产。多次人工流产或流产后治疗不当可能会引起不孕，原因有以下几点：

（1）人工流产刮宫损伤子宫内膜基底层，引起内膜损伤和宫腔粘连，影响受精卵着床而引起不孕。

（2）人工流产后引起输卵管粘连，使精子、卵子无法结合而不孕。

（3）人工流产时有可能促使带有脱落子宫内膜的血液倒流，发生子宫内膜异位症，引起不孕。

（4）流产引起黄体功能不全、不排卵和溢乳等内分泌功能紊乱，从而导致不孕。

因此，女性要做好人生规划，如果有生育的要求，那我们要提前做好准备，按照计划来怀孕。

101. 人工流产术后需要注意什么

（1）注意营养，多进食高蛋白、易消化的食物。

（2）忌食刺激性食物，如辣椒、生姜、生蒜、浓茶及咖啡等。

（3）忌食热性或寒凉食物，如羊肉、牛肉、狗肉及海鲜等。

（4）保持外阴部清洁。

（5）术后1个月内禁止性生活，禁盆浴。

（6）注意休息，避免过度劳累。

（7）出现发热、术后出血量超过平时月经量、出血时间超过2周或下腹疼痛时，及时就诊。

（8）术后2周医院复查。

102. 为什么孕妇会发生自然流产

自然状态（非人为目的造成）发生的流产称为自然流产，发生在12周以前的流产定义为早期流产，孕12周至不足28周的流产定义为晚期流产。胚胎着床后31%会发生自然流产，其中80%为早期流产。在早期流产中，约2/3为隐性流产，即发生在月经期前的流产，也称为生化妊娠。至少50%以上早期流产是由胚胎染色体异常所致。自然流产风险随产次增加、夫妻年龄增长而升高。发生自然流产的病因包括染色体异常、母体因素、生活方式和环境因素。

（1）染色体异常：包括夫妻染色体异常和胚胎染色体异常。单次自然流产中胚胎染色体异常为主要原因，随流产次数的增加胚胎染色体异常发生率减少。

（2）母体因素：包括内分泌异常、生殖道异常、免疫功能异常及感染等。黄体功能不全、多囊卵巢综合征、高催乳素血症或甲状腺疾病均可影响卵子质量导致流产；单角子宫、双角子宫、双子宫及子宫纵隔等易导致流产，宫颈功能不全是导致妊娠中期流产的主要原因，子宫肌瘤、黏膜下肌瘤及大于5厘米的肌壁间肌瘤与流产有关；免疫异常可能是复发性流产的原因；细菌性阴道病患者孕晚期流产及早产发生率较高，沙眼衣原体、解脲支原体造成子宫内膜炎或宫颈管炎可致流产。

（3）生活方式和环境因素：不健康的生活方式与流产相关。吸烟、酗酒、过量饮用咖啡以及环境因素（如有机溶剂和毒物等）均会增加流产概率。

103. 什么是习惯性流产

连续3次或3次以上自然流产称为习惯性流产。每次流产往往发生在同一妊娠月份，其流产过程与一般流产相同，近年来，国际上将习惯性流产称为复发性流产。根据习惯性流产时间，分为早期习惯性流产和晚期习惯性流产。早期习惯性流产指在妊娠12周以前发生的流产，多与遗传因素、母体内分泌失调及免疫学因素等有关；晚期习惯性流产指在妊娠12周以后发生的流产，常由子宫颈内口松弛所致。引起习惯性流产的病因有遗传因素、染色体异常，染色体异常的胚胎多数会发生流产，极少数可能继续发育形成胎儿，即使出生也常发生某些功能异常或合并畸形。还与孕妇黄体功能不全、甲状腺功能低下、先天性子宫畸形、子宫发育异常、宫腔粘连、子宫肌瘤、染色体异常、自身免疫等有关。环境因素，如过多接触砷、铅、甲醛、苯等化学和放射性物质，也会造成习惯性流产。

104. 不宜怀孕的疾病有哪些

（1）严重心血管系统疾病：包括各种原因引起的肺动脉高压，复杂先天性心脏病和未手术的发绀型心脏病，严重的心脏瓣膜病及急性心肌炎，风湿性心脏病风湿活动期，心功能Ⅲ级以上等。

（2）严重呼吸系统疾病：哮喘反复发作、肺纤维化、胸廓或脊柱严重畸形等影响肺功能者。

（3）严重消化系统疾病：重型肝炎、肝硬化失代偿、严重消化道出血、急性胰腺炎等。

（4）泌尿系统疾病：急、慢性肾病伴高血压，肾功能不全等。

（5）内分泌系统疾病：糖尿病并发肾病V级、严重心血管病、增生性视网膜病变或玻璃体出血、周围神经病变等。甲状腺功能亢进并发心脏病、感染、肝功能异常、精神异常等疾病。甲状腺功能减退引起相应系统功能障碍。垂体催乳素瘤出现视力减退、视野缺损、偏盲等症状。尿崩症、嗜铬细胞瘤等。

(6) 血液系统疾病：再生障碍性贫血，血小板减少或进行性下降或伴有出血倾向，重度贫血、白血病、凝血功能障碍伴有出血倾向、血栓栓塞性疾病等。

(7) 免疫系统疾病活动期：系统性红斑狼疮、重症 IgA 肾病、类风湿关节炎、干燥综合征、未分化结缔组织病等。

(8) 精神类疾病：不宜怀孕。若执意怀孕，建议应在病情稳定后 2 年再怀孕。

(9) 恶性肿瘤。

(10) 神经系统疾病：严重脑血管畸形及手术史，癫痫全身发作，重症肌无力（病变发展至延脑肌、肢带肌、躯干肌和呼吸肌）等。

(11) 吸毒期。

(12) 其他严重内外科疾病等。

105. 患有癫痫的妇女能怀孕吗

癫痫具有一定的遗传倾向。如果父母双方都患癫痫，本人也是癫痫患者，生育前一定要让医生做遗传评估。我国癫痫患者 50% 以上是女性。其实，女性癫痫患者跟正常女性一样有权利做母亲，但是在怀孕、受孕过程中会有很多问题。比如怀孕对病情的影响；癫痫发作及抗癫痫药物对胎儿的影响等，这就需要女性癫痫患者在医生的帮助下有计划地怀孕，并在怀孕过程中尽量控制疾病发作。癫痫妇女计划怀孕者，应在病情稳定，且 3～5 年未发病，专业体检合格的情况下，在专业医生指导下怀孕。此外，癫痫妇女在怀孕期间一定要注意饮食、情绪等方面的问题，避免癫痫发作，并定期检查。

106. 什么是女性性功能异常

女性的正常性功能包括性欲的产生、性兴奋、前庭大腺和阴道分泌物的增加、性高潮出现、性欲消退等过程。在上述性活动过程中，某一环节或几个环节出现异常状态，即为性功能异常。主要分为性欲异常、性唤起障碍、性高潮障碍及性交疼痛障碍。性欲异常包括低反应性性欲障碍和性厌恶。性交疼痛障碍是指阴道痉挛、性交疼痛、性交过敏甚至性交晕厥。阴道痉挛为环绕阴道口和外1/3部位肌肉的非自主性痉挛或缩窄，多由非器质性因素引起。性交疼痛是新婚房事最为常见的病症。它通常指性交引起女方外阴部、阴道或下腹、腰部疼痛。其疼痛也可在性交时或持续到性交后数小时以至数天发生。女方性交痛大多是由于缺乏性知识，性交时精神过分紧张、恐惧，特别是男方在女方性欲尚未充分唤起、前庭大腺分泌物不足、阴道滑润不够时，就急于性交，致使女方产生程度不同的疼痛。性交晕厥是指在房事过程中，女方突然面色苍白、意识丧失。但经过短暂休息后可很快恢复正常的现象。此症新婚之夜可以发生，夫妇久别相逢也可以出现，但比较少见。

107. 什么是男性性功能异常

男性性功能异常主要包括射精障碍、性欲低下及性高潮障碍。射精障碍包括早泄、不射精和频繁遗精。性交经一定时间即引起射精和情欲高潮，但射精的快慢差异很大，同一个人在不同条件下也可以有较大的差别，经过性生活的实践，一般可逐渐延长性交时间。对于健康成人而言，在性交持续2～6分钟内射精通常属于正常。然而在阴茎未进入阴道时即射精，则被定义为早泄。

108. 如何预防性功能异常

（1）精神疗法：鼓励接受治疗的夫妇公开地、坦率地交流性感受和愿望，消除影响唤起障碍的心理因素。在交流过程中，可以熟知性器官的生理功能，性交前和性交时，应充分注意到最易诱发性兴奋的部位。

（2）饮食疗法：多食优质蛋白质，如鸡、鸭、鱼、瘦肉、蛋类，可提供人产生精子所需要的各种氨基酸。一些动物性食品本身就含有一些性激素，有利于提高性欲及促进精液、精子的生成。应适当摄入脂肪，长期素食的女性，月经初潮年龄可推迟，雌激素分泌减少，性欲降低并影响生殖能力。男性由于必需脂肪酸摄入减少，精子生成可受到限制，性欲下降，甚至不育。维生素A和维生素E是与维持性功能并延缓衰老有关的维生素。它们在促进睾丸发育、增加精子的生成并提高其活力等方面具有决定性作用。维生素 C 对性功能的恢复也有积极作用，它广泛存在于鲜枣、青椒、西红柿、橙子等果蔬中。

（3）行为疗法：鼓励患者夫妇开展一系列感官和性感的家庭练习，促使女性在性体验时充分放松，以达到预期的治疗目的；具体的方法有性感集中训练，生殖器的刺激训练及无需求性交训练等。

（4）环境疗法：创造安定的性交环境。性交的环境对性反应的发展具有十分重要的影响，应避免性交外的任何干扰。创造一个十分轻松愉快的气氛，在性交前和性交时，必须保持亲热和睦的气氛和愉快的情绪。

（5）药物疗法：可通过补肾疏肝等中医疗法，激活内分泌系统，调理性腺轴。对雌激素匮乏的妇女，可使用一些性激素药物，或用人工润滑剂作为替代品，但应注意副作用。

109. 影响女性排卵的因素有哪些

（1）导致下丘脑-垂体功能失调的因素：卵巢的一切活动都是在垂体和下丘脑内分泌的调节控制下进行的，人们把这一功能系统称为下丘脑-垂体-卵巢轴系。无论是下丘脑还是垂体的疾病，都可能引起这一轴系的功能失调，引发卵巢功能障碍，从而导致月经和排卵的异常，引起不孕。女性长期熬夜或过度减肥、精神持续紧张，也都可能影响下丘脑-垂体功能，导致女性排卵出现改变。

（2）卵巢本身的疾病：卵巢是产生卵子并排卵的器官，又是女性内分泌器官，因此卵巢异常是影响排卵最重要的因素。卵巢本身疾病造成的卵巢功能障碍，如临床常见的多囊卵巢综合征，还有先天性卵巢发育不全、功能性卵巢肿瘤以及因放射、手术或炎症使大部分卵巢组织被破坏等，均可影响卵泡发育或导致排卵障碍。

（3）卵巢以外的其他疾病：卵巢以外的其他疾病也可造成不排卵，如肾上腺皮质增生症、肾上腺皮质功能减退、甲状腺功能减退（可见于甲状腺慢性炎症、甲状腺黏液性水肿等，这类患者常有青春期延迟、月经紊乱、闭经、性欲减退、不孕或习惯性流产）、甲状腺功能亢进、肝病、贫血、中毒等。

（4）精神因素：如严重的自主神经紊乱、精神性厌食症，以及精神因素如环境性闭经、假孕等，也可造成排卵障碍。

（5）口服避孕药：服用口服避孕药可造成无排卵。

（6）生理性无排卵：生理性无排卵者，如青春期前少女、更年期后妇女及已孕的妇女。

除此之外，排卵还常受外界环境、本人情绪变化、身体健康情况、疾病、性生活等多种因素影响而发生变化。新婚夫妇、分居夫妇、分娩后、流产后及哺乳期的妇女，或长期服用口服避孕药后停药的妇女，排卵都会受影响，可提前或延后，也可能有额外排卵（即在一般排卵时间之外的排卵）或停止排卵。

110. 什么是未破卵泡黄素化综合征（LUFS）（B超显示卵泡长得又大又好却没有排卵）

未破卵泡黄素化综合征（LUFS）是指卵泡成熟但不破裂，卵细胞未排出而原位黄素化，形成黄体并分泌孕激素，机体效应器官发生一系列类似排卵周期的改变。临床以月经周期长，有类似排卵表现但持续不孕为主要特征，是无排卵性月经的一种特殊类型，也是引起不孕的重要原因之一。

LUFS的发生机制未明，有多种假说。可能的机制有中枢内分泌紊乱、局部障碍（子宫内膜异位症等）、高催乳素血症、酶或激酶不足或缺陷导致卵泡液凝集、药物因素及精神心理因素等。

临床表现：①卵泡有成熟的表现，有雌激素高峰和黄体生成素的高峰，但成熟的卵泡不破裂，不排出卵子而是继续增大。②未破裂的卵泡内形成黄体，分泌孕激素作用在宫颈和子宫内膜上；基础体温呈双相型。

该类女性的基础体温、宫颈黏液和经期子宫内膜的变化均提示排卵正常。但在超声监测下，卵泡虽然可发育成熟，但不破裂（不排卵），即卵泡持续不消失或无明显缩小（卵泡滞留型），或继续增大（30～45毫米，卵泡持续长大型），直肠子宫陷凹无游离液出现。或在黄体早期（月经周期第 20 天前，基础体温上升 2～4 天）用腹腔镜直接观察卵巢面，见有黄体但无排卵裂孔。

111."排卵障碍"有哪些治疗方法

排卵障碍包括：① WHO Ⅰ 型。病变在下丘脑或垂体，表现为内源性雌激素水平低落，FSH、LH 水平低下。② WHO Ⅱ 型。表现为内源性 FSH、LH 水平失调，常见于多囊卵巢综合征患者。③ WHO Ⅲ 型。卵巢功能衰竭，表现为 FSH、LH 水平升高，雌激素水平低落。

因排卵障碍导致的不孕的治疗方法如下。① WHO Ⅰ 型排卵障碍：病变在下丘脑，应脉冲式给予促性腺激素释放激素（GnRH）诱导排卵；病变在垂体，应给予含有 LH 的促性腺激素诱导排卵。② WHO Ⅱ 型排卵障碍：氯米芬促排卵；二甲双胍口服；卵巢打孔。③ 其他原因引起的排卵障碍：专科治疗基础疾病，如高催乳素血症、甲状腺疾病、肾上腺疾病，若仍无排卵，可用促排卵药物诱导排卵。

112. 什么是黄体不足

很多备孕的妈妈多年未能怀孕，去医院检查，经常听到的就是黄体不足，那么什么是黄体不足？黄体不足是指卵巢排卵后没有完全形成黄体，以致孕激素分泌不足，使子宫内膜未能及时转换，而不利于受精卵的着床，往往导致不孕或习惯性流产。黄体不足会影响女性正常的生育能力，如果出现黄体不足的症状，就要及时治疗。

黄体不足的诊断方法包括测量基础体温、血孕酮测定和内膜活检。测量基础体温是最简单的方法，这类患者的基础体温是双相的，但是上升和下降缓慢，上升幅度小于 0.3℃，持续时间小于 11 日，卵泡期延长；黄体期孕酮低于 15ng/ml 可引起妊娠蜕膜反应不良；子宫内膜活检示分泌反应至少落后 2 日。2～3 个周期黄体功能检测显示不足，方可纳入诊断。

113. 黄体不足有哪些症状

（1）月经周期缩短。

（2）常于正式月经前数天就有少量的阴道红色分泌物流出。

（3）虽然基础体温是双相但呈阶梯形上升或下降，黄体期缩短至10～12天。

（4）若怀孕，多数患者会早期流产，少数患者有不孕症。

（5）黄体不足导致高温持续时间不足，一般来说高温持续小于12天表示黄体不足。

114. 黄体不足对备孕有影响吗

黄体不足对备孕有影响。因为黄体无法按期萎缩退化或是不完全退化，会造成子宫内膜无法按正常时间发生剥落，经前子宫内膜仍停留在早期分泌的阶段。而且这种月经周期雌激素也相对不足，子宫内膜发育不良，因而受精卵无法种植，女性很难受孕。

115. 怎样改善黄体不足

（1）补充孕激素：适当地补充孕激素，可以改善黄体不足的情况（注意：一定选择正规医院请医生开具药品，而不可自己随意购买药物使用）。

（2）饮食调理：平时可以多吃些豆类制品，特别是黑豆，因为黑豆中含有较多的异黄酮，黄体不足的女性在日常饮食中适量食用一些黑豆，可以起到补充雌激素、改善黄体不足的功效。

116. 多囊卵巢综合征患者为何会不孕

多囊卵巢综合征是以慢性无排卵、闭经或月经稀发、不孕、肥胖、多毛和卵巢多囊性增大为临床特征的症候群。这种症状容易引起不孕或难孕。引起多囊卵巢综合征的原因很复杂，与中枢神经系统、垂体、卵巢、肾上腺等关系密切，还可能与基因、环境、生活方式、情绪等有关。女性若患有多囊卵巢综合征，会发生排卵障碍。未成熟的卵子与精子形成受精卵，这是多囊卵巢综合征导致女性不孕的原因之一。另外，异常的激素水平也会对子宫内膜造成影响，导致子宫内膜的异常增生或者增生过早，这也会对受精卵着床造成影响。多囊卵巢综合征导致的不孕以原发性不孕（从未怀孕者即为原发性不孕）较多见。除此之外，自然流产的概率也会增加。不孕和自然流产是许多人就诊的主要原因。

117. 多囊卵巢综合征患者如何备孕

多囊卵巢综合征是一种女性常见的排卵功能异常疾病，女性不能正常排卵就会导致受孕困难或者无法受孕。那么多囊卵巢综合征患者如何备孕呢？

（1）监测排卵。一个月经周期正常情况下会排卵一次，不过多囊卵巢综合征的女性并不是每个月都能够有卵细胞发育成熟，因此，监测排卵很重要。虽然监测排卵的方法有很多，但是建议多囊卵巢综合征患者选择阴道B超监测排卵。因为它是目前最为准确的监测排卵的方法，能正确预知排卵日期，大大提高受孕率。

（2）尽早生育。女性生殖功能最强的阶段是25岁左右，患有多囊卵巢综合征的女性在这个时期受孕的概率能够相对高一些，所以一定要尽早备孕。

（3）促排卵治疗。多囊卵巢综合征患者还可以通过打促排卵针、服用含激素药物或中药调理等外部因素来促进卵巢排卵，这样也有助于提高受孕率。

（4）饮食均衡。多囊卵巢综合征患者应选择一些血糖指数低的食物，宜食用优质蛋白含量高的食物，注意高纤维、低脂肪、低糖饮食。

（5）适当运动。积极锻炼身体，增强体质，对多囊卵巢综合征患者成功受孕也有帮助。但应注意运动得当，尽量避免剧烈运动。

（6）作息规律。备孕妈妈要保持良好的作息习惯，尽可能不要熬夜，调理好月经周期，不影响排卵。

（7）手术治疗。卵巢楔形切除术：手术切除1/3的卵巢组织，可降低雄激素水平，提高受孕率，但术后粘连发生率高，损伤较大，已很少应用。腹腔镜下卵巢打孔术：术后促排卵治疗反应改善，与卵巢楔形切除术相比术后粘连发生率低。主要适用于氯米芬抵抗患者的二线治疗。

(8)辅助生育技术。对于应用6个月以上标准的促排卵周期治疗后有排卵但仍未妊娠的多囊卵巢综合征患者，或多种药物促排治疗及辅助治疗后无排卵并亟待妊娠的患者，可以选择胚胎移植的辅助生育技术，包括体外受精-胚胎移植（IVF-ET）及卵母细胞体外成熟培养（IVM）技术等。

118. 什么是催乳素过高

催乳素是一种多肽激素，由集中于垂体后方两侧的专一细胞所分泌，与生长激素源于同一细胞。正常情况下催乳素的分泌是脉冲式的，一天之中就有很大的变化。睡眠1小时内催乳素分泌的脉冲幅度迅速提高，之后在睡眠中分泌量维持在较高的水平，醒后则开始下降。清晨3～4点时血清的催乳素分泌浓度是中午的2倍。催乳素水平过高可引起月经稀发甚至闭经、不孕、溢乳，甚至出现更年期症状等。这种疾病可占内分泌因素导致不孕的20%左右。

119. 高催乳素血症的病因有哪些

常见病因可归纳为生理性、药理性、病理性和特发性四类。

（1）生理性：催乳素是应激激素，呈脉冲式分泌，夜间分泌高于白天。在女性月经周期的黄体期达峰值，在卵泡期呈低水平。妊娠足月时，分娩后催乳素水平均显著升高。此外，在应激状况下催乳素分泌显著增加，高蛋白饮食、运动、紧张和性交活动、哺乳、乳头刺激和睡眠障碍均可导致血清催乳素水平升高。

（2）药理性：凡是干扰多巴胺合成、代谢、重吸收或阻断多巴胺与受体结合的药物，均可引起高催乳素血症，但一般＜4.55nmol/L。常见的药物有雌激素、多巴胺受体拮抗剂[抗精神病药物、镇静药、抗高血压药（利血平）、单胺氧化酶抑制剂（如苯乙肼、α-甲基多巴等）]，H_2受体拮抗剂（如胃动力药多潘立酮、甲氧氯普胺与西咪替丁等）、抑制多巴胺代谢的药物（如阿片类制剂）等。

（3）病理性：主要见于下丘脑-垂体疾病、系统性疾病（原发性甲状腺功能减退等）、异位催乳素生成、多囊卵巢综合征等。

(4) 特发性：特发性高催乳素血症指血清催乳素升高，通常<4.55nmol/L，垂体、中枢神经系统检查阴性，而伴有泌乳、月经稀发、闭经等症状。其发病可能与催乳素分子存在异形结构相关，病程具有自限性。

120. 为何催乳素过高会造成不孕

催乳素升高可大幅度抑制垂体促性腺激素（如卵泡刺激素、黄体生成素）的正常分泌，影响卵泡正常发育、排卵功能和孕育功能。卵泡刺激素分泌减少，就会直接导致卵巢中的卵泡发育障碍、发育弱小或不健全（B超观察可见到直径小于18毫米或更小的卵泡），最终导致不能受孕；而孕激素（黄体生成素）分泌不足则会引起黄体功能不全，难以维持受精的卵泡继续着床、发育（如测试基础体温则显示低于36.8℃的低温相），不易怀孕，即使受孕也很容易发生流产。此外，催乳素水平过高还会使卵巢对促性腺激素失去应有的反应能力，雌激素、孕激素合成因而明显减少，使在受孕过程中起重要作用的雌激素呈现低水平状态，直接影响孕育功能。当性激素水平显著下降至一定程度时，还会使患者出现诸多酷似女性更年期的症状。

121. 如何治疗催乳素过高引起的不孕

引起高催乳素的原因很多，那么患有高催乳素血症的患者该如何备孕呢？如果患有高催乳素血症，应该先治疗疾病，再准备怀孕。对于高催乳素血症的治疗有以下几种方法。

(1) 病因治疗：也就是针对不同的病因采取不同的治疗方法，假如是药物引起的应先停药，假如是甲状腺功能减退引起的，则可服用甲状腺素片替代治疗，假如是垂体肿瘤，则可根据肿瘤的大小或药物治疗或手术治疗。

(2) 抑制催乳素的分泌：溴隐亭为首选药物，这种药可抑制催乳素的合成与分泌，可控制垂体微腺瘤的生长，甚至使肿瘤明显缩小。溴隐亭的常见不良反应是恶心、头痛、乏力和便秘，因此要在医生的指导下用药，资料显示用药1周催乳素水平即可明显下降，用药2～4

周溢乳停止、月经恢复，用药3～6个月可出现排卵并可妊娠。

（3）联合治疗：有生育要求的高催乳素血症患者，可先用溴隐亭治疗，如仍不能恢复排卵，加服促排卵类药物。

122. 什么是子宫内膜异位症

子宫内膜异位症（简称内异症）是指有活性的子宫内膜（内含腺体和间质）生长在子宫腔以外的位置而形成的一种女性激素依赖性疾病。异位内膜可侵犯全身任何部位，如脐、膀胱、肾、输尿管、肺，甚至手臂、大腿等，但绝大多数位于盆腔脏器和腹膜，以卵巢、宫骶韧带最常见，其次为子宫及其他脏腑膜、直肠阴道隔等部位。子宫内膜异位症在形态学上呈良性表现，但在临床行为学上具有类似恶性肿瘤的特点，如种植、侵袭及远处转移等。持续加重的盆腔粘连、疼痛、不孕是其主要的临床表现。

根据本病的特点，凡在生育年龄的女性有进行性加剧的痛经或伴不孕史，妇科检查可扪及盆腔内有不活动包块或痛性结节者，一般即可初步诊断为盆腔子宫内膜异位症。临床上可借助实验室检查及特殊检查方法进行诊断。

123. 子宫内膜异位症的症状有哪些

（1）痛经：渐进性痛经是子宫内膜异位症常见而突出的特征，可发生在月经前、月经时及月经后。有的痛经较重难忍，甚至痛得"滚炕"或撞头，需要卧床休息或使用药物镇痛。疼痛常随着月经周期的变化而加重，在月经结束后消失。80%的子宫内膜异位症患者有明显的痛经症状。

（2）不孕：50%左右的子宫内膜异位症患者伴有不孕；在不明原因的不孕患者中，同时有子宫内膜异位症的患者占30%～40%。子宫内膜异位症患者的不孕，常由病变造成的盆腔肿块、粘连、输卵管堵塞、卵泡发育不良或排卵障碍等病理变化引起。

（3）月经不调：月经期前后阴道少量出血、经期延长或月经周期紊乱。

(4)性交疼痛：发生于直肠子宫陷凹、直肠阴道隔的子宫内膜异位症，引起周围组织肿胀而影响性生活。

(5)周期性直肠刺激症状：进行性加剧的周期性直肠刺激症状罕见于其他妇科疾病，是诊断本症最有价值的症状。表现为直肠、肛门、外阴部坠胀、坠痛、里急后重感和大便次数增多。

(6)周期性膀胱刺激症状：当子宫内膜异位症病变累及膀胱腹膜反折或侵犯膀胱肌层时，会同时出现经期尿急、尿频等症状。若病变侵犯膀胱黏膜（膀胱子宫内膜异位症），则有周期性血尿和疼痛。

124. 为什么子宫内膜异位症患者易不孕

子宫内膜异位症容易引起输卵管周围粘连、扭曲、伞端封闭积水或管腔内阻塞、卵巢内膜样囊肿等盆腔解剖关系异常，影响排卵、输卵管拾卵功能，干扰精卵输送、受精和黄体功能而致不孕，这已得到公认。子宫内膜异位症对精子和卵子也有毒害作用，可改变机体免疫功能和内环境，不利于胚胎着床。另外，子宫内膜异位症容易导致深部性交痛和排便痛，常加重女性对性生活的恐惧和排斥，导致情绪压力过大，受孕困难。一般来讲，轻度子宫内膜异位症虽然无明显的上述解剖关系异常，但亦可引起不孕症。

125. 子宫内膜异位症患者如何备孕

对于子宫内膜异位症患者，如果还没有生育，一定要尽早配合医生治疗，早发现，早诊断，早治疗，尽早生育，科学备孕。对于患有子宫内膜异位症的备孕妈妈来说，如何能够保持生育力才是最重要的，如果必须手术治疗，比如卵巢囊肿，一般囊肿直径大于5厘米可能就需要腹腔镜手术治疗，以改善取卵条件，然后再助孕。如果囊肿直径小于5厘米，可以先不采取手术治疗，怀孕后孕激素升高也会抑制囊肿的生长。术后最好在6个月内尽早怀孕，两三次月经周期后，问题就不大了，也可以超声监测排卵，并在医生指导下同房，或者保持规律性生活（每周3次左右），如果一年左右都没有成功受孕，尤其35岁以上的患者，根据患者个人身体的具体情况，可能需要辅助生殖技术的帮助。因为临床证明,子宫内膜异位症痛经时间越久,生育力越差。使用激素类药物促使内膜萎缩的女性,凡有生育要求者,也应该争取在停药 6 个月内怀孕。停药后,随着月经的复潮,疾病往往还会复发。

126. 什么是卵巢早衰

卵巢早衰(POF)是指已建立规律月经周期的妇女 40 岁以前由于卵巢功能衰退而出现持续性闭经和性器官萎缩,而且常伴有促性腺激素水平的上升和雌激素水平的下降,临床表现为不同程度的潮热多汗、阴道干涩、性欲下降等绝经前后症状,使患者未老先衰,给其身心健康和夫妻生活带来极大痛苦。据统计,卵巢早衰发病率在一般人群中为 1%~3%,近年来有上升的趋势。卵巢早衰者除闭经外,只有少数人出现类似更年期综合征症状。但年轻妇女会因长期处于低雌激素状态而发生子宫萎缩、阴道分泌物减少、性交痛,甚至骨质疏松,所以应及时补充雌激素。目前认为卵巢早衰不一定是不可逆的,特别是期望生育的患者,仍应积极治疗。

目前全世界公认的卵巢早衰的诊断标准:①年龄 < 40 岁;②闭经时间 ≥ 6 个月;③两次(间隔 1 个月以上)血 FSH > 40mIU/ml。

127. 卵巢早衰的临床表现有哪些

(1)闭经:分为原发闭经和继发闭经,继发闭经发生在 40 岁之前。通过对大样本的卵巢早衰患者的调查发现闭经之前并没有特征性的月经异常的先兆。有的是在规律的月经后突然闭经,有的是停避孕药或分娩以后闭经,有的则在闭经之前表现为月经周期及经期紊乱。

(2)不孕:部分患者因不孕就诊而发现卵巢早衰。卵巢早衰主要是卵巢功能衰竭,无优势卵泡发育,因此不孕往往是卵巢早衰患者就诊和苦恼的主要原因。不孕分为原发性不孕和继发性不孕,建议有卵巢早衰家族史者应尽早计划怀孕。

(3)低雌激素症状:潮热多汗、性欲低下或性交困难、阴道干涩疼痛等。

(4)伴发自身免疫性疾病:如艾迪生病(Addison disease)、甲状腺疾病、糖尿病、红斑狼疮、类风湿关节炎、白癜风、肾上腺功能不全的隐匿症状，如近期体重减轻、食欲减退、衰弱、皮肤色素沉着加重等。

128. 卵巢早衰为何会造成不孕

卵巢早衰使得体内激素无法正常生成，导致子宫萎缩和卵巢萎缩，无法产生健康的卵子，精子无法和卵子结合，从而导致女性不孕。卵巢早衰患者不易受孕。

129. 卵巢早衰患者如何备孕

一般来说，卵巢早衰若不经治疗自然受孕的机会很渺茫。因此，患有该疾病的患者需要及早进行治疗，首先要明确什么因素导致了卵巢早衰，然后有针对性地进行治疗，只要恢复了卵巢正常的排卵功能，成功受孕的概率还是比较大的。

第5章 不孕症检查及调护

130. 什么是不孕症

育龄夫妇一年以上未采取任何避孕措施,性生活正常而未受孕,称为不孕症。主要分为原发性不孕及继发性不孕。既往从未有过妊娠史,未避孕而从未妊娠者为原发性不孕;既往有妊娠史,而后未避孕连续12个月未孕者为继发性不孕。不孕症发病率因国家、民族和地区不同而存在差别,我国不孕症发病率为7%~10%。引起不孕的发病原因分为女方因素、男方因素或不明原因。育龄夫妇长期同居,性生活正常,未避孕一年以上(35岁以上育龄妇女6个月以上)且未能怀孕时就应引起重视,夫妻双方应主动至正规医疗机构就诊,进行医学检查。

131. 怎样区别不孕与不育

不孕和不育是有区别的,不孕是指育龄夫妇长期同居,性生活正常,未避孕一年以上而未能怀孕。主要原因是精子或卵子的异常,或生殖道的障碍,使精子与卵子不能相遇、结合和着床。不育是指虽有过妊娠,但均以流产、早产、死胎或死产而告终,因而从未获得活婴者。因此,不育是精子与卵子已结合,在子宫内膜着床后,胚胎或胎儿成长障碍或娩出障碍或新生儿死亡而不能获得活婴。有时不孕和不育是难以区分的,常笼统地称为不育症。习惯上,把女性病因引起的不孕叫作女性不孕症,男性病因致配偶不孕者叫作男性不育症。

132. 为何不孕症发病率有逐年增加的趋势

据世界卫生组织预测,在21世纪,不孕不育将成为继肿瘤、心脑血管疾病之后的第三大顽疾,因此,不孕不育人群的生殖健康情况也被看作是全世界范围内须重点关注的公共卫生问题。从健康管理的角度来看，不孕不育问题的可干预性较强，且干预成果对我国人群的生命质量有着重要意义。自然环境的恶化与社会环境的不断变化，增加了影响人群健康的危险因素，例如职业环境及行为、不良性行为习惯、人工流产率增加都可能导致生殖系统疾病及器官损伤，这也被认作为发生不孕不育的主要原因。具体而言，现代城市生活节奏过快、社会压力较大、心理问题凸显等因素不仅影响了人群健康水平，增加了不孕不育患病的危险因素，同时也可能对我国城乡居民的生育意愿产生了一定的影响。

133. 造成不孕的主要原因在于女性吗

不孕不育是世界范围内关注的生命健康问题，有统计资料显示，不孕不育的发生率高达 10% ～ 15%，其中因男性问题导致的不育症接近 50%，以严重少精、弱精、畸精和无精子症等为主要表现形式。

男性和女性生理构造的不同可能是造成不孕不育患病率存在性别间差异的主要原因之一，女性的生殖系统构造复杂，不孕不育的病因更具有多样性，相应地也存在更多影响健康的危险因素。除了受工作性质、性行为等个人生活习惯的影响外，还有遗传因素及环境因素的影响。男性的不育症主要受遗传因素、环境因素、职业因素及不良习惯等因素的影响。遗传因素方面，由于染色体异常导致的男性不育虽有不同的临床表现，但都具有影响精子的发育，导致精子异常、少精及无精的共同特征；环境因素与职业因素方面，由于精子的正常发育及运输都受到人体内外环境的影响，长期处于高温、电磁辐射、有机溶剂和挥发性化学物质暴露等工作环境中，男性的精子数量及质量会受到不同程度的影响；不良习惯方面，众多学者研究表明，吸烟、喝酒、熬夜等不良生活习惯，都可能导致男性精液质量下降，从而造成男性不育；肥胖也与男性不育有着重要相关性，脂肪含量过高可引起雌激素分泌过多，导致睾酮分泌减少，并且勃起功能障碍也是导致肥胖男性不育的主要原因。

134. 为什么要重视不孕症患者的病史

通过男女双方全面检查找出不孕原因是诊断不孕症的关键，而病史采集是开具检查的第一步，也是诊断的重要步骤。病史采集的完整性可以指导临床医生做有针对性的检查，这样可以在最短的时间内查找病因、做出诊断、给出治疗方案。

对于不孕症夫妇来说，病史采集过程中，对女方应详细询问与不孕有关的病史，包括不孕年限、盆腹腔痛、白带情况、盆腔包块、腹腔手术史、月经史、痛经史、婚姻及性生活状况、避孕方法、孕产史及有无并发症、既往结核等特殊传染病史、性传播疾病史、慢性病史、个人吸烟酗酒史及家族中有无出生缺陷及流产史等。对男方应详细询问不育时间、性生活史、性交频率和时间、有无勃起和射精障碍、既往疾病史、手术史、个人史及家族史。如双方有近期的检查治疗，应详细地记录，避免重复检查。

135. 常见的女性不孕症的发病原因有哪些

（1）盆腔因素：约占不孕不育症病因的35%。主要包括：慢性输卵管炎（沙眼衣原体、结核杆菌、淋病奈瑟菌、支原体等感染所致）；盆腔粘连、盆腔炎症、子宫内膜异位症、结核性盆腔炎等，均可引起局部或广泛的疏松或致密粘连，造成盆腔和输卵管功能和结构的破坏；子宫内膜病变，以子宫内膜炎症、粘连、息肉常见；子宫肌瘤，主要是黏膜下肌瘤、体积较大的肌壁间肌瘤；生殖道畸形，包括子宫畸形（纵隔子宫和双角子宫较常见）、先天性输卵管发育异常等；生殖器肿瘤，有内分泌功能的卵巢肿瘤造成的持续性无排卵影响妊娠等。

（2）排卵障碍：占25%～35%。主要原因有：①持续性无排卵；②多囊卵巢综合征；③卵巢早衰和卵巢功能减退；④先天性性腺发育不良；⑤低促性腺激素性性腺功能不良；⑥高催乳素血症；⑦未破卵泡黄素化综合征等。

（3）免疫性不孕：目前与不孕有关的自身抗体分为两类，即非器官特异性自身抗体和器官特异性自身抗体。前者指针对存在于不同组织的共同抗原的抗体，如抗磷脂抗体（APA）、抗核抗体（ANA）、抗

DNA抗体等；后者指只针对某个特异性器官组织自身抗原的抗体，如抗精子抗体（ASAb）、抗卵巢抗体（AOVAb）、抗子宫内膜抗体（AEMAb）和抗绒毛膜促性腺激素抗体（AHCGAb）等。

（4）不明原因的不孕：占不孕病因的10%～20%。推测病因可能有以下几方面：①不良的宫颈分泌物的影响；②子宫内膜对早期胚胎的接受性较差；③输卵管蠕动功能不良；④输卵管伞端拾卵功能缺陷；⑤轻微的激素分泌欠佳，如黄体功能不足；⑥腹膜巨噬细胞功能异常等。

136. 哪些病毒感染会引起不孕不育

（1）单纯疱疹病毒感染：孕妇孕早期感染后会引起流产或胎儿畸形。

（2）风疹病毒感染：孕早期感染风疹病毒通过胎盘可感染胎儿，引起流产、胎儿宫内发育迟缓及先天性风疹综合征（CRS）。

（3）弓形虫感染：孕早期弓形虫感染引起的胎儿畸形主要包括脑积水、小脑畸形、脉络膜视网膜炎及脑钙化。血行感染可引起胎儿多器官坏死性损害，如肝脾大、心肌炎及血小板减少症等。无症状感染可引起胎儿宫内发育迟缓及早产。孕晚期感染者一般不会引起胎儿发育异常。

（4）巨细胞病毒感染：孕早期感染可引起流产及胎死宫内；孕中晚期感染可引起胎儿黄疸、肝脾大、小脑畸形、脑积水、脑软化、白内障、巨细胞病毒肺炎、先天性心脏病、唇裂、腭裂等。

（5）单纯疱疹病毒感染：病毒感染导致的生殖器疱疹主要存在于女性的宫颈、阴道、尿道和外阴，男性也会感染，可通过性生活传播。性接触后3～7日发病。

（6）人乳头瘤病毒感染：可引起增生性疾病，是临床较为常见的一种性传播疾病。主要通过性活动传播，少数人通过非性传播的途径感染，如通过洗浴、穿不洁净的内裤、用感染过的被褥等传染。

（7）巨细胞病毒感染：是临床上较为常见的性传播疾病之一，可导致子宫内膜感染。治疗不及时，则使病情迁延不愈，转为慢性感染，形成慢性子宫内膜炎，破坏精子通道的正常环境，直接干扰精子上行运动，使精子难以进入输卵管完成精卵结合；即使精子和卵子结合成功，所形成的受精卵也很难在内膜着床，这也是构成流产的重要原因。对于精子来讲，该病可导致精子质量下降和数量减少，严重影响男性生殖细胞的形成和发育。

137. 造成继发性不孕的原因有哪些？有过怀孕史怎么会发生不孕症

继发性不孕的原因主要包括：子宫因素（子宫肌瘤、子宫畸形、宫腔粘连、子宫内膜异位症、子宫内膜息肉、子宫内膜炎）、宫颈炎症、输卵管因素（输卵管炎症、输卵管痉挛、输卵管结核、输卵管积液、输卵管粘连）、卵巢因素（卵巢肿瘤、卵巢早衰、卵巢功能异常等）、下生殖道炎症、免疫因素、精神因素、人工流产因素、化学物理性因素（如铅、汞中毒、吸烟、饮酒、放射性因素，环境改变，微量元素及维生素缺乏等）、全身性疾病（包括下丘脑-垂体疾病、糖尿病、甲状腺及肾上腺功能失调等），以及其他因素（如盆腔炎、盆腔腹膜炎、结核性腹膜炎、腹膜型子宫内膜异位症等）均可造成继发性不孕。

138. 不孕症夫妇首次就诊应注意什么

引起不孕不育的原因既可以是男方的，也可以是女方的，有时则与夫妇双方有关。所以，专家强调，不孕症患者第一次就诊时，最好夫妇双方同时去医院检查。通过对双方的初步检查（如男性精液检查、女性妇科检查或必要的化验），如能发现线索，则可根据具体情况把进一步检查的重点放在丈夫一方或妻子一方，这样可以少走许多弯路，有利于尽快明确诊断。

夫妇双方就诊前，最好空腹，女性应先测量并仔细记录近3个月的基础体温，就诊之前避免阴道冲洗及上药。如果以前做过相应的妇科检查，比如输卵管通液、造影或是诊断性刮宫等，就诊时应携带相应报告。男性就诊前3～5天禁止同房，并且要在就诊的前一天晚上，用温水将外生殖器清洗干净，避免包皮垢影响精液的检查结果，如果以前做过检查，就诊时也应该携带报告。

139. 不孕症患者体格检查的内容有哪些

女性不孕症患者的体格检查包括生命体征和一般检查。生命体征主要包括血压、心率、呼吸及脉搏。一般检查是按头、颈、胸、腹、脊柱、四肢和神经系统的顺序进行，妇科检查尤其必要。注重身高、体重、营养状况、第二性征（包括乳房发育、脂肪分布、毛发生长、阴毛分布、有无男性化现象，挤压乳腺有无溢乳）及甲状腺有无肿大等。同时，应注意观察是否有因脑垂体、肾上腺、甲状腺等器官内分泌失调所引起的体态变异或皮肤色素异常等。妇科检查主要是双合诊或三合诊检查，包括对外阴、阴道、宫颈及子宫的大小、形态、位置及输卵管、卵巢的检查。

男方全身检查包括对身高、体重、血压、脉搏、体态、外形、有无男性第二性征、男性内分泌功能紊乱体征等进行必要的检测和观察，同时注意心血管系统、呼吸系统、消化系统和神经系统有无异常的体征等。生殖系统检查是重点，包括阴茎、阴囊、睾丸、精索、附睾的检查等。导致男性不育的生殖系统异常主要有尿道下裂、尿道上裂、隐匿阴茎、小阴茎，以及可以造成男性不育的尿道炎症、精囊炎症、附睾炎症等。

140. 不孕症患者需要进行的检查内容有哪些

不孕症患者夫妇双方一般性检查主要包括心电图、B超（包括肝、胆、脾、肾、甲状腺和生殖系统）等影像学检查及化验（包括血尿便三大常规、血糖血脂、肝肾功能、微量元素、乙肝、梅毒、艾滋病病毒、甲状腺功能及肿瘤标志物）等。

女方一般专科检查包括白带常规检查（清洁度、滴虫、真菌）、沙眼衣原体、支原体及宫颈脱落细胞学检查（TCT+HPV）。男方一般专科检查包括精液分析、精液微生物学检查、前列腺液检查及内分泌学检查。

141. 不孕症患者需要进行哪些特殊检查

（1）四项妇科临床基本检查：指基础体温测定、阴道脱落细胞检查、子宫颈黏液检查和子宫内膜活体组织检查，可初步了解卵巢功能情况和生殖器官及组织对卵巢内分泌的反应。

（2）盆腔超声检查：检查子宫和附件发育情况及形态位置，有无病变如子宫内膜异位症、卵巢和输卵管肿瘤、子宫肌瘤等。

（3）性交后试验：此试验安排在排卵期或基础体温上升前1～2天进行。

（4）输卵管通畅试验：主要包括子宫输卵管通液试验和子宫输卵管造影术。

（5）内分泌测定：包括性激素水平及葡萄糖耐量检测，可以了解女性内分泌功能和诊断与内分泌失调相关的疾病。

（6）生殖免疫抗体检查：疑有免疫性不孕时，生殖免疫性抗体主要包括抗精子抗体、抗子宫内膜抗体、抗心磷脂抗体、抗滋养细胞膜抗体、抗透明带抗体、抗卵巢抗体、抗核抗体等。

（7）染色体检查：染色体检查疑有遗传性异常者，夫妇双方均应做血染色体检查。

（8）宫腔镜检查：可直接观察子宫颈管、子宫内腔和双侧输卵管的形态，并可在直视下取活体组织进行检查。

（9）腹腔镜检查：在腹腔镜进行检查的同时，可在直视下进行治疗，能较为直接地观察到腹腔内有无粘连及子宫、卵巢、输卵管的发育情况。

（10）不育特殊检查：睾丸组织活检、细胞遗传学检查及免疫学检查。

142. 测量基础体温对诊断女性不孕症有哪些意义（排卵日体温会突然上升吗？着床后体温会下降吗？降多少？）

基础体温（BBT）的记录是测定卵巢功能的一种方法。正常女性体内温度的平衡，是由神经内分泌系统通过控制全身代谢活动来维持的。卵巢周期性地分泌雌激素和黄体素，可在基础体温的变化上反映出来。由于体温调节中枢对黄体素的作用非常敏感，当排卵后，卵泡形成黄体，分泌黄体素并作用于丘脑体温调节中枢，使基础体温上升到一定水平，一般在37℃左右，并持续12～14天。故黄体期较卵泡期的基础体温高，称作高温相。而在排卵前（卵泡期）的基础体温仍维持在36.4～36.6℃，称作低温相。排卵时基础体温突然下降，排卵后体温又急剧上升（少于3天）。

因此，有排卵月经周期的基础体温呈由低到高的"双相型"，但其温差在0.3～0.5℃。而无排卵月经周期的基础体温为"单相型"，即在整个月经周期内无高温相期，体温波动在36.4～36.6℃。但BBT双相曲线，只能表示成熟的卵泡已经黄素化，不能确定一定有排卵（如LUFS）。除此之外，当发现在排卵后的第6～10天，有一天体温突然下降，而在第2天体温又明显升高了，这个突然的低温就是着床降温。通常来讲，高温期假如持续21天以上，并且无其他不正常反应，月经不来潮，甚至出现早期的妊娠反应，通常可以认定是妊娠的表现。在怀孕之后，体温也是相对稳定的。

143. 为何不孕症患者要进行阴道细胞学检测

阴道细胞学检测在妇科主要应用于女性生殖器癌瘤的早期诊断及卵巢功能的测定。癌瘤诊断主要应用宫颈刮片、子宫腔及颈管吸片，卵巢功能测定应用取自阴道上段侧壁或后穹隆的刮片或吸片。正常阴道脱落细胞有鳞状上皮细胞及柱状上皮细胞，前者来自阴道及宫颈阴道部上皮，后者来自子宫颈管，通常不多见。鳞状上皮生长、分化受卵巢激素主要是雌激素的影响，年龄不同上皮的厚度不同。成年妇女阴道上皮细胞分表层、中层、底层，三层细胞形态不同，由底层向表层逐渐成熟，成熟程度与体内雌激素水平不成正比。在雌激素水平高时，阴道细胞常出现较多的表层细胞，临床上多以致密核表层细胞（角分细胞）数量表示阴道细胞成熟程度，进而推断雌激素水平；在雌激素水平低时，片中即出现底层细胞，临床上以底层细胞计数来诊断卵巢功能低落程度。阴道细胞形态异常可早期提示生殖器有癌瘤，确诊则需进一步检查，除详细了解病史、进行妇科检查外，现多配合阴道镜检查，宫颈活体组织切片检查，必要时行分段诊断性刮宫。阴道细胞学检查简便、经济、无害，现已普遍用于妇女防癌检查。

生殖道上皮细胞受卵巢激素的影响出现周期性变化，妊娠期亦有变化。因此，检查生殖道脱落细胞既可以反映体内性激素水平，又可以协助诊断生殖道不同部位的恶性肿瘤及观察其治疗效果，是一种简便、经济、实用的辅助诊断方法。不孕症患者通过阴道细胞学检测，可以筛查出生殖道感染性炎症从而改善患者的生殖道环境，治疗因感染导致的不孕；还可以反映被筛查者的激素水平，调整内分泌状态；同时可以发现生殖道肿瘤，预防之后妊娠激素水平变化对肿瘤产生的不良影响。

144. 为何不孕症患者要进行宫颈黏液检查

宫颈黏液是宫颈腺体的分泌物。有正常卵巢功能的育龄妇女在卵巢性激素的影响下，宫颈黏液的物理、化学性状有周期性变化。不孕症患者临床借助宫颈黏液检查观察宫颈黏液结晶变化及黏液拉丝试验可以了解卵巢功能，了解患者排卵情况。

（1）黏稠度或延展性的检查：在雌激素的影响下，宫颈黏液含水量增加，越接近排卵期，黏液越稀薄，延展性越高。至排卵期，宫颈黏液清澈透明，似鸡蛋清样，拉丝长度可达 10cm 左右。排卵后，宫颈黏液渐变得黏稠、浑浊如胶冻，延展性降低，拉丝长度仅为 1～2cm。

（2）结晶类型的检查：从宫颈管取得黏液后，置于玻片上，不必涂抹，待其干燥（或烘干）后置显微镜下观察。从月经周期的第 7 天左右起，宫颈黏液渐次出现羊齿状结晶，至排卵以后，羊齿状结晶渐消失，只有椭圆体状结晶。

145. 为何不孕症患者要重视解脲支原体检查

解脲支原体是泌尿生殖道感染的常见病原体之一，解脲支原体在一定条件下能引起泌尿系统感染和不孕症。解脲支原体主要通过性生活传播，感染患者大多无明显症状，故很难被患者觉察，也易造成医生漏诊。但解脲支原体可侵犯尿道、宫颈及前庭大腺，引起尿道炎、宫颈炎与前庭大腺炎；上行感染时，可引起子宫内膜炎、盆腔炎、输卵管炎，尤其以输卵管炎多见。解脲支原体感染造成的女性生殖器官病理性改变，是不孕不育的重要原因。

国内外资料提示，不孕症夫妇的宫颈黏液、精液中解脲支原体培养阳性率高达 50% 以上，由此可见，解脲支原体感染与不孕症的发生有相关关系。解脲支原体感染造成不孕的另一个原因是流产，有人从流产的组织中检查出解脲支原体的阳性率高达 40% 以上。因此，对不明原因的流产，尤其是多次流产者，应考虑有解脲支原体感染的可能。

解脲支原体感染造成的不完全梗阻的输卵管炎性粘连，可使管腔狭窄，通而不畅，还是发生宫外孕的重要原因。解脲支原体有黏附精子的作用，阻碍精子的运动。产生神经氨酸酶样物质干扰精子和卵子的结合，且与人精子膜有共同抗原，对精子可造成免疫损伤而致不育。因此，不孕症患者要重视解脲支原体检查。

146. 为何不孕症患者要进行诊断性刮宫术或子宫内膜活检

诊断性刮宫或子宫内膜活检分一般诊刮和分段诊刮。一般诊刮，适用于需了解内分泌异常情况下子宫内膜的变化及对性激素的反应、有无排卵、有无结核等情况。分段诊刮指操作时先刮宫颈管再刮宫腔，将刮出物分别送病理检查，适用于诊断子宫颈癌、子宫内膜癌及其他子宫恶性肿瘤，并可了解癌灶范围。

不孕症患者进行诊断性刮宫或子宫内膜活检可以检查不孕症的原因，了解卵巢功能及是否排卵，要求在月经来潮前或月经来潮 12 小时内进行。与此同时，宫腔镜下的诊断性刮宫可以检查宫颈管和宫腔及双侧输卵管开口，以发现干扰孕卵着床和（或）发育的病变；同时宫腔镜直视下行输卵管插管通液，可了解输卵管的通畅度，还可以发现先天性子宫畸形、黏膜下及壁间内突型子宫肌瘤、宫腔粘连、子宫内膜息肉、宫内异物等导致的不孕或流产。

147. 盆腔超声检查在不孕症诊治中的作用有哪些

临床可以通过盆腔超声检测卵巢体积、卵巢动脉血流等来评估卵巢储备功能，其中基础状态（月经第 2～3 天）的卵巢体积变小与卵巢储备的原始卵泡减少、卵泡生长的数目少有关；基础窦卵泡数目

(AFC)系早卵泡期直径 2～9mm 的窦卵泡数目，AFC ≤ 5 个，为卵巢储备功能不良。其次，超声可以最直观、有效地监测卵泡的发育情况，以指导临床用药，指导性生活、人工授精或卵泡穿刺。

148. 输卵管通畅试验有哪些

输卵管通畅试验是用于诊断输卵管疾病、了解输卵管堵塞部位和判定输卵管成形术、吻合术后是否通畅的试验方法，广泛应用于不孕症患者的检查。输卵管通畅情况的检查方法较多，主要有输卵管通气、输卵管通液术、子宫输卵管造影、妇科内镜输卵管通畅检查等。X线下碘油造影是较为常用的评价输卵管通畅性的方法，但操作时施术者和患者均需暴露在 X 线下，会受到射线辐射的污染，并有导致肺栓塞的风险，且对碘过敏者不能应用。输卵管通液术主要依靠药液推注时阻力的大小及有无反流来判断输卵管的通畅程度，主观性强。腹腔镜系有创性检查，操作复杂，有一定的风险性。

对于不孕的妇女，有必要检查输卵管是否保持通畅，是否具有正常的生理功能。而输卵管通畅试验，正是诊断女性不孕的一种检查方法，主要用于检查子宫、输卵管腔道是否有阻塞及阻塞的具体位置，还可检查子宫、输卵管的内部形态是否异常等。此检查方法还有一定的治疗作用，能够分离轻度的输卵管管腔粘连。对于部分不孕的女性，接受此方法治疗后可正常怀孕。

149. 不孕症的微创手术治疗技术有哪些

妇科腔镜微创技术的优点已经得到了世界公认。该技术具有诊断和治疗的双重作用，在密闭的宫腔、腹腔内，医师可以直视监视屏幕进行诊断和手术操作，从而大大降低了手术风险。对于不孕症患者，微创手术技术主要包括宫腔镜和腹腔镜。

150. 什么是子宫输卵管声学造影

子宫输卵管声学造影包括经阴道超声下输卵管通液术及 X 线子宫输卵管造影术。

经阴道超声下输卵管通液术：常规消毒阴道及宫颈，插入气囊通液导管，向宫腔内缓慢推注无菌生理盐水 20 毫升（内加入庆大霉素、地塞米松和糜蛋白酶）时经阴道超声彩色多普勒可清楚地监测卵巢周边输卵管伞端彩色信号，能较为准确地判断输卵管是否梗阻及梗阻程度，同时也可观察子宫及附件的状况。注射时手术者判断有无阻力和液体反流，术中观察患者的情况，如遇较大阻力或伴患者剧烈腹痛时终止手术。该技术能全程实时观察输卵管通液情况，效果优于一般输卵管通液术，并且避免了以往 X 线造影放射线辐射、碘过敏等缺点及单纯输卵管通液无直视观察指标而造成的假象。

子宫输卵管造影术是通过子宫颈管向子宫腔内注入由高原子序数构成的高比重物质碘剂，X 线检查与周围组织形成明显的人工对比，使管腔显影，从而了解子宫及输卵管腔道内情况。造影不但能提示输卵管是否通畅、阻塞的部位，还能观察子宫腔形态。

151. 输卵管积水是怎样形成的

输卵管积水为慢性输卵管炎症中较为常见的类型，在输卵管炎后，或因粘连闭锁，黏膜细胞的分泌液积存于管腔内，或因输卵管炎症发生峡部及伞端粘连，阻塞后形成输卵管积脓，当管腔内的脓细胞被吸收后，最终成为水样液体，也有的液体被吸收剩下一个空壳，造影时显示出积水影。人工流产、自然流产、药物流产、引产、不洁性交、盆腔感染等因素，可导致输卵管壁粘连、充血、水肿而引发阻塞，这种情况是由于急性输卵管炎治疗不彻底或不及时而导致的输卵管黏膜粘连，也可以由不全流产、残留胎盘引发炎症。个别带宫内节育器者，也可继发慢性输卵管炎，长期炎性刺激会使输卵管增粗、变硬、管腔粘连、狭窄，导致输卵管不同的位置粘连闭锁。

152. 输卵管堵塞的主要原因有哪些

输卵管堵塞主要导致女性不孕，占女性不孕的 25%～35%，而导致输卵管损伤的主要原因是盆腔炎（PID）。大多数输卵管疾病继发于感染，尤其是盆腔炎症性疾病。感染的其他可能原因包括阑尾穿孔、流产后感染或手术后并发症，如子宫内膜异位症和外科手术造成的炎症状态，由于粘连可导致输卵管的闭塞。罕见的是，胚胎源性的输卵管缺如，这也是不孕的一个因素。病因也可能是医源性的，如输卵管结扎。外科手术引起的组织创伤也能导致炎症前状态甚至粘连，术后粘连发生率约为75%，腹腔镜不能防止粘连后遗症的发生。粘连屏障（如防粘连膜）的应用平均可减少50%的粘连发生，粘连的切除将增加不孕的比率。输卵管重建术后的生殖能力取决于输卵管损伤的部位和程度。输卵管广泛损伤的女性怀孕的概率比较小，体外受精可以提高其受孕率。

153. 只有一侧输卵管还能怀孕吗

只有一侧的输卵管，或者是只有一侧输卵管通畅的情况下仍然可以怀孕，只不过怀孕的概率会下降50%左右。因为在日常生活中卵巢的排卵几乎是交替的，这个月是左侧卵巢排卵，下个月可能就是右侧卵巢排卵。当没有输卵管这一侧的卵巢排卵的时候，即使是同房也不可能怀孕。只有在有输卵管这一侧且输卵管通畅的情况下，该侧的卵巢排卵，且同房时才有机会怀孕。这种情况下建议最好通过B超监测排卵，当发现有输卵管同侧卵巢排卵的时候选择同房，就可以提高怀孕的概率。

154. 什么是输卵管介入疗法

输卵管介入是指在数字X线机下医生在电视屏直视下采用同轴导管系统，经阴道、宫颈、子宫、子宫角向输卵管插入输卵管导管，进行输卵管选择性造影，再通过导管丝对于堵塞的输卵管进行复通分离的治疗过程。双侧或单侧输卵管间质部堵塞、输卵管峡部堵塞及输卵管壶腹部近端堵塞有生育要求者或双侧或单侧输卵管间质部、峡部部分狭窄通而不畅而要求生育者，可进行输卵管介入复通术。

155. 输卵管堵塞（形态迂曲、通而不畅、僵化不通等）的中医疗法有哪些

输卵管堵塞是指输卵管存在不同程度的粘连和损伤，中医学认为是由气血瘀滞所导致的，因此在用中药治疗输卵管堵塞的方法中，活血化瘀、益气通管是治疗该病的根本所在。

炎症时期要使用解毒消炎的中药，以抑制病菌、消除炎症，减少炎症分泌物的渗出和水肿，并促进胶原的分解和吸收，以防止粘连形成。对于气滞严重的患者，要以益气理气为主，并兼以化瘀通管；对于难以分辨病症类型的患者则以活血化瘀、通管益气为主，以对症治疗炎症为辅。除此之外，还应该通过灌肠、外敷、针灸结合理疗等中医外治法进行治疗。

156. 常用女性激素测定有哪些

（1）下丘脑促性腺激素释放激素（GnRH）测定：GnRH 由下丘脑分泌，刺激或抑制垂体分泌促性腺激素（FSH 及 LH）。由于 GnRH 在外周血中含量很少，半衰期又短，故直接测定有困难，目前主要采用 GnRH 刺激试验（也称垂体兴奋试验）与氯米芬试验了解下丘脑和垂体的功能及其病理生理状态。

（2）性腺激素测定：通过测定性激素水平来了解女性内分泌功能和诊断与内分泌失调相关的疾病。常用的性激素六项即卵泡刺激素（FSH）、黄体生成素（LH）、雌二醇（E_2）、孕酮（P）、睾酮（T）、催乳素（PRL），通过性激素六项的检查就可以确定该女性是否患有内分泌方面的疾病，之后可根据检查结果确定采取什么方法进行治疗。

157. 女性不孕症患者有哪些激素异常

（1）睾酮（T）：主要功能是促进阴蒂、阴唇和阴阜的发育。对雌激素有拮抗作用,对全身代谢有一定影响。血 T 值高,叫作高睾酮血症,如多囊卵巢综合征，可引起不孕。

（2）雌二醇（E_2）：主要功能是促使子宫内膜转变为增殖期和促进女性第二性征的发育。由卵巢的卵泡分泌，低值见于卵巢功能低下、

卵巢早衰、希恩综合征。血 E_2 值低，可使枸橼酸氯米芬促排卵无效而影响受孕。

(3) 孕酮（P）：主要功能是促使子宫内膜从增殖期转变为分泌期。由卵巢的黄体分泌，血 P 值低，见于黄体功能不全、排卵型功能失调性子宫出血等。

(4) 黄体生成素（LH）：由垂体分泌，主要功能是促排卵，在 FSH 的协同作用下，形成黄体并分泌孕激素。血 LH 值低于 5mIU/ml 提示促性腺激素功能不足，见于希恩综合征；FSH 值增高如再加 LH 值增高，提示卵巢功能低下。LH/FSH ≥ 3 则是诊断多囊卵巢综合征的依据之一，可导致不孕。

(5) 卵泡刺激素（FSH）：由垂体分泌，主要功能是促进卵巢的卵泡发育和成熟。FSH 值低见于雌孕激素治疗期间、希恩综合征等。FSH 值高见于卵巢早衰、卵巢不敏感综合征、原发性闭经等，均可导致不孕。

(6) 催乳素（PRL）：由垂体分泌，主要功能是促进乳腺的增生、乳汁的生成和排乳。高催乳素血症可抑制 FSH 及 LH 的分泌，可抑制卵巢功能，抑制排卵，影响受孕。

158. FSH 数值偏高影响试管婴儿成功率怎么办

FSH 水平高，卵巢年龄增大，会导致试管成功率降低，主要体现在两个方面。

(1) 单周期获卵数低：即使用大剂量促排药物，由于这些患者的卵巢储备低、对促排卵药物不敏感，单周期能够并发成熟的卵子数量依然很少。

(2) 卵子质量差配成率低：卵子颗粒膜细胞减少，线粒体能量降低，导致卵子在受精和分裂过程中能量不足，胚胎发育终止，囊胚培养不成功。

FSH 水平高的患者，首先要对自身的生育计划有合理的预期，同时又要建立信心。无论卵巢储备功能的高低，无论是自然怀孕还是试管婴儿，每次尝试都有机会。

可以采用微刺激而不是传统促排方案：FSH 水平高，卵巢对促排卵药物不敏感，即使使用大剂量激素，产卵的个数依然比较低。微刺激促排卵，简称"微促"，较传统长方案、短方案等"大促"而言，采用小剂量药物进行温和促排，每次获得数量较少但平均质量更高的胚胎。微刺激是一个将快跑变成慢跑的过程，每个月可以连续取卵。经过几个周期的治疗和积攒，依然有机会获得高质量的胚胎和较高的移植成功率。如果女方大龄卵巢功能衰退、有反复流产病史，可以考虑做三代试管，用 PGD（胚胎植入前遗传学诊断）/PGS（胚胎植入前遗传学筛查）技术，做胚胎移植前染色体的诊断和筛查。

159. 什么是抗精子抗体不孕症？检测的意义是什么

抗精子抗体（ASAb）是一个复杂的病理产物，男女均可罹患，其确切原因尚未完全明了。男性的精子、精浆，对女性来说皆属特异性抗原，接触到血液后，男女均可引起免疫反应，产生相应的抗体，它可以阻碍精子与卵子结合，从而导致不孕。

女性生殖道，特别是子宫体内的巨噬细胞，在 ASAb 阳性时便把精子当作"异物"识别并大肆进行吞噬。正常情况下，女性的血液中是没有 ASAb 的，但在上述特殊情况下，女性机体对精子、精液这一抗原进行"自卫"，引起免疫系统产生抗体。而在男性，则是自身产生"自卫"，引起自己的免疫系统产生抗体，导致"自相残杀"，使精子难以生存。因此，抗精子抗体可以引起男女不育，对于不孕症患者，尤其是那些不明原因的不孕不育夫妇应该查一查是否存在抗精子抗体。

160. 治疗抗精子抗体有什么好办法

抗精子抗体阳性的女性患者，发病之前多有子宫内膜炎、阴道炎、输卵管炎等生殖系统炎症。对于这种情况可采用淋巴免疫疗法进行治疗。

西医的治疗方法是使用避孕套，使精子与女方脱离接触，不会产生新的抗精子抗体，原有抗体可逐渐消失。这一过程较为漫长，至少需 6 个月。另外，可配合口服小剂量皮质类固醇激素，抑制免疫反应，如泼尼松、地塞米松、甲泼尼龙等，一般需连服 3 个月以上。中医学治疗免疫性不育常用的治疗方法有滋阴补肾法、清热解毒法、活血祛瘀法、利湿化浊法、健脾祛痰法等多种。这些治疗方法以内服药为主，简便易行，没有激素长期使用引起的副作用，安全有效，疗程短，所以中医药治疗免疫性不育大有前途。

161. 什么是抗子宫内膜抗体？检测的意义是什么

抗子宫内膜抗体（AEMAb），是以子宫内膜为靶抗原并引起一系列免疫反应的自身抗体。刮宫、子宫内膜炎、子宫内膜异位症及子宫腺肌症等均具有抗原性，可刺激机体自身产生相应的抗体，导致女性不孕、停孕或发生流产的现象。

162. 什么是抗心磷脂抗体？检测的意义是什么

抗心磷脂抗体（ACA）是一种以血小板和内皮细胞膜上带负电荷的心磷脂作为靶抗原的自身抗体，为抗磷脂抗体的一种，也是抗磷脂抗体综合征（APS）的标志性抗体。常见于系统性红斑狼疮及其他自身免疫性疾病。许多因素与ACA产生密切相关，常见的原因如下所述。

（1）自身免疫性疾病：如系统性红斑狼疮（SLE）、类风湿关节炎（RA）和硬皮病等。

（2）病毒感染：如腺病毒、风疹病毒、水痘病毒、腮腺炎病毒等感染。

（3）其他疾病：如支原体感染引起的系统疾病等。

（4）口服某些药物：如氯丙嗪、吩噻嗪等。

（5）少数无明显器质性疾病的正常人，特别是老年人。

163. 什么是抗滋养细胞膜抗体？检测的意义是什么

在合体滋养层浆膜上有可被母体识别的抗原系统，它们的存在影响着孕妇与胎儿之间的免疫平衡。研究表明，在不明原因流产的妇女血清中，抗滋养层细胞膜抗体比正常孕妇明显增高，这种抗体的增高与流产之间有着密切联系。其机制可能与封闭抗体的减少有关。抗滋养层细胞膜抗体的检测，主要作为反复流产患者的辅助诊断指标。有流产史的女性如果检测结果为阳性，应该在转阴之后再考虑怀孕。

164. 什么是抗透明带抗体？检测的意义是什么

透明带（ZP）由初级卵母细胞及其外围的卵泡细胞于卵的生长发育过程中共同分泌而成，具有很强的免疫原性。ZP能诱发机体产生全身或局部的细胞与体液免疫反应，产生抗透明带抗体（AZP）。抗透明带抗体可阻止精子对卵细胞的附着与穿透。据报道，不孕女性中抗透明带抗体的发生率明显高于正常对照组，因而认为AZP自身抗体可能与部分女性不育相关。

165. 什么是抗卵巢抗体？检测的意义是什么

抗卵巢抗体是一种靶抗原在卵巢颗粒细胞、卵母细胞、黄体细胞和间质细胞内的自身抗体。染色体异常（如特纳综合征）、卵巢发育异常、卵巢术后、化疗、基因突变或自身免疫病（如甲状腺炎、风湿性关节炎）等，均可导致卵巢抗体阳性。抗卵巢抗体的产生可影响卵巢和卵泡的发育和功能，导致卵巢早衰、月经周期不规律、卵泡发育不良，甚至不排卵产生抗生育效应，进而导致不孕。

166. 什么是抗核抗体？检测的意义是什么

抗核抗体检查是自身免疫病筛选试验。抗核抗体在多种自身免疫病中均呈不同程度的阳性率，如系统性红斑狼疮（SLE,95%～100%）、类风湿关节炎（RA,10%～20%）、混合性结缔组织病（MCTD,80%～100%）、干燥综合征（SS,10%～40%）、全身性硬皮病（85%～90%）、狼疮性肝炎（95%～100%）、原发性胆汁性肝硬化（95%～100%）等。

167. 什么是封闭抗体？检测的意义是什么

在正常孕妇的血清中，存在一种抗配偶淋巴细胞的特异性IgG抗体，它可以抑制淋巴细胞反应，封闭母体淋巴细胞对胚胎滋养层的细胞毒作用，防止辅助T细胞识别胎儿抗原的抑制物，并可阻止母亲免疫系统对胚胎的攻击。封闭同种抗原刺激的淋巴细胞产生巨噬细胞移动抑制因子，故称其为封闭抗体（BA）。

反复自然流产的发生与母体缺乏封闭抗体有关，流产次数越多的患者，其体内封闭抗体缺乏的可能性越大。患者体内缺乏抗配偶CD3、CD4、CD8抗原的封闭抗体，母体对胎儿产生强烈的排斥现象，发生于孕早期可出现反复自然流产，孕晚期则可出现妊娠高血压疾病、胎儿宫内生长受限甚至出现胎死宫内。因此，对反复自然流产患者进行BA检测是非常有必要的。

168. 引起不孕的染色体疾病有哪些

染色体异常引起的不育不孕症主要是由于染色体结构和数量的变异导致的，常见的染色体异常有克兰费尔特综合征（Klinefelter syndrome）、四倍体率＞8％、染色体畸变率＞6％、微核率＞5‰、核型虽为46，XY，但Y染色体大于17号染色体、核型47，XY+ESC1等。常通过外周血淋巴细胞进行染色体检查，常见的病因包括：异常染色体的遗传及重组；各种原因所致的卵母细胞或精母细胞不分离、双精受孕、双倍体精细胞受孕等；放射线、药物、病原体、病毒等所致的受精卵、胚胎染色体缺失、断裂、环化或易位等。

据文献报道，已婚夫妇中有10％～15％患不育症，其中男性不育占1/3；而染色体异常导致的男性不育症又占男性不育的18％～20％。染色体异常在男性不育中占有相当高的比例。重复性流产夫妇染色体异常率为3.2％～4.9％，明显高于正常人群（0.5％）。主要表现为孕早期胚胎停育、重复性流产。妊娠12周内约60％的流产胚胎染色体异常，妊娠24周后染色体异常率明显减低，约为7％，说明染色体异常所致的自然流产是人类进化中自然选择的一种方式。

169. 不孕症患者为什么要做宫腹腔镜检查

宫腹腔镜是采用膨宫介质扩张子宫腔，通过纤维导光束和透镜将冷光源经子宫镜导入宫腔内进行观察，具有先进、安全、痛苦小等优势。

宫腹腔镜联合技术是应用在不孕不育诊疗中的新技术，高科技宫腹腔镜检查和治疗同时进行，双"镜"齐下，相得益彰。利用宫腹腔镜联合检查技术，能同时对子宫、腹腔进行直观检查和治疗，如发现异常情况，可同时做手术治疗，又可节省时间和金钱。

宫腹腔镜检查可同时发现导致不孕的宫腔因素如宫腔息肉、宫腔粘连等病变，并在检查的同时给予适当治疗。虽然输卵管因素是导致不孕的重要因素，但宫腔因素也不容忽视。对于比较大的宫腔异常，如较大的息肉、黏膜下肌瘤、子宫纵隔等，术前B超多可筛查出来，而较小的宫腔病变，如宫腔小息肉或内膜异常增生、宫腔粘连等，B超则容易漏诊，而通过宫腹腔镜检查可发现病变，同时进行处理。对于因盆腔炎症、粘连造成的输卵管远端阻塞，宫腹腔镜联合手术是最佳选择，在腹腔镜下分解盆腔粘连后再行宫腔镜下插管通液术，会达到事半功倍的效果。

宫腹腔镜联合技术的主要优点在于：医生能一目了然、清楚直观地发现女性不孕原因，并对症施治，作为微创手术，宫腹腔镜联合术可将创伤减少到最低限度，安全、无痛苦、恢复快，是不孕不育手术最为先进、尖端的技术之一。

170. 什么是畸形精子症（畸精症）

畸精症是指正常男性在精液分析检查中发现精子的头、体、尾部出现各种异常形态。按《WHO人类精液检查与处理实验室手册》第5版标准，正常形态的精子低于4%者，即诊断为畸精症。畸精症往往与少精症和弱精症同时存在，如果三者同时存在，则称为少弱畸精症。

171. 什么是精子低渗肿胀试验

精子低渗肿胀试验（hypoosmotic swelling test，HOST），是目前为数不多的几种评价精子膜功能的检测方法之一，被广泛应用于男性不育症的临床诊治和研究当中。该试验通过评估人精子在低渗溶液中尾部肿胀情况来评估精子膜的完整性和功能状态。该现象反映了精子膜的生理功能与精子的能量代谢、受精能力、获能、顶体反应及精子和卵子膜相互融合有关。精子尾部是精子的运动器官，精子被射入阴道后，上行经子宫颈、子宫体，最后到达输卵管与卵子结合，要完成上述运动就需要具有功能良好的精子尾部。临床上可通过检测精子膜的完整性来评价精子的存活率,当精子处于低渗溶液中时,水分子可通过精子膜进入精子,使精子体积增大而膨胀,尤以正常精子尾部的膨胀比较明显,而膜不完整或死精子一般表现为不膨胀。

172. 为什么要做睾丸活检

睾丸活体组织检查(简称睾丸活检)是一种具有诊断和治疗双重功能的临床技术。该技术通过一种简单的手术方法取出一小块活体睾丸组织,进行病理切片组织学观察,来了解睾丸生精的状况,用于诊断睾丸疾病,评估预后。目前了解睾丸生精功能的检查方法还有激素检查方法和生化检查,这些检查方法与睾丸活检相比,都不能准确地反映睾丸生精功能。因为睾丸活检是直接检查睾丸的曲细精管,而内分泌和生化检查是间接地了解生精功能。目前睾丸活检检查是诊断睾丸生精功能的金标准,所以无精子症患者都要做此检查,可以鉴别阻塞性无精子症与因睾丸疾病所致生精能力丧失的非阻塞性无精子症。睾丸活检的目的:

(1)临床检查睾丸体积、激素水平测定正常的不育症患者。

(2)精液检查为少精症,卵泡刺激素在正常范围内,可通过活检判断生精功能。

(3)精索静脉曲张所致的少精症,活检可协助诊断精索静脉曲张对睾丸生精功能的影响程度。

(4)欲在青春期或发育后期行隐睾固定术,术前活检可评价生精功能并排除恶变可能。

(5)睾丸活检同内分泌检查相结合可确定睾丸功能低下属原发性还是继发性。

(6)输精管造影显示输精管阻塞,活检可协助诊断睾丸的生精功能,选择输精管吻合术。

(7)激素药物治疗前后疗效评价。

(8)活检可协助早期诊断生殖细胞肿瘤。睾丸活检前,首先应对离心的精液进行显微镜检查,了解是否有精子存在;如果精液量少于正常，应取射精后的尿液进行检查，排除逆行射精；测定精液中的果糖，可了解精囊是否存在病变及输精管是否阻塞；另外，应触诊输精管和附睾，如果发现双侧缺如，则可以作为无精子症的一个有力依据。对于中度或严重精子减少，伴有小睾丸和 FSH 水平明显增高的患者，睾丸活检术是没有必要的。

173. 如何避免进入女性不孕的误区

（1）把"不孕症"当成一种疾病来治。现代医学证实，不孕症不是一种病，而是多种疾病的共同临床表现。男女双方都可能因患有全身性或生殖系统的疾病从而引起不孕症。女方因素，包括卵巢、输卵管、宫腔、宫颈、阴道等器官疾病。男方因素，包括精液异常、输精管阻塞、生殖器畸形及全身性疾病等。还有男女双方的因素，如性知识缺乏、免疫因素、心理原因等因素的影响。

由此看来，没有包治不孕症的灵丹妙药。治疗不孕症，需要依靠先进的现代医学技术对多种病因进行准确分析，根据病因实施标准的个性化治疗方案。原发病得到治愈后，不孕症也就随之解决。

（2）试管婴儿技术是首选的助孕技术。试管婴儿技术是将卵子与精子取出后在体外使其受精，发育成胚胎后再植回母体子宫内进行孕育的一种体外助孕技术。它是助孕技术的里程碑，主要适用于输卵管绝对不通和某些盆腔因素导致的不孕症。试管婴儿技术成功率低，费用高，而且不能治疗原发病。

（3）随意流产不影响日后生育问题。流产术（药物流产、人工流产）在我国非常普遍，绝大多数年轻人忽视避孕，造成多次流产。殊不知流产有很多并发症，最严重的就是引起不孕症、习惯性流产和宫外孕。流产引起不孕症和宫外孕的机制是：流产时由于机械或药物刺激，子宫平滑肌强直性收缩，宫腔内容物不但向宫口方向移动，也会进入开放的输卵管内口，进入输卵管内的组织很容易滞留机化。如果输卵管被完全阻塞，则会导致不孕；如果形成半阻塞状态，输卵管通而不畅，再孕时则易发生宫外孕。多次流产也是导致习惯性流产的原因。因此，女性在考虑流产时应非常谨慎。

174. 如何预防女性不孕症

（1）积极防治私处炎症。私处炎症可以干扰女性的生殖环境，影响精子的活性，损伤子宫内膜和输卵管黏膜，引起输卵管的梗阻和盆腔粘连，造成不孕。

（2）注意经期的卫生。经期尽量避免性生活，便前便后洗手，预防手指上的病原菌传至私处。

（3）及时治疗青春期月经过多及月经不调，防止严重贫血发生。月经过多过少都是异常的，积极寻找病因，对症治疗很必要。

（4）做好避孕，避免人工流产。多项流行病学研究证明人工流产术与不孕症的发生有非常密切的关系，人工流产术虽然简便易行，但对于女性身体而言是一次不可避免的损伤，会降低机体的免疫力，因此也相应增加了病原体感染的风险。随着人工流产次数的增多，不孕症的发生率也会升高。术后短时间内进行性生活，容易发生炎症，同时在子宫内膜受损的情况下，精子容易刺激女性产生抗精子抗体，造成不孕。

（5）合理饮食。注意饮食卫生，营养全面，不饮酒过度，不吸烟不吸毒，不贪食而过胖，不盲目追求苗条而过度节食。

（6）保持身心健康。常参加文体活动，劳逸结合，不紧张、恐惧、焦虑、抑郁，预防月经不调及排卵障碍的发生。

175. 如何改善女性不孕症的心理状态

（1）调整好心态，保持平和。在看诊等待中不急不躁，不能过分焦虑、忧虑、患得患失，保持平和、愉快的心情，培养广泛的兴趣爱好。无论助孕结果如何，保持平和心态坦然面对，顺其自然。如果助孕失败，学会换个角度面对，大自然遵循优胜劣汰的规律，调整好身心重新开始。

（2）培养广泛的兴趣和爱好，转移注意力。培养广泛的兴趣和爱好，转移注意力，不怨天尤人、不钻牛角尖，不要专注于怀孕这一件事情。治疗期间如果工作强度不大，不熬夜，可以正常工作，不需要整天卧床，紧张会降低助孕的成功率。

(3) 让自己的心情放松下来。与家人或闺蜜来一次深度交流，可有助于清除心中的负面情绪，将自己的忧愁和困难告诉最亲密的人，释放及心灵放空的感觉会减轻心理压力。如果不方便与家人沟通，可与病友互相帮助，或者积极向专业人士求助，解除疑问，缓解焦虑情绪。

(4) 做个医生喜欢的患者。在助孕治疗的路上，我们要坚持遵循医护人员的医嘱科学正确的指导，勿擅自调整用药或停用药。医生的治疗用药及方案是多年学习和临床经验积累的成果，所以，我们的信任和尊重也是和医生并肩作战、共同实现好孕的动力。

176. 如何提高不孕症女性的性生活质量

(1) 不要把性生活当成一个不得不完成的任务，尤其是监测排卵时，我们要发自内心地把自己的情感投入进去，可以制造一些氛围，如点一些熏香，可以使大家更加陶醉，这样才能在性爱中找到乐趣。

(2) 性爱开始的时候，男性可以适当多做一些前戏工作，因为女性的快感来得比较慢，适当照顾一下性伴侣，这样可以双方的高潮同时来临，增加性爱的长度。

(3) 女性可以提前换上性感内衣，如果是不排斥性行为的可以选择来一场角色扮演。这样可以为平淡的性爱增添几分乐趣，让夫妻双方没那么容易厌倦。

(4) 男性平时可以选择做一些运动，特别是腰部运动，还可以经常按摩阴囊、用冷热水交替刺激阴茎，进行刺激锻炼，这样可以有效地提高硬度和持久度。

(5) 在性爱过程中男性要学会找到女性的 g 点，然后进行刺激，可以使对方能够尽快高潮。而女性则可以刺激男性的阴囊或者其他敏感部位，这样都可以增加双方快感。

(6) 双方性高潮过后，可以再慢慢地抚摸肌肤，这样可以延长快感。不要做完后就睡觉，可以谈一谈心，说一说私房话，可以使感情得到升华。

177. 不孕症患者如何进行饮食调理

依据中医"天人相应"的理论，人的生理活动、饮食习惯等需与四时变化相顺应。

春：省酸增甘，疏肝行气以助孕。"春吃甘，脾平安。"酸味入肝，其性收敛，多食不利于春季阳气生发与气机疏泄，使本就偏旺的肝气更旺。有研究表明，不孕症患者存在较为明显的焦虑抑郁状态且比例高于健康女性。妇人易思虑过多，情志多郁，肝失条达，气机不畅，影响排卵功能。春季更应顺应生发之气，调畅气机，保持心情舒畅。因此，春季应少食酸味食物，增加甘味食物的摄入，甘入脾，脾胃为气血生化之源，脾胃功能正常，才可为卵泡的发育提供充足的物质基础。同时补土抑木，使体内气机升降自如，促进卵泡的排出。宜食糯米、樱桃、葵花籽、陈皮水、豆豉、艾叶等，慎服羊肉、酸梅、乌梅、螃蟹、海鱼、浓茶等。

夏：多温适苦，散寒燥湿以助孕。夏时，是自然万物繁茂秀美之季，顺夏长之气，才是养生之道。"夏防暑热，又防因暑取凉，长夏防湿。"夏季暑热较重，最易夹湿，困阻脾胃，伤及正气，导致脾胃气机不畅而影响排卵。故夏季要多用益气健脾化湿之品，少食生冷滋腻助湿之物。夏季苦味入心，但味苦之食具有泻燥之功，不宜多食，多食则伤脾，适时食苦能消解暑热，醒脾开胃，增加食欲。女性不孕症患者多为偏颇体质，以阳虚质最常见。夏季食温可改善阳虚质不孕症患者的体质，也符合"春夏养阳，秋冬养阴"。宜食洋葱、荔枝、黄鳝、韭菜、香菜、荠菜等。慎食冷凉、油腻、甜食、膏粱厚味等食物。

秋：增酸减苦，滋阴润燥以助孕。秋季炎夏始过，气津两伤，机体功能下降，此时宜补益甘味以益气生津。因此，秋季饮食调养宜增酸减苦，助气补筋。燥为秋之主气，故秋季饮食还应滋阴润燥。因此在秋季更应滋阴养血，宜食山药、鸡肉、花生、饴糖、栗子、乌鸡、银耳、金针菇、红枣、红米、菠菜等。慎食肥肉、西瓜、海鱼等。

冬：避寒宜温，温肾固阳以助孕。冬季应避寒就温，敛阳护阴，以合"养藏之道"。冬季与肾脏相应，阴寒盛，阳气衰少，肾阳易损，饮食温补助阳乃冬季饮食之要。饮食有三宜：一宜粥品，如健脾养胃的茯苓粥；二宜温热之品，宜多食黍以热性治其寒，温补阳气；三宜坚果，均衡营养。《千金月令》云："是月可服补药，不可饵大热之药。宜早食，宜进宿熟之肉。"宜食芡实山药粥、白果、核桃、龙眼肉等，慎食辣椒、胡椒、芥末、羊肉、芒果、荔枝及油炸等食物。

第6章
高龄准妈妈和二胎备孕

178. 多大算高龄产妇

35岁以上的初产妇为高龄产妇。由于女性35岁以后身体功能处于下滑趋势，胎儿畸形的发生率增加。高龄产妇孕期出现并发症的风险也更高。因此高龄产妇孕前一定要进行身体检查，而且是夫妻双方都要进行检查，除了心、肝、肾等常规检查，还要重点检查生殖系统，如果患有性病，要确保治疗痊愈后方可怀孕。此外，孕前3个月就要开始口服叶酸以避免胎儿神经系统发育异常。孕期要格外注意保健，要保证定期产前检查，按产检要求完成排畸筛查。高龄产妇应更加关注血糖、血压等指标，预防妊娠高血压综合征、妊娠糖尿病的发生，评估分娩条件，选择母婴安全的分娩方式。

179. 高龄备孕精子和卵子的最佳受孕时间是什么时候

高龄备孕者往往由于年龄因素，精子、卵子质量相对弱一些，这样受孕的时机就显得尤为重要。排卵期可以按照月经周期来推算，一般是从下次月经来潮的第1天算起，倒数14天或者减去14天就是排卵日，排卵日的前5天、排卵日和排卵日后4天，这10天就是女性的排卵期。在排卵期发生正常的性生活，并且不采取任何的避孕措施，如果男女双方的身体功能都正常，此时受孕的概率非常高。在此基础上，怀孕的最佳时间是在排卵前后3天内，尤其是对于高龄备孕者，因为卵子排出后可以存活24～48小时，排卵后24小时之内可以说是卵子的黄金期，而精子的存活时间是24～72小时，所以在排卵日的前3天和后3天，尤其是排卵后24小时之内，精子和卵子结合的成功率最高，也就是最佳受孕时间。

180. 高龄如何备孕才能更容易成功

（1）孕前检查：高龄备孕夫妻双方都需要进行全面体检。包括一般体格检查及生殖系统检查，如果检查有问题，则需要治疗后或者在医生指导下备孕。

（2）调整经期：如果夫妻双方身体检查无异常，那么恭喜可以进入备孕第二阶段了。女性需要做的是把生理周期调理规律、渐渐提高性爱的频率，调整自己的月经周期至 28 天左右，这样能够增加卵巢的活性与代谢的能力，提高受孕概率。

（3）调理内分泌：高龄女性在怀孕前普遍会遇到自己内分泌失调的情况。内分泌失调恰恰是导致高龄女性不孕的重要原因。其实要正确看待这种情况，客观对待。解决内分泌失调首先就是要养成良好的生活习惯，规律生活不熬夜，不酗酒不吸烟，多做适合自己的运动，平时避免精神紧张，舒缓心情，多听听自己喜欢的音乐，陶冶性情。如果自己始终调整不过来，可以寻求中医的帮助。

（4）监测排卵：高龄女性在同房前要学会自我检测是否排卵，通过在排卵期的多次同房，提高受孕率。使用排卵检查试纸是一种简便的检查方法，操作简单，使用方便。此外，临床监测排卵有多种方法，其中 B 超是监测卵泡发育最准确的方法，能连续动态直接观察卵泡的形态学改变，了解卵泡发育排卵的全过程，还可以确定是否排卵。如果自己对试纸把握不准，条件允许的情况下可以采用 B 超辅助监控排卵。

181. 如何改善卵巢功能

（1）均衡营养：女性除了要均衡蛋白质、脂肪外，还要适当补充豆制品（尤其是黑豆和黄豆）和维生素，因为它们对女性生殖系统也有一定的作用。其次要控制体重，过度肥胖会影响甾体类激素和蛋白质的合成，影响卵泡发育及成熟。

（2）坚持运动，避免久坐久站：尤其是办公室久坐的女性，需要坚持体育运动，增强体质，有助于保持全身各脏器系统新陈代谢、血液循环及供应，保证身体功能健康协调，可以延缓卵巢功能的衰退。

(3) 规律的生活作息时间：保持规律的作息、保证充足的优质睡眠对卵巢有保护作用，长期熬夜或睡眠质量不好会导致卵巢功能的衰退，每日23：00之前应入睡。

(4) 保持轻松愉悦的心情：长期精神紧张情绪焦虑可影响垂体功能，影响卵巢内分泌、卵泡的发育情况。保持轻松愉悦的心情，对卵巢功能有积极的作用。

(5) 减轻工作压力：工作压力会影响生殖能力。如果夫妻二人都是工作狂或一方是工作狂，对怀孕不利。而且要想怀孕时，必须将身心调整到最佳，这对孩子的健康也是非常有好处的。

(6) 戒烟、避免吸二手烟：无论是丈夫还是妻子吸烟，都会对生育力产生不良影响。研究显示，吸烟男性的精子数与活力都较低，每天吸烟的女性，也不易怀孕。

(7) 减少咖啡因摄入量：每天喝超过一杯咖啡会降低怀孕概率。吃太多含咖啡因的食物（包括巧克力、汽水）同样会降低怀孕概率。

182. 高龄女性备孕应作生活调整

(1) 规律饮食，均衡营养，不偏食挑食。每日摄入足够的优质蛋白、维生素、矿物质、微量元素和适量脂肪。建议每天摄入谷类食物300～500克，蔬菜400～500克，水果100～200克，鱼、禽、肉、蛋等动物性食物125～200克，奶类及奶制品100克，豆类及豆制品50克，油脂类25克，盐6克。

(2) 补充叶酸及铁剂。叶酸有助于胎儿神经系统发育，建议备孕女性在孕前3个月和早孕3个月连续每日口服0.4毫克叶酸。高危人群，如曾分娩过神经管畸形儿、癫痫服用卡马西平治疗者，应每日口服4毫克叶酸。育龄妇女及孕妇易发生贫血，应适当补充铁剂以预防妊娠期贫血。必要时增补碘、钙等营养元素及微量元素。

(3) 保持适宜的体重。体重指数(BMI) = 体重(千克) / 身高(米)^2。建议将BMI控制在18.5～24kg/m^2，肥胖者或者消瘦者应平衡膳食，调整体重，预防妊娠期高血压、糖尿病及胎儿宫内生长受限的发生。

(4) 控制不良嗜好。吸烟会增加流产、早产、死胎或畸形的发生概率；孕妇酗酒可导致胎儿出现酒精中毒综合征，胎儿脑细胞发育停滞，出生后身体、精神发育障碍，可以出现不典型面部运动、先天性心脏病等，因此建议备孕夫妇戒烟戒酒。尽量减少食用含有咖啡因、过多糖分的饮料和食物。

（5）健康生活。健康饮食、运动和规律作息，无论是慢跑还是瑜伽都是不错的锻炼方式。无论是备孕期还是日常生活中，补充叶酸、钙、铁、锌及多种维生素都是非常重要的，可使女性受益终身。备孕期间尽可能在晚上10点前上床，清晨早一点起床，活动一下身体，这对高龄备孕女性的身体健康大有益处。不接触毒物、有害化学品、X线、放射碘等。不可随意使用抗生素或荷尔蒙药剂，除非是医生配给。当然，催眠药、镇静药、抗痉挛药，都不可随意使用。

183. 生第一个宝宝前已经做过孕前检查了，备孕二胎就没必要再做检查了吗

答案是否定的，备孕夫妻双方（尤其是高龄夫妇）都应前去医院做一次全面检查。男性主要检验精液和精子质量。女性除了常规的检查，如检查心、肝、肾等，还要重点检查生殖系统及排卵情况。女性由于年龄增长，卵子会出现不同程度的老化、染色体的畸变、染色体不分离、卵泡发育不良及基因突变等问题，备孕前首先要确定卵子的质量，马虎不得。如果在检查中夫妻任何一方出现问题，则不宜马上开始备孕，建议治疗后或者待病情缓解后再开始备孕。

184. 已育男性为何还要进行不育症的检查

现代生活节奏越来越快，男性的不育症（即便是已育）发病及精子质量下降问题日益严重，男性不育的发病率也越来越高。已育男性的不育主要受环境因素、职业因素及不良习惯等因素的影响。长期处于高温、电磁辐射、有机溶剂和挥发性化学物质暴露等工作环境中，男性的精子数量及质量会受到不同程度的影响；吸烟、喝酒、熬夜等不良生活习惯，可能导致男性精液质量下降；肥胖也与男性不育存在重要的相关性，脂肪含量过高可引起雌激素分泌过多，导致睾酮分泌

减少,并且勃起功能障碍也是导致肥胖男性不育的主要原因。因此,即便是已育男性,在备孕二胎时也应该进行不育症的检查。

185. 若头胎为剖宫产,生二胎的间隔时间多久才合适

如果第一胎是剖宫产,生第二胎一定要间隔两年,否则容易引起子宫破裂导致母胎危险。剖宫产后,宫壁的切口在短期愈合不佳,如果过早怀孕,由于胎儿的发育使子宫不断增大,子宫壁变薄,手术切口处的结缔组织缺乏弹力,新鲜的瘢痕在妊娠末期或分娩过程中很容易破裂,造成腹腔大出血,威胁母胎安全。因此,再次妊娠最好是在手术后 2 年较为安全。此外,每个人的具体家庭情况、个人身体情况、计划等都不同,应该综合考虑这些因素。

186. 一胎顺产要间隔多长时间要二胎

如果第一胎是顺产,生第二胎没有严格的时间限制,如果宝宝是母乳喂养,那么最好是宝宝断奶后再怀孕。如果因为各种原因没有给宝宝母乳喂养,也要至少 6 个月后再怀孕,产后切忌过早怀孕,不然身体不利于胎儿生长发育,还容易合并早产等并发症。建议最好是在一年后再生二胎。

世界卫生组织(WHO)曾提出,顺产女性头胎与二胎之间的间隔时间要在 18~24 个月,也就是一年半到两年之间。后来哥伦比亚大学与哈佛大学研究指出,分娩与下次怀孕间隔时间至少要在一年左右,这样对女性和胎儿来说才是安全的。因为顺产产后子宫恢复至少需要 6~8 周的时间,而身体得以完全恢复(没有其他产后并发症和妇科疾病)需要一年左右,在这期间,如果再次受孕会导致子宫受伤,影响女性身体健康。此外,备孕二胎也不宜间隔过长,一是 35 岁之后生育能力会下降,二是胎儿发育异常的概率会增加,妊娠期并发症发生的概率也会增高。综合来说,妊娠间隔短于 18 个月或大于 5 年都是发生早产等妊娠并发症的高危因素。

187. 一胎子宫前位，二胎还会是前位吗

子宫的正常位置主要依靠韧带来维护，除了韧带，盆底肌及周围结缔组织对子宫位置的固定也起很大作用。一般情况下子宫的位置是不变的，但是妊娠、分娩、肿瘤、盆腔手术、炎症等可导致子宫韧带松弛或组织粘连，使子宫向后方或向左右两侧倾倒，脱离原来的位置。因此，一胎是子宫前位，二胎不一定是前位。

188. 瘢痕子宫备孕和孕期要注意什么

瘢痕子宫是指剖宫产手术或肌壁间肌瘤剥除术后的子宫。瘢痕子宫的瘢痕程度薄厚不均，弹性较小，再妊娠可能会发生子宫破裂、产后出血、前置胎盘等问题。瘢痕子宫孕妇再行剖宫产分娩时，损伤、感染、粘连加重、切口愈合不良等手术并发症也会增加。

（1）产前评估很重要。医生专业的检查可以从源头上减少不良妊娠状况的发生，保证生产的质量和安全。一般建议，备孕需至少提前3个月到医院做相关检查和评估，尤其头胎是剖宫产的产妇，需要注意子宫切口的愈合情况、瘢痕缝合的情况等。此外，再生育的产妇往往高龄比较多，年龄越大风险越高，再次生育的致畸风险也比初产妇要高。

（2）孕期生活多留意。瘢痕子宫孕期要更加注重体重及血糖管理，预防巨大儿，防止子宫产前破裂。孕妇尽量不要开车、骑车，尽量减少性生活，睡觉最好侧躺。一旦有任何不适，要立即报告医生，特别要注意阵痛、阴道出血、分泌液过多等状况，一旦出现，需要及时到医院检查。

（3）孕期产检最重要。正常产检都要做，除此之外，孕早期须在停经2个月内行B超检查，了解胚胎着床位置，排除瘢痕部位妊娠。孕中期有频繁宫缩的孕妇应做B超检查子宫瘢痕厚度。孕晚期孕妇应注意有无宫缩、下腹坠痛、阴道出血或流液等，并定期做胎心监测。

（4）分娩方式。虽可尝试阴道分娩，但需权衡利弊，母婴安全最重要。

（王亚娟，副主任医师，博士在读；全国第七批国家名老中医牛建昭教授学术继承人；北京中医药传承"双百工程"学术继承人；中国优生优育协会妇女保健工作委员会常委；世界中联生殖医学专业委员会第三届理事会理事；北京中医协会中医特色疗法工作委员会理事）

第 7 章
借助辅助生殖技术圆梦

189. "人工授精"与"试管婴儿"技术的异同

"人工授精"是一种通过非性交方式将男性精液处理后置入女性生殖道中，以协助受孕的方式。其大致可分为两类：取其丈夫精液的夫精人工授精和取其供精者精液的人工授精。"试管婴儿"又称为体外受精-胚胎移植，是将不孕夫妇的精子与卵子从体内取出，在体外结合成为受精卵，培养3～5天，待胚胎发育至囊胚期，将其移入宫腔内，使其着床发育成胎儿。"人工授精"与"试管婴儿"皆属人类辅助生殖技术，夫妇双方非自然受孕，通过非性交方式、人工干预的方式受孕。"人工授精"与"试管婴儿"技术受精卵及囊胚形成的部位不同，"人工授精"技术辅助精子进入生殖道，在体内与卵子结合形成受精卵，宫腔内着床，于宫内逐渐发育；"试管婴儿"则是卵子与精子于体外结合，体外培养3～5天，待胚胎发育为囊胚，再植入宫内。

190. 不孕不育症对应的助孕技术有哪些

不孕症是指女性未避孕12个月以上不孕，男方则称为不育症。造成女性不孕的原因主要为盆腔因素与排卵障碍，其中输卵管障碍、盆腔粘连、子宫内膜异位症、子宫内膜异常、生殖道发育异常及宫颈异常等因素归属于盆腔因素。卵巢功能低下、多囊卵巢综合征等可造成排卵障碍。造成男方不育的因素包括精液异常、性功能障碍及免疫因素等。除此之外，还有不明原因的不孕症，可能与免疫因素有关。诸多病因中，对于精子不能正常进入生殖道与卵子结合的精液异常、性交障碍、宫颈异常等，可行人工授精助孕。盆腔因素、排卵障碍及男方不育等因素造成的不孕症，可进行试管婴儿技术辅助生育。男方精液异常如少精弱精及梗阻性无精，不明原因不孕，第一代试管婴儿技术失败的可行卵泡浆内单精子注射。

191. 人工授精和试管婴儿的适应证是什么

对于因诸多因素无法正常性交、宫颈异常、一侧输卵管障碍、不明原因的不孕等情况，可行人工授精；对于拥有正常发育的卵泡、质量良好的精子、健全的生殖道、至少一侧通畅的输卵管的不孕症夫妇，均可行人工授精，其中成功率高且风险较小的为宫腔内人工授精。对于双侧输卵管障碍造成的输卵管性不孕症、男方少精弱精症、不明原因不孕症及排卵障碍等，可进行试管婴儿辅助生育。

192. 人工辅助生殖技术派生的助孕技术有哪些

随着科技的发展，派生出许多助孕技术。其中，"试管婴儿"又称为体外受精－胚胎移植（IVF-ET），并由此派生出第二至第四代试管婴儿技术。男方精液异常如少精、弱精、梗阻性无精，以及不明原因不育，可行第二代试管婴儿术卵泡浆内单精子注射。胚胎植入前遗传学检测为第三代试管婴儿术，可排除染色体异常等遗传因素造成的不孕。第四代试管婴儿术卵母细胞胞质置换技术，可用于能排卵但卵泡质量不佳的不孕症。除此之外，还包括不成熟卵体外成熟培养（IVM）技术，该技术模拟体内卵母细胞生长环境，将卵母细胞进行体外培养。还有更加快速、细致、全面观察胚胎的时差成像系统，精子微量冷冻技术，代谢组学评估胚胎发育潜能等先进技术。

193. 什么是联合助孕术

联合助孕术是指辅助生殖技术联合其他方式助患者受孕的方式。一方面，对于多次人工授精仍未受孕的患者，可行宫腹腔镜明确宫腔及盆腔病变，宫腹腔镜可发现潜在的病因如子宫内膜异位症、卵巢系膜囊肿等，针对不同病变制订诊疗计划后，联合辅助生殖技术助孕。例如：输卵管轻度堵塞或粘连造成不孕，需宫腔镜下行输卵管吻合术等使输卵管通畅，联合人工授精、试管婴儿等辅助生殖技术助孕，增加成功率。另一方面，女性的特殊生理经、带、胎、产，由"肾-天癸-冲任-胞宫"生殖轴调控，肾为先天之本，肾精亏虚使天癸匮乏，冲任虚弱，气血化生不足，胞宫失养，造成卵巢功能减退、薄型子宫内膜等影响受孕，应在行辅助生殖技术的同时主以补肾，辅以健脾益气、理气活血，培后天以滋先天，改善卵巢功能，修复内膜，增加子宫血液灌注，改善内膜缺血状态，从而增加胚胎着床与妊娠的成功率。

194. 实施人类辅助生殖技术的伦理原则是什么

根据《人类辅助生殖技术和人类精子库伦理原则》，实施人类辅助生殖技术应当遵循以下伦理原则：

（1）有利于患者的原则。实施辅助生殖技术过程中应充分保证患者的利益，不做有损患者利益的事。

（2）知情同意的原则。患者有权知晓辅助生殖的过程、风险等，医师应及时解答患者的疑虑。

（3）保护后代的原则。供精者对出生的后代没有任何权利，也不承担义务。借助辅助生殖出生的孩子享有与自然受孕出生的孩子相同的权利和义务。认真对待每一个新生命，呵护新生命的发育成长。

（4）社会公益原则。不得行代孕等违反伦理的行为。

（5）保密原则。对于行供精者人工授精的患者，应对患者及后代保密供精者信息，不应向供精者泄露患者信息，保护患者的隐私。

（6）严防商业化的原则。不得以经济驱动使能自然受孕的夫妇行辅助生殖，不得买卖辅助生殖技术后剩余的胚胎。

（7）伦理监督的原则。行辅助生殖技术时，应时刻符合伦理，相互监督。

195. 什么是世界卫生组织治疗不孕症的黄金标准

世界卫生组织明确表明：使用辅助生殖技术治疗不孕症，全世界应有一个统一的标准，必须有正规的辅助生殖中心；进行辅助生殖技术之前必须进行盆腔检查，且腹腔镜可作为评价输卵管通畅性的黄金标准。通过腹腔镜可观察到子宫内膜异位症、盆腔炎症等影响受孕的因素，有助于病因的查找，明确不孕症的病因，了解生殖系统情况后对症治疗。

196. 人类辅助生殖技术管理办法的具体规定有哪些

具体规定包括：

（1）保证人类辅助生殖技术安全、有效、健康地发展，规范人类辅助生殖技术的实施。

（2）辅助生殖技术应在医疗机构进行，以医疗为目的，符合伦理、计划生育等相关法律规定。不得买卖精子、卵子及胚胎，不得行代孕。

（3）人类辅助生殖技术必须在经过卫生行政部门审批后，医疗机构方可实施，实施时应签署知情同意书，并严格遵守保密原则。

（4）对于违反法律、伦理规定的，有以下其中一项的，应严厉处罚，构成犯罪的，应追究刑事责任：买卖卵子、精子及胚胎；实施代孕；使用不具有"人类精子库批准证书"机构提供的精子；擅自进行性别选择；档案不健全；检查技术不合格。

197. 宫腔内人工授精患者应该做哪些检查

行宫腔内人工授精前应做常规检查，若女方患遗传性疾病、性传播疾病、生殖道炎症或严重的全身疾病，不应行此辅助生殖技术，因为可能增加风险并降低成功率。同时，应检查女方卵子、生殖系统和男方精液情况，确定是否可以人工授精，制订适合的方案。其次，女方若排卵障碍，应促排，定期监测卵泡情况，捕捉优质卵泡。获取精子，检测精子活力、质量及碎片率，选取质量较好的精子。成功授精后定期复查血HCG，B超确定受孕情况。

198. 人工授精适合所有不孕症患者吗

并非所有不孕症患者都适合人工授精，人工授精需女方至少一侧输卵管正常，能够正常排卵，使得植入的精子与卵子正常结合，形成受精卵，经过通畅的输卵管到达子宫成功着床。若双侧输卵管均阻塞或粘连，卵子与精子不能正常结合形成受精卵，即使人工授精女方也仍不孕；除此之外，影响受精卵形成的生殖道异常、子宫内膜异常及造成排卵障碍的子宫内膜异位症、多囊卵巢综合征均不适合人工授精。

199. 为什么人工授精的成功率差别很大

人工授精的成功率需根据多方面进行考虑，其中个体差异是影响成功率最重要的因素，不同个体免疫功能、体质及卵巢功能不同，其成功率也存在差异。若夫妇双方年轻，女方输卵管形态良好、通畅，卵泡质量良好，男方精子活力、形态良好，碎片率低，则行人工授精受孕的成功率较高。一般情况下人工授精 2～3 次成功率较高，若超过 6 次，则成功率会大大下降。

200. 什么是"试管婴儿"

"试管婴儿"又称体外受精 - 胚胎移植（IVF-ET），是将不孕夫妇的精子与卵子从各自体内取出，在体外结合形成受精卵，培养 3～5 天，待胚胎发育至囊胚期，将其移植入宫腔内，使其着床发育成胎儿。冻融胚胎移植是将 IVF-ET 中剩余的优质胚胎放入冷冻保护层中，低温下保存，再次使用时可将其激活使用，其受孕效果可接近于新鲜胚胎移植效果。

201. 试管婴儿是生殖的首选吗

试管婴儿并非是生殖的首选，如果经过治疗能够自然受孕，那么自然受孕应作为生殖的首选。试管婴儿是经治疗后仍无法自然受孕时的最后选择。试管过程中需要促排卵，而过度的排卵可造成卵巢早衰；同时在移植前患者可能存在巨大的妊娠压力，胚胎成功着床后，过度担心、思虑过多会导致气血运行不畅，造成不良妊娠。行试管婴儿之前应综合评估患者的身体情况，在充分适应的情况下，减少不良因素，助其受孕。

202. 做试管婴儿疼不疼

试管婴儿过程中取卵与胚胎移植时可造成轻微疼痛。取卵过程一般采取局部麻醉来减少疼痛感；胚胎移植过程中，需用导管经阴道、宫颈将胚胎移植入宫腔内，可有轻微不适，但一般是可以接受的。女子以肝为先天，心情舒畅，肝气条达，气血运行通畅，利于受孕，故在此过程中应放松心情，过度担心与紧张则会造成身心不适，气血郁滞，影响受孕。

203. 做试管婴儿的步骤有哪些

试管婴儿术前应行术前检查，完善不孕症的相关检查，了解患者体质，对于有不耐受促排卵及妊娠的内外科疾病者，不能进行试管婴儿辅助生育。术前检查需明确有具体适应证且无性传播疾病、盆腔炎症等禁忌证。明确之后，进行促排，针对不同情况制订不同的促排方案。促排时监测卵泡发育情况，选取优势成熟卵泡，卵子与精子在取卵后4～5小时体外受精形成受精卵，体外培养3～5天，待其发育成囊胚后移植于宫腔内，并配合黄体酮支持治疗。移植2周后检测血HCG明确妊娠，4～5周后做超声检查明确宫内妊娠。

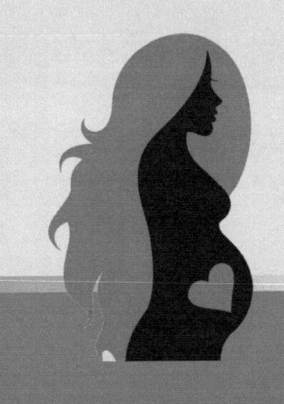

孕　期　篇

第 8 章
孕初期（1～3个月）

一、孕初期身体变化

204. 孕1～2周母体变化

♥ **第1周** 月经周期和我们这里所说的孕期第1周都是从女性来月经的第一天开始计算的，这个过程持续5～7天。流出的经血里除了血，还有子宫内层的脱落物（子宫内膜）。体内激素的变化促使新一轮月经周期的开始，同时，也刺激大脑不断产生黄体生成素（LH）和卵泡刺激素（FSH）。

♥ **第2周** 黄体生成素和卵泡刺激素的不断增加刺激了卵巢不断生成卵泡，这些都是含有卵子的液体囊。虽然每个周期有20多个卵泡在生长，但通常只有一个能长得特别大，并成为制造卵子的那个。生长中的卵泡开始分泌雌激素，雌激素会使子宫内壁变厚，以便着床。约在第14天，也就是第2周结束或第3周开始时，卵巢开始排卵。雌激素的不断增加刺激大脑在短时间内分泌大量黄体生成素。在24～36小时后开始排卵，同时卵子从卵泡释放出来，并在输卵管的末端被纤毛或卷须拾起，卵子被传送到输卵管后就准备游入子宫了。在排卵过程中，雌激素会促使宫颈变得薄而湿滑，这样使得精子可以轻松地游过子宫颈（子宫的颈部）并进入子宫。然后向上进入输卵管，准备与卵子结合成受精卵。

205. 孕3～4周母体变化

♥ **第3周** 排卵后24小时内卵子需要受精，否则卵子就会破碎，从而形成月经。而精子却可以在输卵管内生存几天等待与卵子鹊桥（输卵管）相会，整体来说就是一个合二为一的过程。卵子和精子各23条染色体。当精子进入卵子后，一个含有46条染色体的细胞就此诞生了。

从那一刻开始，这个细胞拥有了正式的名字，叫作受精卵，它具备了成长为宝宝的潜力，不断分裂和复制。大概三四天，受精卵顺着输卵管游入子宫内，整个过程中仍旧片刻不停地分裂。进入子宫，受精卵会停留几天，然后开始植入子宫内膜。

在这几天里，组成卵子的外壳（现在被称为黄体）不断分泌孕激素和少量的雌激素。孕激素的作用就是促使变厚的子宫内层植入受精卵，同时也促使子宫内膜分泌一种营养物质供应给受精卵。但即便受精卵没有植入，这一过程也同样会发生。

❤ **第4周** 着床过程就是受精卵进入子宫内膜，或者说是子宫的内层。这一过程大概发生在受精后5～7天，大概在第4周发生。

受精卵成功植入子宫后，细胞会继续分裂，逐渐成熟，受精卵也变成了胚胎；细胞逐渐分化成胎盘、隔膜，并最终发育成胎儿。着床的位置决定了胎盘形成的位置。

在怀孕后第6天，滋养层可以分泌HCG。妊娠测试呈阳性就是指的HCG水平升高。在月经周期第4周末，如果月经还没来，极有可能是怀孕了。这个时候如果去做阴道超声，就可能会在子宫内看到妊娠期的液囊了（液囊包含着这时还看不到的胚胎）。子宫开始有李子或梨的大小，并不断变大。

206. 孕5～6周母体变化

❤ **第5周** 这个时候准妈妈可能是刚刚发现自己怀孕，但其实体内的激素水平已经发生了很大变化，身体也为怀孕而进行调整。

此时身体正分泌大量孕酮（也称黄体酮），它能够使宫颈黏液更加浓稠，像城门的将士一样，守在宫颈口，保护子宫和胎儿不会受到阴道内病菌的感染。

即将要长成胎儿和胎盘的细胞分泌HCG，它的作用就是确保孕妈妈体内卵子的外壳（也就是黄体囊）能够不断分泌雌激素和孕激素，直到胎盘形成并发育成熟，成为新的激素来源。

有些准妈妈原本胃口极好，吃嘛嘛香，突然毫无缘由地不想吃了；闻到某种气味忍不了了，恶心啊吐啊，完全不受控制；胸部痛，又胀又痛，乳头乳晕（乳头周围深色皮肤）颜色还加深了！突然觉得身体被掏空，一身疲倦，倒头就睡，离不开枕头了；还有尿频，觉着也没喝多少水，怎么就老想上厕所呢？

有些人怀孕后最早出现的症状就是总想上厕所，而且实际频率也比平时高很多，准妈妈会发现这种感觉一直都存在。这种症状也被称为"尿频"。这是因为怀孕后准妈妈身体发生的种种变化会让血液更多地流向肾脏，约比平时的流量多了30%，肾脏不断地过滤和清理流入的血液，同时也不断产生尿液，因此过滤的血液越多，形成的尿液也就越多。

虽然现在才刚刚怀孕，但不断变大的子宫会造成骨盆腔内器官相对位置发生改变，导致膀胱承受的压力增加，膀胱无法像平常一样具有足够的伸缩空间来储存更多的尿液。因此，一方面是肾脏产生的尿液变得越来越多，另一方面是膀胱能够储存的尿液越来越少。一般孕早期结束后这种症状就会慢慢减轻，但是到了孕晚期又会出现（压迫将更大）。

尿频是很正常的，但是如果去厕所的次数过多，让准妈妈感到心慌，并伴有轻微腹痛，或排尿时有针刺的疼痛感，说明准妈妈很有可能患上了尿道炎，这时需要尽快到医院就诊。

♥ **第6周** 准妈妈的子宫逐渐变大，身体里的血液也开始增加，血液里携带着更多的氧气和葡萄糖，心脏会为了把血液输送到胎儿的身体器官而跳动得更有力，速度也更快。这一时期，准妈妈体内的血液总量已经达到怀孕前的1.5倍，从原来的5升左右增加到7.5升左右。身体正在快速地制造更多的血清，不久也会开始制造更多的血红细胞。给子宫输送的血液将会是原来的2倍，而且还会继续增加，直到孕期结束，给其他器官比如乳房、肾脏和皮肤输送的血液也开始增加。准妈妈不会觉察到这些内在的变化，但是准妈妈会发现阴道和会阴部位皮肤的颜色开始变得更深了，甚至呈现紫色，这都是血液不断增加所形成的表象。

雌激素、孕激素、绒毛膜促性腺素、缩宫素、催乳素等这些激素的协同作用使准妈妈的身体为喂养宝宝做好准备的同时，也影响着乳房，使乳房在孕期的前3个月变得更大。

在乳房开始变大的同时，其中的静脉血管也越来越多，而且越来越明显，这说明身体向这里输送的血液越来越多了。乳房会变得越来越柔软或更有弹性，这跟之前来月经时的变化和感觉大体相同。有些女性发现这一时期乳房摸起来感觉有很多块状物。如果准妈妈发现自己的乳房也有此种情况，可以去医院做进一步检查。

乳头也在发生着变化。乳晕周围会出现肿块。不用担心，这些都是正常的汗腺（蒙哥马利氏结节），只不过是比以前稍大了一些，它们可以起到润滑乳头的作用，可以防止乳头变得过于干燥，同时也可以保护乳头不被感染。过了孕期并进入哺乳期后，这些鼓起的小包很快就会缩小并消失。

207. 孕5～6周胎儿变化

♥ 第5周　胚泡不断繁殖，进而分裂出更多独立的细胞。约50%的细胞最终会发育成胎盘（为胎儿提供营养）和隔膜，另一半则发育成胎儿。脐带也会继续生长。这时羊水也开始形成。

第5周结束时，胎儿的神经管逐渐发育成形，大脑和脊髓都会在这条神经管上生长。此时胎儿的心脏也有了雏形，但仍然非常小，通过B超还是看不到。不久后这颗心脏就会开始跳动，而且频率比准妈妈快很多。另外，其他器官，如肾脏和肝脏也开始发育和生长。

通过B超可以看到一个含有卵黄囊的胎囊。胎囊直径只有几毫米，而且每天以1毫米的速度生长，一直到第9周。卵黄囊在胎盘发育成形并能够开始发挥功能之前，会一直给胚胎提供所需的营养，而胚囊的大小也可以用来计算胎儿发育到何种阶段。在第5周，胎儿会变长1倍，长到2～4毫米。

♥ 第6周　胚胎的脸部开始生长发育。这时胎儿的头很大，头上生长嘴和鼻孔的位置有非常细小的开口，黑色阴影是胎儿的眼睛。头两侧有很小的褶皱,将来会长出耳朵。边缘组织会逐渐长成手臂和腿,像船桨形的就是将来的手和脚。

胚胎内基本的血管和血红细胞开始形成,血液开始在血管中流动。胎儿的心脏这时也开始快速地跳动了,可以通过超声看到。这段时间,胚胎的脊柱和脊髓比起身体其他部位的生长速度明显更快一些,所以看起来像是蝌蚪,有一条尾巴,但是很快身体其他部位也会开始快速生长。

胎儿漂浮在一个装满了营养液的液囊中,里面的营养液可供胎儿生长所需,这种状态会一直持续到几周后胎盘完全形成并开始发挥作用。液囊只有大概14毫米宽,而胚胎本身更小,平均只有4～7毫米宽,长度大概和一粒大米一样,而且现在正在快速地生长。这一时期用B超探测,可以看到受精卵所在的液囊,将来会生长为胎儿,非常清晰。

208. 孕7～8周母体变化

♥ **第7周** 子宫正在慢慢变大,但仍然处于盆骨的包裹之中。约在孕初期结束,也就是怀孕后的第3个月结束时,腹部会有所感觉。为了能够让足够多的氧气和营养到达正在生长的子宫和乳房,并提供给正在发育的胎儿,准妈妈身体的代谢速度会比平时加快25%,心脏跳动也会更加有力,以便让身体内的血液循环量更大,速度更快。

♥ **第8周** 子宫仍在生长,需要更多氧气和葡萄糖。在孕早期结束时,准妈妈每次心脏搏动输出的血液中,有1/3的血液将被输送到子宫。准妈妈的心跳速度会有所加快,同时心脏搏动更加有力,以输出更多的血液。在这一过程中,孕激素放松心脏外壁组织,这样就可以更多地注入到血液中,并随着每一次的心脏搏动被输送出来。

209. 孕7～8周胎儿变化

♥ **第7周** 胎儿开始从原来的小蝌蚪慢慢变直变长,但看上去仍然像一只蝌蚪,背长长的,这主要是因为胎儿的身体还非常柔软。肝脏开始制造能够携带氧气的血红细胞,并在身体内流动,这主要是在卵黄囊中进行的，而等到胎儿的骨头长成后，骨髓就会成为血红细胞的制造者。

此时胎儿的皮肤仍然是半透明的，而且非常薄，耳朵、上腭和鼻子正在形成，眼睛也在发育，原本鹅掌般的双手和双脚也开始变化了，手指和脚趾更容易分辨，而且呈张开状。通过超声波扫描可以看到，胎儿这一时期已经开始能够活动了，这种运动短而且急促。这一时期的胎儿大概有1厘米长了。

♥ 第8周　胚胎发育到这一阶段可以被称为胎儿了，而且随着渐渐发育成熟，胚胎原有的尾巴消失了，一个宝宝的形象日渐清晰。胎儿的脊柱开始形成，骨骼开始发育，手臂和大腿长得更长了，同时膝盖、肘部、腕关节及脚踝等部位已发育得较为成熟。胎儿的头依然非常大，而且向前向下弯着，下颌一直顶到胸部，头颅内大脑进一步发育，并且分成了两个半球。胎儿这时已经开始动了，只是孕妈妈还感觉不到。

此时肠器官在生长，胃器官则发育得更加成熟。面部器官继续发育成熟，眼睑也开始形成，牙的雏形已经形成。现在胎儿大概有1.5厘米长，体重约1克。

210. 孕9～10周母体变化

♥ 第9周　在这一阶段，准妈妈会发现阴道分泌物比怀孕之前多。如果准妈妈发现自己的阴道分泌物呈现黄色或绿色，有臭味，并伴有疼痛或发痒，要及时去医院做检查，很有可能是阴道遭受感染了，需要尽快治疗。

♥ 第10周　准妈妈的子宫现在生长到约一个橙子那么大了。过多的孕激素让皮肤更加干燥或出现更多的斑点。皮下的血管更加清晰可见，这是因为孕期的血量会大量增加，血管会膨胀，以便更好地输送血液。过了孕期之后，这些现象就会慢慢消退了。

211. 孕9～10周胎儿变化

♥ 第9周　从怀孕开始到第9周，不论是男孩还是女孩，他们的性器官都是一样的，但从第9周开始，他们开始发生变化，生殖器官正在形成，并逐渐显现出性别特征。

现在，胎儿手指和脚趾会分离得更加清晰，面部也进一步成形，鼻子上会有一个小的尖形，嘴巴已经长出上嘴唇，舌头也开始生长了。胎儿的眼睛仍然是紧闭着的，头显得特别大，内部大脑快速生长。胎儿继续在羊水里活动，这一时期软骨也会开始生长。现在胎儿大概有2.5厘米长，体重2克左右。

♥ 第10周　胎儿的骨骼快速生长，但主要还是由软骨组成，骨骼将会很快形成。肌肉现也已经生长，胎儿的胃继续生长并形成，且开始与嘴连接，味蕾也在生长，肠目前已经长成一个较长的管。胎儿头依然很大，大概有身体长度的一半那么长，而且还有一个膨出的前额，另外，脑细胞仍然在快速地分裂。

手指和脚趾分得更清晰了。手指甲的根部也在生长，手指上甚至已经有了手指垫，上面还有指纹。现在胎儿的嘴部和腭部可以发挥功能了，并开始练习吞咽。胎儿的吸吮反射也在成熟，当碰到脸部时胎儿就会做出吸吮的动作，这样当他出生时就能够喝到奶了。毛囊已经开始形成，头发很快就会长出来。胎儿此时大概有3厘米长，体重大概4克。

212. 孕11～12周母体变化

♥ 第11周　准妈妈的乳房变化开始加快，变化速度甚至超出准妈妈的想象，但是乳房在孕初期究竟会增长到多大取决于孕前乳房的大小。如果以前的乳房比较小，那么这段时间乳房的增长会比较明显，会变大几倍。孕早期过后，乳房生长速度就会慢下来。

♥ 第12周　到第12周结束时，子宫会从一个橙子那么大长到一个柚子那么大，怀孕后的12～14周，子宫会上升离开盆骨，进入腹部，检查腹部时可以清晰地感觉到子宫。

213. 孕11～12周胎儿变化

♥ 第11周　这一阶段胎儿的器官已经完全形成，看起来更像一个宝宝的形状了。胎儿现在已经有了手指和脚趾，面部器官也已经长成，并有舌和味蕾。胎儿的骨骼开始变成真正的硬骨头了，他在羊水中不停地动，动作时而大时而小，比如伸展他的手指。他的大脑仍在快速生长，成千上万的神经细胞正在生成。

虽然胎儿的性别是由基因决定的，但目前还无法从仪器上看出胎儿究竟是男是女。男胎会分泌较多的睾丸激素，这种激素会促使身体长出男性生殖器官。如果没有睾丸激素，女性生殖器官自然就会开始生长。生殖器变大后可能会是阴蒂，也可能会是阴茎。

胎儿的皮肤依然非常薄，血管清晰可见。肺还没有完全长成，但是心脏一直跳动着，速度要比孕妈妈快1倍。肠道可以消化和吸收羊水了。这一时期的胎儿大概有4厘米长，体重大概有7克。

♥ 第12周　胎儿的面部变得更加清晰，之前的眼睛是长在头的两侧，而现在已经移动到面部的正前方，两只眼睛离得越来越近了。眼睑已经形成，但为了保护眼部神经，依然紧闭着。耳朵移动到头部两侧正确的位置，面部已经有了比较清晰的轮廓，可以看出下腭和鼻子。胎儿的鼻子呈口子的形状，而且有些向外翻卷，所以出生后，他可以在喝奶的时候保持呼吸。胎儿也已经有了声带，虽然现在还不能发声，但已经开始在练习啼哭了。

胎儿的肠道继续生长，胰腺发育更加成熟，肝脏开始分泌胆汁，以帮助身体消化食物。现在肠道就像一条管子缠绕着脐带，但此时肠道还是在腹部移动。肾器官继续工作，膀胱也已形成，肾脏分泌尿液到膀胱，膀胱会将尿液排泄到羊水中，之后胎儿会吞食羊水，开始新的循环。

随着脑部的不断发育，胎儿的反应更敏感了，身体能够感知到与外界的接触。当孕妈妈用手指按下腹部时，胎儿会动起来并向外慢慢移动。胎儿其他的神经反射也在发育之中，比如胎儿碰到自己的手掌时手指就会收拢，就像刚出生的宝宝抓着准妈妈的手指一样！胎儿在羊水中已经游了55.56千米的距离了，羊水是恒温的，可以保证胎儿的体温。羊水还能够承受住胎儿的部分身体重量，并帮助胎儿学会移动。现在胎儿有5～6厘米长了，体重大概有14克，像一个小李子。

214. 孕早期准妈妈会有哪些症状

怀孕后准妈妈身体最大的变化就是月经停闭，子宫增大。孕早期，随着体内激素的变化，准妈妈容易出现食欲减退、厌油腻、恶心、呕吐、头晕、乏力、倦怠嗜睡等一系列症状，也称早孕反应。随着月份的增大，子宫逐渐变软增大，小腹逐渐膨隆，会出现尿频、尿急症状，乳房也逐渐增大并伴有乳头、乳晕增大变黑的表现。出现以上症状的准妈妈不必担心，这是正常的孕期反应。但是当恶心、呕吐症状严重，吃不下东西，或出现阴道出血、小腹坠痛等症状时，须及时就医。

215. 产科建档是什么

既然怀孕了就要考虑要不要生，打算生就要考虑选择哪个医院，选定好医院就要去目标医院的产科建档。建档后就有了在这家医院生宝宝的资格。"档"，就是《产科门诊保健手册》，里面有整个孕程各项指标、化验单、检查单及历次产检情况的记录，可以说，是孕妇身体情况的说明书，产科医生一读，便了然于心。

216. 如何选择产检医院

怀孕后准妈妈需要经常到医院进行定期产检，往往产检医院就是以后生孩子的医院，所以选择产检医院尤为重要。

根据医院的规模（大小、人员配备、硬件设施、科研能力），医院分为一至三级，每个等级又分为甲、乙两等。三甲医院最好，其次是三乙，以此类推。

一级医院：直接向一定人口的社区提供医疗服务的基层医院，如农村乡、镇卫生院等。

二级医院：向多个社区提供医疗卫生服务并承担一定教学、科研任务的地区性医院，如一般市、县医院，省、直辖市的区级医院。

三级医院：向几个地区甚至全国范围内提供医疗卫生服务的医院，如国家、省、市直属的市级医院、医学院的附属医院等。

以北京为例，市卫生健康委员会规定将孕产妇按照健康情况分为四个等级，从建册开始即纳入分级管理。由基层卫生服务机构将对建册孕妇进行高危因素初筛。没有高危因素者应在二级及以下助产机构建档、分娩；一般高危孕妇应在二级及以上助产机构建档、分娩。一级、二级机构以接诊正常和一般高危孕产妇为主，三级机构以接诊严重高危孕产妇为主。要求大医院的产科床位中，至少要为危重孕妇预留出四成，因此，健康孕妇在三级医院建档会相对困难。

有些人会担心了，刚开始产检都正常，后期出现问题一级、二级医院应对不了怎么办？别急，有相关政策"筛查时发现危险因素将随时转诊，不再耗到生产时"。孕产妇的"分级"是一个动态的过程。由于社区初筛时可能不是所有疾病都能发现，且孕妇的生理发展是一个动态过程，要求医院随时筛查，发现高危因素即启动转诊机制。各区县都已出台具体的转诊方案。因此，孕前及孕期不存在特殊高危妊娠因素（如肥胖、高血压、高血糖、试管婴儿妊娠）的孕妈妈在建档的时候，无须为了减少可能的后患而挤破脑袋钻三甲，选择离家或单位近、环境舒适的二级以上医院即可。

有些人又要问了：综合医院和专科医院我该选哪个？去人民好还是去妇幼好？

综合医院，顾名思义就是指医院的收治范围广泛，内、外、妇、儿无不涉及，且诊治的病种多，包罗万象。医院实力一般较同级别专科医院强一些，但是对于某些特定疾病的治疗，很难做到为患者提供有针对性的特殊的医疗服务。

专科医院，对收治疾病范围等有一定的限制，而且在专业领域内，在诊疗上处于领先地位。在很多孕妇和家属眼中，产检在综合医院还是专科医院没有什么区别。实际上，还是有区别的，孕妇还是需要权衡一下利弊，有针对性地进行选择。

先说孕妇到综合医院分娩的优势，在综合医院里，除了有妇产科外，还有内科、外科、儿科等各科室。如果孕妇患有其他疾病，需要到综合医院生产，这样有条件采取有效的综合性救治措施。但是，综合医院依据医疗条件分为不同的级别。因为综合医院科室较多，各科室床位有限，床位可能较为紧张，有时需要住加床，硬件条件可能不如专科医院。

妇幼专科医院会比综合医院妇产科分得更细，比较专业，能够处理怀孕和分娩的大部分危急情况。在一些专科医院和私立医院，分娩后的产妇和新生儿能够得到更为细致的护理。缺陷在于，如果发生突发事件或妇产科之外的情况，可能会需要外院的相关科室医生参与会诊和抢救，必要时需要转诊。当然，公立的专科医院，与大型的综合医院合作关系都很密切，条件好的专科医院都设有重症抢救病房。

此外，还有一些孕妇，心里有一些小算盘，在10个月产检时，选择离家门口近的医院，图的是一个方便和便利，但是，到了临近分娩时，再到一个大医院去接生。这种做法看似聪明，其实却存在很多问题。因为如果替准妈妈接生的医生对准妈妈的身体状况没有一个持续的、全面的了解，一旦出现了问题，医生处理起来会很困难。因此，产检跟分娩最好选择同一个医院。

总的来说，准妈妈一定要根据自己的情况选择适合自己的医院，尽量选择离家较近的三级专科医院或综合性医院。若无特殊高危妊娠因素者，选择离家或单位近、环境舒适的二级以上的医院即可。

217. 孕初期产检项目有哪些

体重、血压几乎每次产检都需要检查，血/尿常规检查每个月查一次，因此被称为常规检查。孕早期（14周前），胎儿还是个小不点，尚未分化出眼睛、鼻子、嘴巴，但心脏已经开始发育，在孕早期就能看到小心脏的搏动。孕6～8周可以通过超声检查来确定是否为宫内孕，并核对孕周，以确定孕囊着床的位置。此外，孕早期还要进行血常规、肝功能、肾功能、乙肝表面抗原、艾滋病抗体、梅毒血清学检查。孕11～14周要进行颈后透明层厚度测定（NT检查）。

0～5周　初步验孕。

"老朋友"一直迟迟没来，就要怀疑自己是否怀孕了。方法：验尿、验血、B超。

6～8周　B超，排除异位妊娠。

大致能看到胚囊在子宫内的位置，若仍未看到，则要考虑是否有宫外孕的可能。若无阴道出血，仅需检查胚囊着床的位置。如果此时

B超没有看到胎心胎芽，可以1～2周后复查。若有阴道出血，通常是先兆性流产，这一时期若有一些组织从阴道中掉出来，就要考虑是否已经流产。另外，在孕5～8周还可以看到胚胎数目。

12周　第1次正式产检。

这是所有产前检查中时间最长的一次，而且也肯定是最全面的一次，主要包括：问诊、量体重和血压、身体各个部位检查、听胎心、检查子宫大小、抽血、验尿、NT检查（为重点项目，颈项透明层越厚，胎儿异常的概率越大，因此可以帮助筛查先天性心脏病及畸形胎儿）。

二、孕初期生活起居

218. 孕初期饮食如何做到营养平衡

从肉眼看不到的受精卵长成6斤左右的四脚"吞金兽"可不是个轻轻松松的过程。怀孕后，母体为了适应胎儿发育的需要，在生理上发生了很大的变化，对营养的需求也与孕前有所不同。

尽管此时胎盘和母体组织的增长不明显，但孕早期胚胎组织就开始分化了，此时只有吃好吃对，才能降低出生缺陷的发生率，保障和促进宝宝体格和脑发育。总的来说就是平衡膳食，保证优质蛋白质、叶酸和钙、铁、碘、锌的供给，适当增加热量，确保无机盐、维生素的供给。究竟孕早期怎么吃才是正确的？

谈到营养均衡，不得不提"膳食营养金字塔"。

膳食宝塔总共有5层结构，分别是碳水化合物、维生素、蛋白质、铁和钙、脂类。

（1）碳水化合物：碳水化合物就是孕妇每天所吃的主食，是胎儿每天新陈代谢必需的营养素。每天补充1500～1800毫升水分，建议喝白开水。每周食用1～2次面食；高纤维谷物如玉米、小米可以常吃，每日食用量3～5两。薏米有活血化瘀的效果，最好不要食用。

（2）维生素：主要来源是水果和蔬菜。吃水果要适当控制糖分的摄入，可以食用低糖分的水果，如猕猴桃、苹果、车厘子、橘子、橙子、樱桃、柚子（可止吐）。孕早期：4两/天。多吃蔬菜。孕早、中期：8

两/天。建议吃：绿色蔬菜，如小青菜、白菜、黄瓜；黄色蔬菜，如胡萝卜、南瓜、西红柿。不建议吃：绿色蔬菜，如荠菜、苦瓜；黑色蔬菜，如香菇、黑木耳（活血化瘀，建议少吃）。

叶酸：孕妈妈对叶酸的需求量比正常人高4倍。到底补多少叶酸合适呢？指南的普遍建议是，从孕前3个月至怀孕3个月内每天服用叶酸0.4～0.8毫克，在孕中期和孕晚期可以继续服用叶酸预防贫血。但有些孕妈妈按照建议量一顿不落地吃叶酸，还是发生了胎儿畸形、反复流产，这是为什么？因为囫囵个儿的叶酸并不能被身体利用，需要被体内的酶加工成有活性的形式（四氢叶酸）才能发挥作用。由于基因突变，一些人体内缺少这些酶，叶酸是吃进去了不少，但是没办法被加工，就这样直接流失掉了。还好科学家发明了基因检测的方法，有过自然流产史而比较担心的孕妈妈可以到医院检测这类基因。若发现了问题，可以"避短"跳过自体加工这一步，直接吃有活性的叶酸。或者，可以根据检测出来的叶酸利用能力，按照需要增加叶酸的服用量。对于叶酸缺乏风险较高的准妈妈，每天服用4～5毫克（普通建议量的10倍）都没有问题。

维生素D：钙和维生素D是一对搭档。维生素D可以促进钙的吸收，能提高免疫功能，减少免疫性疾病的发生（过敏、1型糖尿病、哮喘等），还在神经内分泌调节中起重要作用，如果孕早期缺乏维生素D，会增加宝宝将来患多动症的风险。大家都知道，晒太阳可以使我们自体合成一定量的维生素D。但关于维生素D的补充剂量并没有相应的指南，也许是因为没办法把阳光打包称重，要晒多少剂量很难把控。通常建议每天露手臂露腿儿晒太阳至少15分钟。除此之外，食物也是维生素D的重要来源，如鱼肉、蛋黄、动物肝脏中的维生素D含量都很高。如果日晒不足，可以通过适当增加这些食物的摄入量补充维生素D。最好做个抽血检测，如果血液中的维生素D水平＞75nmol/L，表示非常OK；＜50nmol/L，就算是缺乏比较严重了。

维生素A：维生素A用来预防干眼症、夜盲症，给明亮心灵的宝宝一双水灵的眼睛。但维生素A并不被指南常规推荐，主要怕补多了。维生素A是脂溶性的，不像其他水溶性维生素（如B族维生素），吃多了可以随尿液排出，它会蓄积在人体的脂肪中，越攒越多，一旦超量，会增加唇腭裂、心脏畸形的风险。如果选择了鱼肝油、复合维生素来补充维生素A，要留心说明书上的剂量，一般每天2000IU（国际单位）就足够了，不要超过10 000IU。

（3）蛋白质：蛋白质含量丰富的食物有鸡蛋、猪瘦肉、鸡肉、牛肉、鱼类、豆制品、小米、豆类等。鸡蛋（鹌鹑蛋）：孕早、中期1个/天。奶制品：孕早、中期每天250毫升牛奶，酸奶要少喝。鱼虾：鱼类清蒸，虾类白煮，2～3两/天。肉类：鸡、鸭、鹅、猪瘦肉，2～3两/天。汤类：多食番茄蛋汤、紫菜虾皮汤、牛肉汤、豆腐血汤、小排山药汤。豆制品：豆腐、豆浆等。忌食：大闸蟹、羊肉、狗肉。

（4）铁、钙、碘、锌

铁：怀孕后准妈妈的血容量增加，胎儿的生长需要会使身体的需铁量增加到之前的2倍，容易引起缺铁性贫血。贫血不只是身体虚弱那么简单，还会引起先兆子痫、低出生体重、代谢综合征等疾病。食补：动物肝脏、血，如猪肝，每周食用1～2次，每次1～2两，注意一定要煮熟煮透再吃；红色肉，如牛肉、猪瘦肉，牛肉性热，可一周食用2～3次，猪瘦肉可每天食用；血糯米（即红米）、红枣、赤豆、花生米，需适量食用。铁剂补充：如果缺铁比较严重，建议服用多维铁口服液，一般医院都有。需要注意的是，食物中的铁，经过消化代谢后的吸收利用率只有10%左右，世界卫生组织建议在备孕、怀孕期间及分娩后，每天补充铁60mg。

钙：钙是人体内除了碳、氢、氧、氮4种生命基础元素之外含量最高的元素，99%都存在于骨头中，为骨骼发育所必需；剩余的1%用于血液凝固、肌肉收缩、信号转导等精密工作，孕期缺钙如果影响到这些精密功能，血压调节、血糖控制都可能出现问题。建议从备孕起，钙摄入量至少达到每天1000毫克；从孕20周开始，每天钙摄入量增加到1500～2000毫克，均分在三餐中。那体现在食物中是多少？举例来说，100毫升牛奶含钙100毫克，100克豆腐含钙164毫克，在这一含钙级别的还有蛋黄、紫菜、木耳、虾米。奶制品是补钙第一首选。说到这儿，脑子里想起来很多年前某牛奶品牌的宣传语：每天一盒奶，强壮中国人。现在看都觉得说得真对啊！如果钙摄入量仍不足，那就吃钙片儿吧。温馨提示：补钙同时适量补充维生素 D，能促进钙质吸收，同时要多晒太阳。

碘：碘是合成甲状腺激素的重要原料。缺碘会影响宝宝骨骼、肌肉和神经系统的发育，特别是对胎儿大脑皮质中负责语言、听觉部分的分化和发育有直接影响，可能导致智力低下、身体异常矮小。过去，我们国家部分地区出现了许多的"大脖子病""呆小症"病例，通过食盐中添加碘，现如今缺碘相关疾病已经比较少见。如果家里选用的是加碘食盐，那么按照每天摄盐 6 克的国家推荐量，碘就差不多够啦。

锌：锌在生命活动过程中起着转运物质和交换能量的作用，被誉为"生命的齿轮"，有利于智力发育。有的胎儿中枢神经系统先天畸形、宫内生长迟缓及婴儿出生后脑功能不全，都与孕妇缺锌有关。孕妇每日需要补锌约 20 毫克。含锌量丰富的食物有牡蛎、麦芽、瘦肉、鱼类、牛奶、核桃、花生、芝麻、紫菜、动物肝脏等。动物性食物中锌元素最丰富的来源是猪瘦肉、牛瘦肉、羊瘦肉、鱼肉等，植物性食物中则以硬壳果类，如核桃仁等，含锌元素最为丰富。孕妇通过正常饮食补锌，就能满足身体的需求。

(5) 脂类：脂类对胎儿的神经细胞和神经纤维的发育有非常重要的作用。如卵磷脂（大豆、牛奶、蛋黄及鹌鹑蛋中含量丰富）、脑磷脂（鱼类含量丰富）、胆固醇（动物脑、禽蛋黄、动物内脏）、Omega-6 脂肪酸（干果，如夏威夷果）、Omega-3[DHA（二十二碳六烯酸）、EPA（二十碳五烯酸）和亚麻酸]。其中，Omega-3 可以帮助胎儿身体、大脑齐发展，尤其在大脑飞速发育的孕晚期 3 个月。Omega-3 含量最多的是深海鱼，每周吃一两次几乎就能满足需要（350g）。如果没有新鲜的海鱼，可以买冰冻的，罐头的也行，只要质量和来源有保证即可。如果经济条件允许，深海鱼油也是极好的，每天 1 克。DHA 和 EPA 主要来源于海洋生物，而亚麻酸存在于陆地上多种食物中，比如深色蔬菜、豆类、坚果、橄榄油、亚麻籽油等。

盐、油的补充要根据孕妇本身的情况来定，如果孕妇是妊高征，孕前就有高血压，那么建议摄入的油和盐的量还要更低一些。

219. 孕初期就应该补充复合维生素吗

从医学和营养学的角度来看，复合维生素片的补充，即多种维生素一起来补充，其效果远远高于单一维生素的补充。因为不同的维生素之间有相互协同作用，如果多种维生素一起补充，那么其摄取和吸收会更充分，对人体的作用会更好。所以，推荐孕妇吃复合维生素片。建议根据自己的身体状况进行选择，也可以到医院做详细的身体检查，确定哪种比较适合自己，在医生的指导下服用。正规厂家生产的专门针对孕妇的复合维生素都是可以的。复合维生素中含有多种维生素，根据孕期需要进行调配，补充维生素比较方便。准妈妈的饮食安排要科学合理，不要偏食，饮食尽可能多样化，多食用健康有益的食物，并做到按时产检。

220. 孕期饮食原则

怀孕前3个月，由于胎儿生长较慢，孕妇的饮食与孕前差别不大。但是需要注意的是，由于孕早期孕妇会出现早孕反应，如恶心、呕吐、食欲缺乏、偏食等，严重者甚至引起各种营养素的缺乏，所以要在5个方面安排饮食：

（1）选择促进食欲的食物。如番茄、黄瓜、鲜香菇、新鲜平菇、苹果等，它们色彩鲜艳，营养丰富，易诱发人的食欲。

（2）选择易消化、易吸收，同时能减轻呕吐反应的食物。动物性食物中的鱼、鸡、蛋、奶，豆类食物中的豆腐、豆浆，均易于消化吸收，并含有丰富的优质蛋白质，且味道鲜美，孕妇可经常食用。大米粥、小米粥、烤面包、馒头、饼干、甘薯，易消化吸收，含糖分高，能提高血糖含量，改善孕妇因呕吐引起的酸中毒。酸奶、冰淇淋等冷饮较热食的气味小，有止吐作用，又能增加蛋白质的供给量，孕妇可适量食用。

（3）烹调要符合口味。怀孕后，很多人的饮食习惯发生变化，烹调时可用柠檬汁、醋拌凉菜，也可用少量香辛料，如姜、葱等，让食物具有一定的刺激性。冷食能减轻食物对胃黏膜的刺激作用，如凉拌双耳、凉拌茄泥、少量冰糕、冰淇淋等。

(4) 想吃就吃，少食多餐。妊娠反应较重的孕妇只要想吃就吃。比如睡前和早起时，坐在床上吃几块饼干、面包等点心，可以减轻呕吐，增加进食量。

(5) 进食过程中保持心情愉快。听听轻音乐，餐桌上摆放鲜花等，都可解除孕吐的烦躁，增加孕妇的食欲，保证胎儿正常发育。

221. 孕妇不能吃的食物

生豆类：四季豆、扁豆、红腰豆、白腰豆等豆类，在生鲜或者加热不彻底的情况下会引起中毒。

生豆浆：生大豆中含有有毒成分，如果食用未煮熟的豆浆，可引起食物中毒。

木薯：木薯的根、茎、叶都含有毒物质，如果食用生的或未煮熟的木薯或喝其汤，可引起中毒，其毒素可导致神经麻痹疾病，甚至引起永久性瘫痪。

发芽的马铃薯：马铃薯发芽部位的毒素——龙葵素，比其肉质部分高几十倍至几百倍，一旦误食，可致轻度意识障碍、呼吸困难，重症者可因心脏衰竭、呼吸中枢麻痹致死。

鲜黄花菜：黄花菜中含有秋水仙碱，这种毒素可引起嗓子发干、胃部烧灼感、血尿等中毒症状。食用前需要先将黄花菜煮熟、煮透，然后过开水烫一下，再烹调和食用。

青西红柿：青西红柿含有毒物质龙葵素，食用这种还未成熟的青色西红柿，口腔有苦涩感，吃后可出现恶心、呕吐等中毒症状，生吃危险性更大。

腐烂的生姜：腐烂后的生姜会产生一种毒性很强的黄樟素。人吃了这种毒素，即使量很少，也能引起肝细胞中毒和变性。

生竹笋：新鲜竹笋含有天然毒素氰苷，吃生的或没有煮透的竹笋，也可能引起食物中毒。

刺激性食物：咖啡、浓茶、辛辣食品、酒、烟等均会对胎儿产生不良刺激，影响正常发育，甚至导致胎儿畸形。

222. 孕妇慎吃的食物

芦荟：中国食品科学技术学会提供的资料显示，怀孕中的妇女若过量饮用芦荟汁，容易引起腹痛、呕吐、便血，甚至导致流产。

螃蟹：螃蟹味道鲜美，但其性寒凉，有活血祛瘀之功，故对孕妇有不利影响，应慎吃。

薏米：中医学认为薏米质滑利，且对子宫平滑肌有兴奋作用，可促使子宫收缩、具有诱发流产的可能性，故应慎吃。

马齿苋：马齿苋药性寒凉而滑利，对于子宫有明显的兴奋作用，能使子宫收缩次数增多、强度增大，易造成流产，故应慎吃。

杏子及杏仁：由于妊娠胎气胎热较重，故产前一般应吃清淡食物，而杏子为热性，一次食杏过多，还能引起上火，故孕妇应慎吃。

甲鱼：由于甲鱼性味咸寒，有较强的通血络、散瘀块的功效，因此具有一定堕胎之弊，故孕妇应慎吃。

辣椒：适量吃辣椒对人摄取全面的营养成分有益。但过量进食辣椒会刺激肠胃、引起便秘、加快血流量等。如果孕妇属于前置胎盘的情况则应绝对禁止食用。

花椒、八角、桂皮、五香粉：这些属于热性调味品，易消耗肠道水分，使肠道分泌液减少而造成肠道干燥和便秘，孕妇应尽量少吃或不吃。

223. 孕妇不能吃的水果

水果味道可口，含有丰富的膳食纤维和维生素，但是不同水果功效不一样，有些水果则有可能会导致孕妇上火，甚至对子宫造成刺激。严格来说，孕妇并没有不能吃的水果，只是需要注意有些水果在怀孕期间需要尽量少吃，或者需要注意吃法。

山楂：很多孕妇怀孕后喜欢吃酸酸甜甜的食物。但孕妇需慎食山楂，因为山楂有引起子宫收缩的作用，尤其是对于有习惯性流产、自然流产及有先兆流产征兆的孕妇来说，最好不吃为妙。健康的孕妇如果不小心吃了山楂，量少的话是没什么问题的，如果量多的话最好还是请医生检查下身体，以免出现意外。

桂圆：桂圆是一种营养丰富的水果，李时珍曾在《本草纲目》中记载"食品以荔枝为贵，而资益则以龙眼为良"，可见桂圆的营养价值之高。从中医角度来说，虽然理论上桂圆有安胎的功效，但妇女怀孕后，大都阴血偏虚，阴虚则生内热。中医主张胎前宜凉，而桂圆性热，因此，为了避免可能出现的意外，孕妇应慎食桂圆。此外，孕妇还需注意有些水果虽然滋补效果好，孕妇可以吃，但要控制好进食量，吃法也要正确，以免进食过多或错误进食，反而不利于身体健康。

224. 孕妇应注意食量的水果

柿子：理论上来说，孕妇是可以进食柿子的，但如果孕妇吃了未成熟的柿子、空腹吃柿子或柿子和螃蟹鱼虾等高蛋白食物同食，则会导致不良后果。这是因为未成熟的柿子中鞣酸含量高达25%左右，大量鞣酸进入人体胃部，会在胃酸的作用下形成"胃柿结石"；空腹吃柿子或柿子与高蛋白食物同食也会导致此问题的出现，容易对孕妇胃部造成伤害；此外，由于柿子含糖量高，孕妇需要严格控制摄入量，有妊娠糖尿病的孕妇不宜进食柿子。

榴莲：孕妇不要把榴莲当成滋补食品大量进食，这是因为榴莲所含的热量很高，大量进食容易造成孕妇血糖升高，孕育出巨大儿的概率也会大大提升。此外，虽然榴莲富含纤维素，但榴莲进入人体肠胃后会吸水膨胀，过多食用反而容易引起便秘。且榴莲性温，吃多了容易上火，因此，爱吃榴莲的孕妇一定要控制好进食量。

易引起过敏的水果：如芒果、菠萝、猕猴桃等。芒果中的致敏性蛋白、菠萝中的菠萝蛋白酶、猕猴桃中的果酸等，都是常见引起水果过敏的致敏性物质。由于孕期的特殊性，即使妊娠前孕妇不会对某种水果产生过敏反应，但是保险起见，不建议一次性吃太多。如果孕妇在妊娠前从来没有进食过这类易致敏的水果，那么更不应在怀孕后一次性进食过多，以免引发过敏。

225. 补品要不要吃

俗话说"一人吃两人补"。由于孕吐反应，有的孕妈妈担心营养不足,影响肚子里宝宝的正常发育,转而寻求各种各样的补品补药来大补。那么,怀孕了到底该不该吃补品、补药?

怀孕是一个正常的生理过程,现在家庭生活水平通常比较高,对于身体健康,营养基本不缺乏的孕妈妈来说,只要孕吐不是太厉害,身体营养的储备足以满足胎儿的营养需求,不需要大补特补,只需要正常饮食即可,切忌滥用补药。

补品补药过量还会带来相反的作用,有的补药含有激素,如果滥用可能会影响胚胎正常的发育成熟,干扰胎儿生理发育进程,会给胎儿出生后带来不良的影响,严重时甚至可能危及生命。

从中医角度来讲,准妈妈一般都有阴血偏虚、阳气偏盛的情况,如果不顾实际情况进行滥补,反而会影响正常饮食的摄取和吸收,甚至还会引起整个机体的内分泌失调。

因此,如果准妈妈觉得自己体弱,需要进补,应该到正规的医院咨询,并向医生说明自己怀孕的情况,由医生根据孕妇实际情况决定是否需要进补,切不可私下买人参等补药,盲目进补。

226. 补品怎么吃

在怀孕期间,准妈妈的身体对营养物质的需要量会有所增加,在饮食不能满足需要的情况下,适当服用一些孕妇营养品,补充重要的、怀孕期间容易缺乏的矿物质(如钙、铁等)和维生素(叶酸等)是有必要的。具体可参照前面讲的膳食营养宝塔的相关内容。

早在《黄帝内经》中就有记载:"虚则补之"。补是指补不足的正气,只有当正气不足、表现为虚证时才可用补药。中医学认为虚证分气虚、血虚、阴虚、阳虚等不同,故补法也有补气、补血、补阴、补阳等不同的方法。比如:人参、黄芪能补气,可用于少气懒言、乏力、气短等表现为气虚的人;当归、阿胶能补血,可用于头晕眼花、心慌等血虚表现的人;麦冬、百合能滋阴,可用于口干舌燥、大便干燥等阴虚表现的人;肉桂、补骨脂能补阳,可用于畏寒、怕冷等表现为阳虚的人。因此,并不是所有的人都适合补一补,当没有虚证的时候,补药不仅不能增加正气,反而导致体内气血运行紊乱,还会出现上火、

便秘、腹胀、腹痛等不适。对于准妈妈的进补,则要注意以下几点:

(1) 不要盲目进补。

(2) 以下补品,孕期尽量少吃。

人参:人参属大补元气之品,多用于元气大伤的虚弱之人。中医学认为妊娠后,阴血聚于子宫养胎,机体的阳气偏盛,服用不当容易鼓动阳气,导致阴虚阳亢,容易出现先兆流产的现象。并且人参有抗利尿的作用,服用过多容易引起水肿、加重妊娠呕吐及高血压等现象,也可促进阴道出血而导致流产。此外,人参有抗凝作用,临产及分娩期不宜服用,以防产后出血。

桂圆:桂圆中含葡萄糖、维生素、蔗糖等物质,营养丰富,是一种重要的补品。桂圆甘温大热、味甘、归心、脾经。孕妈妈过量食用后,不仅不能保胎、营养胎儿,反而易出现漏红、腹痛等先兆流产的症状。所以,每次使用桂圆干,以不超过 5 颗为宜;若食用鲜龙眼,则以不超过 10 颗为宜。

蜂王浆:蜂王浆蛋白含量高,并含有 B 族维生素和乙酰胆碱等。中医学认为,蜂王浆性平,味甘、酸。入脾、肝、肾经。蜂王浆中的激素会刺激子宫,引起宫缩,干扰胎儿在子宫内的正常发育。因此,孕妈妈不宜食用。

薏米:虽然薏米有较好的健脾利湿的作用,但是孕期女性不适合吃薏米,因为薏米本身对子宫平滑肌有兴奋作用,特别是孕早期,服食薏米容易导致流产。

黄芪:黄芪有补中益气的作用,可以助气壮筋骨、长肉补血,但容易使胎儿骨骼肌肉生长过快。在妊娠晚期食用黄芪容易使胎儿过大造成难产,并且黄芪有利尿作用,可相对减少羊水,导致产程延长。

温热壮阳之品:如鹿茸、鹿胎、鹿角胶、胡桃肉等,容易滋生内热,耗伤阴津,孕妇不宜服用。如果确需服用,也应在医生的指导下正确服用。

至于其他补品,可酌情选用清补平热品,如适量的阿胶,以利养血保胎。

(3) 补品并不是多多益善。以燕窝、海参、阿胶、鱼胶为例:燕窝含有可促进脑部发育的重要营养物质，能促进宝宝神经和器官生长发育，但孕妇每天食用5～8克就足够了；海参具有高蛋白、低脂、低糖特点，性温热，吃多了会上火，每周只需吃1～2只即可；鱼胶含丰富的胶原蛋白及微量元素，孕妇吃鱼胶能补充营养物质、增强抵抗力、缓解疲劳、美容养颜，尤其适用于孕早期孕吐较明显者，备孕前3个月至孕7个月均可吃鱼胶，一般来说一周吃一次即可；阿胶具有补血滋阴、润燥止血、安胎的作用，孕期气血虚者，可吃阿胶补血安胎，也可治疗和预防贫血。但阿胶应在专业医师指导下服用。

总而言之，补品补药，服用须遵医嘱。补品虽好，可不要太贪哦。

227. 孕妇如何健康饮水

我们常说，每天应该保证8杯水，那么水到底能起什么作用呢？水是生命之源，健康的饮水习惯能够促进营养的吸收。孕期喝水也是有讲究的，应做到以下几点：清晨起床后、睡前各一杯新鲜的凉白开，餐前宜空腹饮水，运动后不宜一次性快速大量饮水，千万不要等到口渴才喝水。另外，反复煮沸的开水、没有烧开的自来水、保温杯的茶水、蒸饭蒸肉后的水应避免喝。孕妇饮水方法应该是每隔2小时喝一次水，一天保证8次，怀孕早期每天摄入的水量以1000～1500毫升为宜，孕晚期则最好控制在1000毫升以内。怀孕后，孕妈妈体内的血流量增加了近1倍，需要摄取大量的水分。如果进水量过少，血液浓缩，血液中代谢废物的浓度也相应升高，排出就不太顺利，会增加尿路感染的风险，对胎儿的新陈代谢不利，对孕妇的皮肤护理和养颜也不利；相反，如果水分摄取过多，会加重肾脏负担，多余的水分就会贮留体内，容易引起水肿。注意：含咖啡因的饮料，如咖啡、可乐、茶，不能计入准妈妈摄取的液体中，因为它们的利尿作用使得尿液增加，实际上是丢失了水分。

228. 孕妇如何选择水

水有好多种，白开水、矿泉水、纯净水、超纯水、蒸馏水、离子水、富氧水等等。面对诸多选择，我们该怎么"挑水"？

首选白开水：白开水容易透过细胞膜，对人体有"内洗涤"作用，有利于促进新陈代谢、增加代谢废物的排泄，还可以降低血液中能引起孕吐的激素的浓度。研究表明，白开水中的矿物质和微量元素的含量对人体是最适宜的。经过煮沸消毒后的白开水清洁卫生，是孕妇补充水分的主要来源，但尽量不要喝冷水，因为冷水可能会刺激孕妇肠道，诱发子宫蠕动，可能会影响胎儿。

矿泉水要挑好一点的：天然的矿泉水是从地下深处自然涌出或经人工开发、未受污染的地下水，含有多种微量元素，但饮用时应尽量选择可靠的品牌。

大麦茶有助于新陈代谢：大麦茶具有清热解毒、消食解腻、促进消化、补气养颜等功效。大麦茶是用大麦炒制的，不含任何的添加剂，也不含茶碱、咖啡因等易引起副作用的成分。可以说，大麦茶是一种比较健康的茶，味道甘美、富含营养，还利于新陈代谢，能使羊水变得清澈和丰富。

柠檬茶安胎止呕：柠檬汁通常并不被人们认为是保健食品。但是，美国一位研究员却发现，柠檬除了维生素含量丰富外，还可以帮助孕妇缓解"晨吐"的痛苦。另外，柠檬还可让孕妇感到口渴，促使她们增加饮水量，这对消除危及胎儿生命的脱水症状至关重要。

纯净水、太空水等：都属于超纯水，只是称呼不同。其优点是没有细菌、病毒，干净卫生；缺点是不易被人体吸收。所以，孕妇不宜常喝这类水。

蒸馏水：由普通水蒸馏而成，一些低沸点的有机物被蒸馏，一些有毒的有机物仍有可能留在水中。此类水纯度不如纯净水，微量元素的含量极少，也不宜作为孕妇的饮用水。

浓茶不宜喝：实际上，饮茶对孕妇的影响目前还缺少直接的研究数据，不排除会引起消化系统及神经系统紊乱的可能性。孕妇要喝茶，可依个人习惯和爱好，但不宜过量过浓。

咖啡及可乐类饮料要少喝：咖啡可振奋精神、消除疲劳、增进食欲。但长期饮用，也可引起神经中枢兴奋，容易导致不安和失眠。在妊娠期间，咖啡因的摄入可能会对婴儿体重造成影响，但这种情况发生在每天饮用咖啡超过7杯的情况下。少量适度饮用不会对胎儿健康产生影响。但是，咖啡因的半衰期在怀孕初期和婴儿快出生的这两个阶段较长，因此应当谨慎地控制咖啡因的摄入量。

饮料不能当水喝：尤其是碳酸饮料、汽水。饮料中一般都含有咖啡因、色素等，对孕妇和胎儿有害无益。色素会在孕妇体内蓄积，干扰多种酶的功能。

229. 孕妇还能像往常一样运动吗

孕期许多孕妇在家中每天主要的活动就是吃睡，不是在吃睡，就是在吃睡的路上。食多动少引起的体重增长过快可以引起许多问题。要想科学地管理体重，除合理增加营养外，运动是非常重要的。

孕期适量运动好处多多，包括减少妊娠糖尿病、先兆子痫、巨大儿等的发生风险，还能改善睡眠质量，减轻水肿，缓解背痛和便秘，增强心肺功能（心脏负担在孕期会增加30%），使肌肉和关节强大，还会使身体制造更多的镇痛物质（内啡肽）。这些改变不仅有助于在分娩的最后战斗里缩短分娩时间、减少侧切率、降低疼痛感，还可以为孕期及产后的体重管理以及剖宫产术后的伤口恢复做准备。因此，孕期应该管住嘴，迈开腿。孕期（单胎）合理的体重增长范围为11.5～16千克，不超过13千克是最好的。

很多人认为孕期是不应该运动的，怕动了"胎气"，应时刻保持养胎安胎的安静的"孕妹子"。如果准妈妈的感觉不太好或者有先兆流产或习惯性流产的话，在怀孕的早期即孕前3个月最好不要做运动，因为这时胚胎在子宫里还没有牢固地"扎下营盘"，运动失当很可能会导致流产。在怀孕的后期，即7个月以后也不适宜做运动，因为这时胎儿已经长得很大了，运动有可能导致早产等问题。因此，孕妇适宜的运动时间段，一般开始于怀孕第4个月，结束于怀孕第7个月。在这个阶段，运动的方式基本是一样的，只是活动量、幅度应该逐渐减小，毕竟肚子越来越大，很多动作会变得越来越不方便了。

230.孕妇如何运动

孕期运动,安全自然是第一位的,别太快、别太猛、别太刺激。没有复杂妊娠情况的孕妇在孕期可以进行中等强度的有氧运动和力量训练。判断运动量是否适宜也是有方法可循的,伸出手指轻按手腕或颈部位置,倒计时1分钟,确认脉搏在每分钟140次以下,并可以保持正常的说话速度,没有头晕、心悸、宫缩等不良反应,就可以称为适宜的运动,如游泳、行走、骑固定的自行车都是可以的。像滑雪、溜冰、打篮球、打排球、骑马、举重、潜水等剧烈的运动就暂时可以从生活中清除掉了。

排除了这么多不能做的运动,剩下的都是又慢又稳的项目。举几个例子:走路最安全,穿双舒适的鞋子就可以。当准妈妈尽力快走,并且认真地发动下肢肌肉充满节奏时,就能感受到它极具魅力的热度。瑜伽也是极好的,在专业老师的指导下,科学地练习孕妇瑜伽,有助于保持身心健康,舒展全身肌肉,增加盆底肌力量,帮助生产。慢速的骑车也可以,但要避免汽车和人流过多的危险路面,随时随地脚能着地才比较安全。游泳一直被评为孕期极佳的运动方式之一,全身肌肉和关节都能得到锻炼,同时孕妇还脱离了重力的束缚,拯救宝宝压迫下的各个器官于苦海。如果能在孕期找到靠谱干净的泳池,将是一大幸事。游泳时,最佳水温在30℃左右,这个水温下不容易发生腿抽筋,也不易感觉疲劳。尤其不能选择水温比体温高的泳池游泳,会使体温升高,游久了反而产生眩晕感,影响胎儿健康。水温也不宜偏低,如果在28℃以下,会使子宫紧张,可能导致早产或流产。

还有一个简单易行的运动,就是凯格尔运动(或称提肛运动)。它可以使盆底肌肉变得强大,能在分娩时更轻松地把宝宝推出,避免软组织撕裂,减少孕期尿失禁的发生率,帮助产后恢复,还能有效改善痔疮。对提肛动作不太找得到感觉的准妈妈,可以试着在小便中途突然停下,对,这时动用的就是盆底的核心肌群。这个悄无声息的运动可以随时随地进行,最低标准是收缩盆底肌后坚持5秒再放松,一组做10个,每天做4组。然后渐渐延长收缩的时间,增加每组的次数。等到生宝宝的时候,就可以收获满满的惊喜啦!

除选择合适的运动方式外,对环境和衣着的要求也不能降低标准。去哪里运动好呢?空气清新、噪声低、路面平整、无车辆的公园和广场是最好的选择,既可保证孕妇的安全舒适,也照顾了宝宝的感受。运动的时候可以放宽审美标准,选择宽松、舒适、纯棉、透气的衣服和轻便、防滑的鞋子。准爸爸要做好服务工作,随身携带饮用水,当孕妇口渴时,及时补水。运动前不能饱腹,也要避免空腹,以免血糖过低。

若身体发出了预警信号,如阴道出血、小腹痛、呼吸困难、头晕、头痛、难以维持平衡、小腿疼痛或水肿,应立即停止运动,前往医院检查。

附:国际指南推荐的孕期运动 FITT 模式

F:Frequency(频率)——从每周 3 次逐步到每周 4 次。

I:Intensity(强度)——运动时心率不可过快。适当的强度是运动时仍可与人顺畅交流(对话测试)。

T:Time(时间)——从每次运动 15 分钟、每周 3 次过渡到每次 30 分钟、每周 4 次。

T:Type(方式)——最好运动大型肌群(如走路、骑车、游泳等水中运动和有氧运动),避免过重的抗阻运动、可能导致摔落的运动、高空及潜水运动。

说了这么多国际观点,下面再讲讲我们老祖宗对于运动的看法。

运动升阳:从中医来看,阳气为生命之本,运动可升阳,阳气升发,则生命力自然旺盛。运动能益五脏:脾主四肢、肌肉;肝主筋;肾藏相火;心主神;肺主气,司呼吸。主动深呼吸能宣畅肺气,且肺主降浊,肺气宣畅则浊毒易于排出体外。由此说,深呼吸不仅有助于缓解紧张、焦虑等情绪,更有助于排出因抑郁、忧愁、生气、怨恨、烦恼等不良情绪所导致的痰浊、水饮、瘀血等的留滞。运动锻炼不仅能促进血液循环,亦可因深呼吸而加强肺的排浊,所以有助于母胎的健康。

中医主张运动要适度,以微汗出为好,使阳气升发而不耗,周身气血运行略加快,脏腑功能趋于平衡,气血调和,即是最佳的效果。

231. 孕妇呼吸方式的调整

正常女性（一般人）的呼吸是胸式呼吸，并不是腹式呼吸。但腹式呼吸能够刺激人体分泌少量激素，能够消除紧张与不适，稳定情绪，使人心情愉快。长期腹式呼吸锻炼可以使腹部的力量日渐增强，以提高分娩过程中腹肌的收缩力，帮助准妈妈在分娩阵痛期松弛腹部肌肉，减轻痛苦（建议准妈妈们可以尽早开始腹式呼吸练习）。

对宝宝而言，孕妇腹式呼吸可有效提高血氧浓度，能给胎宝宝输送新鲜的空气，使胎儿从血液中获得更多的氧气，让宝宝的头脑更灵活，胎动更正常，生长发育更好，而且出生后也比较安静，躁动情况较少。

方法：练习时在背后放一个小靠垫，膝盖伸直，全身放松，两手轻轻放在肚子上，深吸一口气，吸气时腹部向外扩张直到腹部鼓起，然后深呼气，呼气时腹部向内收缩，缓缓地将身体内的空气全部吐出来，循环往复，保持每次呼吸节律均匀一致。每天练习腹式呼吸 2～3 次，每次 10～20 分钟。

应当注意的是，如果不习惯腹式呼吸，不要强迫自己练习，保证每日呼吸自如，气机调畅。

232. 孕妇着装的选择

孕期女性的身材会逐日发生变化，很多衣服也没法穿了，那么女性怀孕期间该如何挑选合适的衣服呢？

宜宽松：孕妇不宜穿太紧的衣服，这样不利于胎儿的发育，也会对孕妇的体型造成影响，所以孕妇在选衣物时应该选择宽松一点的，这样既不会对腹中胎儿造成影响，同时也能让孕妇穿得很舒服！

宜棉质：棉质的衣服面料比较柔软顺滑，不含化纤，不会有化学物质从母亲的皮肤渗入体内对胎儿的健康造成影响。选择棉质的衣服，衣服的颜色最好为自然色系，以白色为主，因为白色是没有经过染色的，可避免携带有害的化学色素！

宜透气：孕妇一般会伴有体热的现象，选择衣服时，要选择透气性好的材质，使孕妇及时散发体热，为孕妇营造舒适的穿着环境，如果身体温度得不到及时散发，会让孕妇变得躁动不安，情绪失常，这样对腹中的胎儿也会有不良的影响。

宜吸汗：孕妇体热容易出汗，衣服的吸汗性一定要比较强，不然衣服容易贴在皮肤上，黏黏的，影响孕妇的心情和皮肤健康，吸汗性的衣物一般以棉质为主，所以可以选择棉质的衣服，能及时吸附孕妇分泌的汗液。

233. 孕妇内衣的选择

文胸

孕早期，大部分准妈妈的胸部已经在慢慢地变大，同时还伴随着轻微胀痛感。胸部的下方会持续出现静脉曲张，颜色也会慢慢加深。这时期的胸部变化还不大，但很需要呵护，可以穿稍微宽松些的舒适内衣。

罩杯大小：孕期挑选内衣的罩杯大小和孕前是完全不一样的，孕前的胸围过了发育期都永久性地停留在一个大小，一个尺码就一劳永逸。孕期却不一样，最舒适的罩杯要在穿起来的时候，与准妈妈整个胸部的线条贴合在一起。孕期乳腺数目及发达程度逐渐增加，使胸部日益胀大，也许此刻这个罩杯正适合，但过一段时间穿就会变小了。所以为了适应胸部的增长，我们可以选择调整型的罩杯，胸罩的肩带也要选择弹性大可以自由调节的，为胸部的发育预留空间。

面料：孕妇内衣的面料非常重要，孕期胸部皮肤呈现出打开的状态，劣质的化纤面料会钻进皮肤里导致乳腺堵塞，影响产后分泌奶水。亲肤的棉料是制作内衣的最好材料，棉料不易引起皮肤敏感，具有良好的吸湿性，特别适合孕期出汗较多的状况。

肩带：平时穿内衣如果肩带不合适，整个胸部都会很难受。孕期不止胸部，整个臂弯和腋下都会跟着水肿起来，过紧的肩带束缚准妈妈活动，还会引起血液循环不畅。肩带过松也不行，不止掉个不停，还会影响罩杯的承托性。合适的胸罩肩带应该要恰到好处地紧贴着肩胛骨的附近，举起手臂的时候它不会因为过紧而勒，也不会松掉。

孕妇文胸要不要带钢圈？穿带钢圈的文胸会更好看，但穿带钢圈的文胸会不会对乳房产生影响？

一般来说，我们建议准妈妈们在外出或上班时选择有钢圈款，居家时选择更为舒适的无钢圈款。钢圈要选择由特别材质制成的，不会像普通内衣的钢圈那样生硬，还能有效地托起乳房，这样有利于乳房的健康，保护乳房内的纤维组织。

软钢圈文胸更具弹力，着身舒适不紧勒，同时也能更好地避免乳房因日益增大而导致的下垂外扩现象，起到良好的乳房塑形效果。因此，孕期穿着软钢圈文胸是完全可以的。无钢圈文胸零束缚、无压力，更适合居家或产后穿戴。

内裤

孕期一定要穿孕妇内裤吗？怀孕前3个月，体型还没发生太大变化，穿普通棉质内裤基本没有什么影响。但是怀孕3个月的时候，就要开始换成孕妇内裤了。从第3个月开始，准妈妈的胃口开始变好，体重开始增加，腹部也开始变大，穿孕妇内裤才能避免腹部受压。

大部分的孕妇内裤都有活动腰带的设计，方便根据腹围变化调整内裤的腰围大小。而且高腰的设计可将整个腹部包裹，具有保护肚脐和保暖的作用。托腹设计具有加强支持承托胎儿及保护腰背部的作用。为了适应腹部体积的变化，太松或太紧的束裤都是不合适的。孕妇阴部分泌物增多，所以宜选择透气性好，吸水性强及触感柔和的纯棉质内裤，纯棉材质对皮肤无刺激，不会引发皮疹。

尽管孕早期无须刻意准备孕妇内裤，但是也不能妨碍血液循环，因此，准妈妈不要选择三角紧身内裤、有收腹功能的内裤和腰部、大腿根相对较紧的内裤。

袜子

孕晚期容易脚肿，袜子的袜口不能太紧，否则会使已肿胀的足静脉回流受阻，肿得更厉害。穿宽松的棉袜，吸水性强，也不易滑倒。

各位准妈妈们，会挑选孕期衣物了吗？

234. 孕妇的起居环境

为了给胎儿提供舒适安逸的环境，保证胎儿在妈妈肚子里健康成长，孕妇应养成良好的生活习惯、规律的作息。

首先应保证居住场所温度湿度适宜、通风、宽敞并干净整洁，避免噪声大、有辐射风险的环境。

其次应保证每日 8～10 小时规律地睡眠，早睡不熬夜，睡眠时间不可过长；适当进行户外活动，晨起或饭后在阳光下散步。

最后，流感等病毒感染流行时，不宜到人群密集的商店买东西，以减少被传染的风险；即使在平时，也不宜在人多拥挤的区域长时间逗留；提东西的重量不应超过 5 千克，切忌扛、抬、挑、提重物。

居住空间一定要有良好的通风。空气不好对孕妇腹中的胎儿会有不良影响，所以夏季最好是全天开窗通风，即使是冬季，也不能每天关着窗户，尤其是北方的冬季，天气冷，可以每天早、中、晚开窗 3 次，每次 20 分钟。

室内温度最好在 20～25℃，夏季最好是开窗通风，调节温度。也可以开空调控制温度，但是不能因为夏季天热就把空调的温度调得很低。也可以使用电风扇，但是不要让风直接吹到孕妇。电风扇和空调调节温度时产生的都不是自然风，吹得过多、时间过长可能会导致头痛或者其他健康问题。所以，一定要控制使用的时间，热的时候就开，凉下来就关闭不用。另外，室内温度不能控制得过低，否则会影响孕妇的正常生活，而且容易引发感冒。

235. 孕期可以使用加湿器吗

加湿器可以使用，但加湿器也确实是有辐射的。市场上加湿器一般分为三种：超声波型加湿器、直接蒸发型加湿器和热蒸发型加湿器。这三种每一种的辐射都不一样，其中超声波型加湿器辐射会比较大一些，其他两种的辐射其实可以忽略不计。

作为准妈妈，最担心的就是辐射，那么辐射有哪些危害呢？长期的辐射容易给胎儿造成影响，甚至有可能造成儿童白血病。如何衡量辐射呢？一般辐射在 0.4μT 以上属于较强辐射，0.3～0.4μT，一般属于辐射的警戒值。如果宝宝长期接触到辐射源，则患白血病的概率就会增加。除了宝宝，成人经常在辐射的环境中，也会造成失眠或者会影响身体的免疫系统和代谢功能。但是如果辐射值在 0.3μT 特别是 0.1μT

以下，一般不会对身体造成影响。

那么要如何避免加湿器的辐射呢？辐射值会根据距离而变化。例如近距离时加湿器的辐射值在 49μT，这时候辐射会比较大，但是如果把辐射源移到 1.2 米以外，辐射值就衰减到 0.17μT，基本就到了安全范围了。因此，孕妇在使用加湿器的时候，只要离加湿器远一些就可以了。

236. 孕妇平时使用电脑、看电视、玩手机、使用微波炉应注意什么

电脑、电视、空调、微波炉、手机等家用电器均有电磁辐射，电磁辐射对人体健康有一定的影响，尤其是孕妇和胎儿。

孕早期，长期接触电磁辐射可导致受精卵异常、染色体突变而引起孕妇流产或胎儿畸形；孕中期是胎儿大脑形成、智力发育期，电磁辐射能直接影响胎儿的甲状腺素代谢、锌和钙的吸收，导致胎儿智力低下、大脑缺氧、低能和痴呆等；孕晚期，电磁辐射可影响血液循环和微循环，造成胎儿整体营养不良和缺氧，影响胎儿的免疫功能，导致出生后婴儿体弱多病。

大部分电器，比如照明设备的辐射都是安全的，而微波炉、电磁炉这一类电磁辐射剂量偏大的设备在备孕及孕早期还是应该避免使用。必须使用时尽量保持安全距离。微波炉、电视机：1～3 米，使用不超过 2 小时；电脑屏幕：40～50 厘米，使用 30 分钟至 1 小时离开10～20 分钟，使用结束后洗脸，每周使用电脑不超过 20 小时；手机不挂胸前或放裤兜，手机通话不超过 3 分钟；必须要出差时安检持续不超过 6 分钟；长期把笔记本电脑或 iPad 放在腿上用的方式是不可取的，因为这样比较靠近腹部，尽管长时间使用是否会造成影响仍不确定。保持新鲜的空气流通，加强户外活动，增强免疫力，同时需要按时体检，做好孕期保健，穿着防辐射服保护自身及胎儿。

237. 孕妇过安检安全吗

安检机的确是有很大的辐射，所以机器两头有铅帘遮挡，目的是防止 X 射线外泄。当将包包放入或取出安检机时，铅帘会打开一部分，

所以会有部分 X 射线外泄。

因此，建议准妈妈在进行安检时，不要使身体任何部分放入机器里面，但在机器外面是没有问题的，接受地铁安检的准妈妈，将包包放入或取出安检机，尽量远离机器就可以，所以孕妈妈无须过度担心。目前也没有任何直接证据证明公众设施的安检机会对孕妇造成危害。只要在过安检时避免太过靠近安检机就可以了！

机场安检比一般安检严格，除了过安检门，还得用金属探测器扫描，事实上，机场安检对孕妇是没有任何影响的。民航安全检查门和金属探测器都通过了严格检验，符合安全标准，发射磁场厚度很低，对心脏起搏器佩戴者、体弱者、孕妇均无损害，准妈妈大可放心通过。

物品过机检查用的安检机，主要是利用 X 射线穿过物体而获得 X 线影像，通过计算机处理显示在电脑屏幕上，用以辨认图像、评估物件的安全性。而对人体使用的是金属探测仪。其原理和军用地雷探测器一样，仪器里的电流形成一道磁性电流，一旦准妈妈身上有金属物质就会发出蜂鸣声，并不会产生放射线，也不足以对人体及胎儿造成辐射伤害。所以，准妈妈们大可放心，一般的安检是不会对宝宝造成影响的。

238. 胎教有用吗

在中国，胎教早在周朝就开始了，周文王的母亲太妊堪称中国胎教第一人。《大戴礼记》："古者胎教，王后腹之七月，而就宴室。"又说："周后妃（即邑姜）任（孕）成王于身，立而不跂（不踮脚尖），坐而不差（身子歪斜），独处而不倨（傲慢），虽怒而不詈（骂），胎教之谓也。"《列女传》中记载太妊怀周文王时讲究胎教事例，一直被奉为胎教典范，并在此基础上提出了孕期有关行为、摄养、起居各方面注意事项。如除烦恼、禁房劳、戒生冷、慎寒温、服药饵、宜静养等节养方法，以达到保证孕妇身体健康，预防胎儿发育不良，以及防止堕胎、小产、难产等目的。

孕早期，孕妇的生活角色的转变及生理上的变化，如恶心、呕吐、乏力、食欲缺失等，往往会影响孕妇的心情、情感与心理平衡，导致孕妇情绪不稳定、烦躁、易怒或易激动、抱怨等情况，而恰恰此阶段是胎教刚刚开始的阶段，又是胚胎各器官分化的关键时期（胚胎于此阶段形成）。孕妇的情绪可以通过内分泌的改变影响胎儿的发育，孕妇在怀孕早期的不愉快心情，往往可以借助母子沟通的方式影响胚胎。因此，怀孕早期保持健康而愉快的心情是这一时期胎教的关键。

教育是一个灵魂唤醒另一个灵魂，胎教亦是如此。经过胎教的孩子不一定成为小天才，但能肯定的是，胎教有利于宝宝在智慧、个性、感情、能力等方面的发育，有利于其出生后在人生道路上的发展。

239. 如何进行胎教

胎教要从孕妇自我情绪调整和人为地对感官进行刺激两方面进行。其实，从怀孕之日起每个孕妇已经在自觉或不自觉地开始了胎教，这就是夫妇双方（尤其是孕妇）的情绪，对新生命的渴望，对饮食、起居的安排与调整。如果夫妇双方或孕妇对早孕反应过于敏感和紧张，往往会对怀孕早期的正常生理变化产生焦虑和不安，甚至反感和厌恶。这种情形非常不利于胚胎早期健康地形成，不利于胎儿的身心健康和发育。

胎教主要是进行情绪调整，对胎儿进行良性的感官刺激。除了孕妇的个人情绪调整以外，我们可以按照胎儿感觉功能发育的顺序，给予胎儿适当超前的良性感官刺激。怀孕3个月时，胎儿已具人形，对外界的压、触动作可以感应，孕妇可用轻柔的手法按摩下腹部，或在摇椅中轻轻摇动，通过羊水的震荡给予胎儿压、触觉的刺激，会促进胎儿神经系统的发育。但注意：切勿使用暴力或过于强烈的刺激。

240. 为什么孕妇不能随便用药

准妈妈毕竟不是仙女，谁也不能保证孕期一定不生病，生了病就很纠结，全家上下一起纠结——吃的药会不会伤到宝宝？哪些药能吃哪些不能吃……

准妈妈和一家子人心急如焚，希望医生给个利落的决断——"放心吧，宝宝没事儿"或是"宝宝不好，建议放弃"。然而事关重大，医生不能贸然下结论,而是要分析用药时间、药物代谢、药品种类等一系列线索,才能推断出药物对宝宝的可能影响。

可以肯定一点,在孕期,随便用药是万万不能的。为什么?

孕妇是特殊群体,即使是非处方药(OTC 药物)也不可私自乱用,一般药物会在使用说明上标注是否为孕妇禁忌药,但是不建议孕妇自行购买 OTC 类药物服用。

怀孕作为一种特殊的生理现象,孕期使用任何药物都应考虑孕妇与胎儿的健康问题,所以都必须在专业的医生指导下应用。虽然部分药物对胎儿有危害,但也有一些药物在备孕期及整个孕期使用都是相对安全的,所以孕期生病时,既不可胡乱使用药物,也不可一味地拒绝使用药物治疗,必须及时去正规医院咨询就诊。

241. 孕妇可以使用外用药物吗

怀孕后,很多药物的使用受到限制,不少人认为外用药是个很好的治疗方法,比内服药物安全很多。然而,部分外用药物可通过皮肤吸收进入血液系统,进而影响胎儿健康,所以对于外用药物,准妈妈也需要非常小心。孕期禁用的外用药物有:糖皮质激素类药膏、阿昔洛韦软膏、百多邦软膏、维 A 酸软膏、活血化瘀类药膏等。推荐患者在应用皮肤外用药物时,咨询医师及药师。在发生不良反应时,及时停药就诊。希望每个准妈妈信任医院,信任产科医师及药师,遵从医嘱。医生、护士、药师会竭尽所能为准妈妈和小宝宝的健康保驾护航。

242. 哪些中药是孕妇禁止使用的

俗话说"是药三分毒",有些中药对胎儿及孕妇是有一定的毒副作用,因此妊娠期间服用中药需要谨慎。

哪些中药是孕妇必须禁用的呢?毒性类、破血耗气类、峻下滑利类中药,孕妇一定不能用。如乌头、樟脑、雄黄、水银、巴豆、芒硝、蜈蚣、全蝎、红花、牵牛、芫花、甘遂、商陆、大戟、水蛭、虻虫、牛膝、麝香等,此类药物有致畸或流产的风险。某些辛香走窜类药物,如草果、丁香、肉桂、冰片等,应在医生指导下服用。另外,中成药成分比较复杂,在服用时更应慎重。如果必须用药,一定要在医生的指导下进行,切勿自行服药。

243. 孕初期应禁用哪些西药

怀孕头3个月是胎儿重要器官形成的关键时期,在此期间药物极易造成婴儿先天缺陷。所以在第一次产检时,医生一定会问准妈妈有没有用药,用了哪些药。因为在孕早期,使用任何药物都应该通过专业医生的评估。

受精卵在形成后的2周内(月经规律的话就是末次月经的第14~28天),还只是个细胞团,没有器官形成,药物的影响一般是"全或无","全"的结局一般是自然流产。

在受精卵形成后的第3~9周(即末次月经第5~11周),宝宝的各个器官迅速发育,正处在最敏感时期。而且这期间胎盘的结构和功能还没完全形成,无法很好地发挥它像屏障一般对宝宝的保护作用。如果用药时间落在了这个时段,还需要具体情况具体分析,毕竟致畸的药物一般都有各自的目标器官。从受孕那天算起,重要器官的致畸危险期分别为:脑,第15~27天;心脏,第20~29天;眼,第24~29天;四肢,第24~36天;生殖器,第26~62天。举个例子,如果一位准妈妈在受孕的第14天吃了一种对宝宝的心脏致畸的药物,这种药被身体代谢清除干净需要48小时(2天),那么距离心脏开始发育(第20天)还有4天的时间(20-14-2=4),理论上胎儿是安全的。

受孕后的第10周至分娩(末次月经算起孕12周之后)是宝宝的低敏感时期,只有少数器官在这个时期才开始发育,其他的大多都已成形,需要的只是体积上的扩大,所以服用药物引起缺陷的概率会降低很多。

孕早期应完全避免使用的药物有雄激素、高效孕激素、己烯雌酚、口服避孕药、四环素类药物、烟碱(包括吸烟),这些药物可使女胎儿男性化、男胎儿发育不良或死产、早产和腭裂、致骨及牙釉质发育不全甚至致畸,应该完全避免使用。另外,苯丙胺类、抗癌药物、巴比妥酸盐类、卡马西平、氯霉素、可的松类药物、氟哌啶醇、卡那霉素、噻嗪类利尿药等对胎儿有潜在损害，应尽量避免使用。由于孕期的用药需要同时考虑母体和胎儿，根据目前的用药指南很难有权威的说法说明哪些药物服用后完全没有影响。

244. 失眠的孕妇可以使用镇静药助眠吗

镇静类药物在人体中具有暂时镇静、催眠的作用，近年来的医学研究显示，虽然一些常用的镇静药并不会增加胎儿畸形（尤其是唇腭裂）的风险，但是服用镇静药的准妈妈所生下的宝宝，容易出现所谓的戒断症状，因此无论是否处于怀孕状态，都应严格按照使用说明或医嘱适量服用，不可随意使用。目前，镇静药物不建议用于孕妇。

245. 孕妇可以打疫苗吗

怀孕后并不是所有的疫苗都不能接种。一般来说，疫苗分灭活疫苗和非灭活疫苗两类。灭活疫苗是指经过人工大量培养再集体灭活，去除它们"险恶的灵魂"，只保留无害的躯壳。这些模型"陪练"注射入人体后并不能繁殖，需要多次注射才能形成长效保护，如破伤风疫苗。非灭活疫苗又称减毒或减活疫苗，是用毒力极弱甚至无毒的病原体经过培养繁殖制成的，注射入人体之后还可以继续复制，心甘情愿当"陪练"，又远远达不到让人体发病的战斗力，如麻疹疫苗、风疹疫苗。

对于孕妇来说，灭活疫苗是可以接种的，非灭活疫苗的微生物并未被杀灭，故不能接种。怀孕期可接种的疫苗有灭活的乙肝疫苗、狂犬病疫苗、乙脑疫苗、流感疫苗、百白破疫苗等。麻疹疫苗、风疹疫苗等非灭活疫苗则应在孕前或产后（哺乳期后）接种。

246. 孕妇的日常护肤

"爱美之心，人皆有之"，在皮肤管理这个问题上，可能10个准妈妈里有9个拿捏不准，孕期需要护肤吗？该怎么护肤？选用什么样的产品？

孕期需要护肤！怀孕后，孕妈妈体内激素水平会发生较大的变化，皮肤新陈代谢和表层皮肤含水量下降，使得皮肤状态变得不稳定，集中表现如下。

（1）黑色素沉着：如出现黄褐斑，以及一些身体部位如乳头、乳晕、腹中线等黑色素合成增加，导致色素沉积。

（2）油脂分泌旺盛：孕期内分泌出现变化，有些人由于激素失衡，出现油脂分泌旺盛，易长痘，呈孕期痤疮表现。

（3）皮肤屏障功能脆弱：因为皮肤油腻，有些人忽视补水，皮肤屏障功能受到损伤，导致孕期皮肤屏障功能相对脆弱，易过敏。

大多数孕期皮肤发生变化的准妈妈，在产后激素调节后恢复正常。但是想保持孕期肌肤稳定，就得做好预防工作，因此，日常护肤尤为重要。孕期护肤应注意"精简＋防晒"。

精简护肤：在孕期，可以继续使用平时使用的保湿、维稳、修护肌肤屏障的基础护肤品，只要没有引起不适，准妈妈都可以放心使用。

严格防晒：硬防晒＋物理防晒霜。孕期易出现肌肤色沉现象，紫外线会加重色斑的形成和皮肤屏障的损伤，通过防晒可以起到显著的预防效果。很多人担心化学防晒剂会经皮肤吸收，但其实日常使用量比较低，目前也没有孕期使用的不良反应，但为了使用安全和放心，建议孕期使用硬防晒（帽子＋伞）＋物理防晒霜（物理防晒剂），但要避免使用防晒喷雾，以减少使用时吸入的风险。

大部分正规的护肤品、化妆品由于用量少，并且只作用在身体局部，不存在大面积吸收的情况，因此对胎儿的影响是非常小的。

但应该避免以下成分。

维A类成分：通常是以维A醇、维A酯和维A醛的形态出现在化妆品中，被皮肤吸收后，也会转化为维A酸起作用。维A酸口服可能导致胎儿缺陷，外用含有维A的护肤品，对胎儿有无影响不确定，但为安全起见，建议停用。比如，维A醇、维A醛、视黄醇棕榈酸酯、维生素A亚油酸等，多见于一些抗痘、美白、抗老的产品中。

水杨酸：是有效的祛痘、祛粉刺的成分，通常根据添加的浓度不同作用也不同，多见于祛痘产品。

二苯酮-3：它是一种化学防晒剂，目前是一个争议性较大的成分。

对苯二酚（氢醌）：它通常在护肤中作为美白祛斑的成分使用，但在我国化妆品中是禁用的。

邻苯二甲酸酯类：部分邻苯二甲酸酯类物质已被我国在所有化妆品中禁用。这种成分在化妆品指甲油中含量最高，一些化妆品的芳香成分中也含有此类物质。

247. 孕妇能不能使用彩妆

一般还是不推荐孕妇主动化彩妆的。但如上文所说，正规的化妆品对胎儿的影响是非常小的（上文提及的那些成分仍需避免），所以孕妇是可以使用彩妆的。

如果在孕期每天或经常化彩妆，不建议使用口红、唇彩、唇蜜这类可能导致摄入（误食）的化妆品，毕竟许多这类化妆品中含有铅、汞及色料成分。香水也是不建议使用的。某些香水中可能含有麝香这类会导致流产的成分，尽管含量微乎其微，还是小心为好。

至于其他正规彩妆用品，或者偶尔使用彩妆，对孕妇来说是可以接受的。

248. 孕妇皮肤瘙痒怎么办

由于孕期激素改变或者胆汁淤积等原因，孕妇常出现妊娠瘙痒症，这也是困扰准妈妈们最多的皮肤问题。对于这些问题，临床上常给予炉甘石、保湿剂等促进皮肤屏障功能恢复，减少皮肤因干燥而导致的瘙痒。

249. 孕妇能戴隐形眼镜吗

大家都知道戴隐形眼镜会让人看起来更漂亮、更精神，但是隐形眼镜透气性较差，佩戴不当或长期佩戴容易引起眼部感染。

怀孕后准妈妈体内激素变化很大，也容易出现视物模糊、角膜水肿，镜片容易脱落。再加上怀孕期间很多药物是不可以使用的，不利于疾病的康复。所以，准妈妈最好选择框架眼镜，如果不可避免要戴时，应注意尽可能戴的时间短一点，在佩戴过程中注意卫生，防止感染。

250. 孕妇能染指甲吗

指甲油和洗甲水通常含有甲醛和甲苯等刺激性化学物质，这两种化学物质都是防腐剂，如果被人体吸收会造成严重危害，在孕期要避免使用。然而也不必完全放弃美甲，但是一定要选择不含甲醛及其他有害物质的指甲油。

251. 孕妇能染发吗

由于染发剂中含有大量的化学物质，比如苯二胺、氨基酚类化合物、乙醇胺等，在染发的过程中可通过头皮渗入孕妇身体中，可能增加致畸率，尽管目前没有足够的临床证据，但依然不建议孕妇在孕期染发。即便是纯植物染发剂，也不意味着就一定安全无害。因为植物本身就含有多种成分，而且植物也会受种植和生长环境污染的影响而带有一些污染物质。相对于目前的化学染发剂，植物染发剂的安全性只是体现在过敏发生率比较低而已，而其他方面的安全性并不见得比化学染发剂高。

如果确实需要染发或者因为特殊原因不可避免染发时，一定要咨询专业人士，尽量选择一些配方温和、正规合格的产品，使用前确保头皮完好无损，使用后注意及时清洗头发和头皮，注意使用频率、使用量及正确的使用方法。

252. 孕妇可以接触宠物吗

铲屎官们最不想听到的话就是"怀孕不能养宠物"。孕前TORCH检查中有一项是弓形虫感染检测，感染弓形虫对准妈妈有很大的危害，尤其是怀孕前3个月的孕早期，感染后极易出现早产、流产、死胎，接近50%的受感染婴儿有可能出现耳聋、失明、畸形、智力低下。

铲屎铲的不仅是屎，还有掺和在里面的弓形虫。准妈妈铲啊铲，虫宝宝会不耐烦，在臭的地方待久了，想去香香的地方待会儿。它们就跑到不干净或未熟的食物、生水、土壤里，又或者当准妈妈不小心亲了刚刚吃过猫屎的狗，或者是刚刚舔过屁屁的猫咪，就有可能被感染。不过这并不意味着准妈妈的家庭就要因此而抛弃家中的萌宠。

首先我们要区别对待家养猫和家养狗。

狗狗作为弓形虫的中间宿主，即使是被寄生了弓形虫，弓形虫也只是存在于它的肌肉和血液中，所以只要准妈妈和家中的狗狗正常相处，暂时避免亲吻、拥抱等爱宠行为，暂停和家中的狗狗玩耍打闹，以防止被它的爪子或牙齿误伤，问题都是不大的。事实证明，大部分狗狗在主人怀孕后都会化身小骑士开始守护孕妈妈。

而猫咪作为弓形虫的最终宿主，会通过粪便排出弓形虫卵，不过虫卵也需要在外界环境中发育 2～5 天。而且猫咪只有在首次感染弓形虫的情况下才会将虫卵排泄到体外。为了同时尽到照顾宝宝和猫猫的责任，有条件的准妈妈可以把家中的猫咪暂时寄养在亲戚家中。如果条件不允许，也可以在准备怀孕前先带家中的猫咪去宠物医院检查是否有弓形虫感染，在孕期尽量不要靠近猫砂盆区域，减少和家中猫咪的互动。如果抚摸了猫咪，要立即洗手，并由丈夫代为饲养，当然也包括铲屎，为准妈妈提供一个安全整洁的环境。

253. 孕妇接触 X 线有哪些危害

做过体检的人都有经验，做胸透前医生都会问一个问题："您在备孕吗？"也经常听到有女性朋友在接受诊断性放射线，比如胸部 X 线片、口腔 X 线照射或者腹部 X 线照射等诊断性放射线检查后，发现怀孕了，或者怀孕期间因为疾病不得不接受 X 线照射检查了，于是身边朋友都告诉她，孕期受到了照射会造成胎儿畸形，趁早终止妊娠，引产了事。

孕期受了照射真的会影响胎儿吗？

医院里最常见的 X 线设备有胸透和 CT 两种，利用 X 线透视的原理来对人体内部进行观察，区别在于扫描方式、观察到的具体内容不同。X 线类似于用相机为受检者的正、侧或后面拍一张照片；而 CT 拍摄的是人体的横截面，一般情况下 CT 的辐射量会大于胸片。

怀孕期间因诊断的需要可能接受的放射性诊断措施有 X 线照射、

超声波、磁共振、CT 扫描或者核医学诊断。其中，X 线照射是最常见也是最容易引起孕妇和家属惊恐的。这来源于公众的普遍认识，认为 X 线照射会伤害胎儿，甚至引起畸胎。

的确，高剂量的离子射线（如 X 线）会对胎儿造成严重损伤，如流产、胎儿生长障碍、小脑畸形、智力发育障碍，增加儿童恶性肿瘤的风险。

笔者一再在这里强调"诊断性"这三个字，因为治疗性的放射线剂量会远远超过诊断性放射，那是另外一回事了。

那我们来看看数据，看看诊断性的检查会不会造成胎儿损伤，甚至畸胎。

X 射线根据其辐射剂量对人体的影响分为无害剂量、治疗剂量、损害剂量和致死剂量。根据美国放射学会、美国妇产学院、美国食品药品监督管理局的临床指导，绝大多数诊断性的 X 线检查通常是不会造成胎儿伤害的，比如一次四肢或胸部 X 线检查，一次非腹盆腔部位的 CT 检查。一般来讲，胎儿接受 X 射线的最大极限剂量是 5000 毫拉德，而孕妇单次胸部 X 线检查胎儿接受的辐射剂量为 0.02～0.07 毫拉德，单次腹部和盆腔 X 线检查胎儿接受的辐射剂量约为 100 毫拉德，孕妇一次乳腺钼靶摄片胎儿接受的辐射剂量为 7～20 毫拉德。孕妇单次头、胸、四肢等 CT 检查胎儿接受的辐射剂量一般小于 1 拉德，腹部盆腔及腰骶椎 CT 检查胎儿接受的辐射剂量约为 3.5 拉德。

在怀孕早期（8～25 周），孕妇如果接受的 X 射线剂量远远超出诊断范围，高于 5000 毫拉德，会造成不良妊娠结局，引起流产或导致胎儿生长发育障碍、中枢神经系统畸形甚至恶性肿瘤。事实上，即便没有接受 X 射线，胎儿也有一定概率会发生畸形。当准妈妈由于疾病需要接触 X 线时，比如常规的口腔拍片、头胸部四肢及乳腺的 X 线检查，以及非腹盆腔部位的 CT 检查，诊断性的 X 射线剂量还是安全的，完全不必担心肚子里的宝宝是不是受到损伤。

2013 年末，美国妇产科学会第一次毫不含糊地说孕期建议尽早做口腔保健，口腔清洗，包括做牙齿的 X 线检查。

所以，可以总结一下了：常规齿科 X 线检查、头部 X 线检查、四肢 X 线检查，以及胸部 X 线检查，包括乳腺钼靶检查或者头胸部 CT 是不会对胎儿造成损伤的，儿童期癌症风险的提高也可以忽略不计。但需要做腹部检查时请与医生协商。

三、孕初期常见问题及应对

254. 如何计算预产期

女人怀孕，需要经历 10 个月之久，或者说是 40 周或 280 天。但其实真正怀孕的时间只有 38 周，而准妈妈自己能感觉到的时间只有 36 周。这是因为在医生所说的孕期最初几周里，准妈妈还没有怀孕。"孕周"的全称是"怀孕周期"，病历本和诊断证明上一般用"数字 +W（week，周）"表示，是指从受孕到生产之间的时期。医学上规定，从末次月经的第一天起计算预产期，整个孕期共为 280 天。预产期计算：末次月经月数加 9 或减 3，日子加 7。如果用农历计算，月的计算方法相同，日子改为加 14。如果受精卵的诞生日明确，那就以当天为起点，往后数 38 周（266 天），这个方法更科学。

255. 怀孕最早什么时候可以检测出来

如果是个急性子，最快可能在同房 1 周后去医院抽个血（血 HCG 浓度高，相对于验尿测怀孕更早、更准），看看 HCG 有没有升高就知道结果啦。

256. 孕吐

民以食为天，老吐可咋办？

孕早期的激素升高是宝宝扎根所必需的，比如隔天翻倍轻松过万的 HCG、好几十的孕激素等，就像平时吃药会出现副作用一样，孕妈妈不得不面对这剂"天然猛药"带来的副作用——孕吐。当怀孕超过 3 个月，激素升到了平台期保持稳定，甚至还会下降。此时，大部分孕妈妈的身体也就适应了这个内环境，食欲突飞猛进。

孕吐不可怕，但妊娠剧吐要重视。

当妈不容易啊，有些准妈妈吐得虚脱还强忍。妊娠剧吐是病，得治。什么程度算是剧吐？当威胁到准妈妈生命体征的时候。频繁呕吐伴随长时间的滴水不进、一餐不沾，机体会脱水，电解质紊乱，新陈代谢障碍，出现尿量减少、面色苍白、脉搏细数、萎靡嗜睡甚至血压下降。一旦发现这些变化就要及时去医院，输液补充水分、电解质和维生素。如果硬挺着不去管它，后果可能是致命的。

孕吐在可承受的范围内（没有出现以上症状）时不需要去医院。一般孕吐怎么缓解？研究表明，情绪与孕吐反应有着密切的关系，要想方设法哄自己还有自己的胃高兴。听起来像是不错的差事，但其实做起来挺难的，既要老公嘴角抹蜜、服务到位，又要找到自己爱吃的食物，然后摸索着躲开让自己难受的食物，胃感觉到准妈妈的宠爱，也就忘了折腾。

孕吐这么普遍，科学界怎么看？"孕期恶心呕吐指南"认为，怀孕前3个月摄取标准推荐量的维生素可降低孕期恶心呕吐的严重程度（维生素B）。

我们的老祖宗针对孕吐也有自己的一套法子。中医学认为怀孕后，月经停闭，人体气血下聚胞宫以养胎元，此时胚胎尚小，所需气血少，而经血又不能按时排泄，形成冲脉气血更为旺盛的局势，造成冲气上逆，胃失和降，引发呕吐；再一个就是孕早期情绪不畅，肝胃不和，也能引起呕吐。

《达生篇》中提到："饮食宜淡泊，不宜肥浓；宜轻清，不宜重浊；宜甘平，不宜辛热"，建议可多食用鲤鱼、砂仁、豆粉、苹果、粳米、雪梨、丁香、牛奶等，因砂仁醒脾健胃、降逆安胎，丁香降逆止呕，雪梨、苹果酸甘化阴、益气生津，粳米健脾和胃，鲤鱼、牛奶益气养血、生津和胃。另外，还可通过按压内关、商阳、大肠、间使、足三里等穴位，每次选2~3个穴位，深而缓慢地依次用指压，直到恶心感减弱消失。对于妊娠剧吐，需要专业中医师辨证施以汤药。

一般停经6周左右出现早孕反应，8~10周症状达到高峰，到12周左右早孕反应基本消失。症状多见恶心、呕吐、食欲不佳、头晕等，其中恶心、呕吐最为多见，严重的可能影响胎儿的发育营养状况及孕妇自身的生命安全。

对于轻微的恶心呕吐，可以尝试以下方法：

（1）清淡易消化饮食，可适当口服多种维生素。

（2）生姜汁（生姜12克左右加入300毫升水中煮汁，或者捣碎加入饮用水中）。根据《中国药典》的记载，生姜：归肺、脾、胃经；功效主治：解表散寒，温中止呕。

（3）香菜（根据个人口味适量拌凉菜或入汤调味）。香菜：辛、温，归肺、脾经；功效主治：辛香升散，能促进胃肠蠕动，具有开胃醒脾的作用。

（4）穴位按压：按压内关穴（按压20分钟，局部感觉酸、麻、胀、痛，每日2次）可以改善恶心、呕吐。出自《灵枢·经脉》："内关"可以理气止痛安神，治疗胃痛、呕吐等胃部疾病，位于前臂掌侧，手腕横纹上2寸。

（5）如果恶心、呕吐症状持续加重，食入即吐，精神萎靡，尿少，需及时去医院做相关检查。如果出现尿酮体需要药物治疗，不要讳疾忌医哦，保持良好的心态积极应对。

孕早期因为孕吐，很多孕妈妈的体重不增反降，饮食也顾不上均衡搭配，生怕让宝宝输在起跑线上。其实一般程度的孕吐对宝宝造成的影响微乎其微，甚至可以忽略不计，即使吃不下饭饿肚子，宝宝也可以安然地从准妈妈的身体储备中汲取营养。孕早期宝宝还没有拇指大，依靠储备妥妥足够。暂时不用强求每一天的膳食均衡配比，能一周内把食物种类吃个大概就可以。不过，孕吐扛过去之后饮食务必恢复正常。

257. 出血

孕早期的阴道出血是孕妈妈们最担心的事情。是什么原因造成出血呢？会不会对宝宝造成损害？是不是流产了？下面咱们就来聊一下孕早期阴道出血的原因都有哪些。

孕卵着床的着床出血：这是最常见的孕早期点滴出血的原因，在怀孕初期，受精卵在血管丰富的子宫内膜植入着床后，可有少量的出血,但通常不会超过2～3天。这时候准妈妈往往还没有意识到自己已经怀孕了,还误以为是快要来月经了。结果后来月经并没有如期到来,才意识到自己是怀孕了,开始担心后怕起来。这是一种特殊的生理现象。不要过度担心,先观察自己有没有腹痛、腰酸等不适症状。如果都没有,就需要做到尽量休息,避免劳累,舒缓心情。

似月经样出血:怀孕后,胎盘会释放激素抑制月经,但孕早期所释放出的激素量尚不足以完全抑制,所以个别的准妈妈在妊娠早期可能还会有少量、短暂的似月经样规律的阴道出血。见《本草纲目》卷五十二 论月水,即激经(妇科名词)。出《脉经》卷九,亦名垢胎、盛胎、妊娠经来、胎前漏红、老鼠胎。指怀孕后仍按月行经,并无其他症状,又无损于胎儿,待胎儿渐长,其经自停,谓之激经。一般不需要做特殊处理。

流产:孕早期,如果有少量的阴道出血,或伴有阵发性下腹坠痛、腰酸等表现,需要警惕是不是有先兆流产的情况出现了。需要及时就诊于专科医院,做妇科检查,彩超、孕酮、人绒毛膜促性腺激素、雌二醇等相关检查明确身体情况,早治疗。《本草纲目》说:"下血不止,血尽子死。"中医考虑这种表现,多因孕后气血虚弱,肾虚或血热等因素导致冲任不固,不能摄血养胎,引起阴道出血,胎元不固。因此,重视早期出现的阴道出血诊治,是预防胎堕、小产的关键,可以中西医综合治疗。

宫外孕:胎囊没有着床于子宫腔的妊娠,都称为异位妊娠,也就是我们常说的宫外孕。以输卵管妊娠最常见。表现就是有明显的停经史,出现阴道不规则出血、腹痛,如果发生宫外孕包块破裂,可出现急性大出血伴随剧烈腹痛表现。我们怎么去发现这种阴道出血就高度怀疑宫外孕呢?如果发现这个月迟迟没有来月经,并且自己测晨尿阳性,可能表明已经怀孕。前往医院抽血,查血HCG水平升高,可初步判断为怀孕了。当血HCG水平高于2000mIU/ml,如果是宫内孕,一般阴式子宫附件彩超宫内可见胎囊。如果宫内未见胎囊,内膜较薄,观察到一侧附件区包块,则要考虑宫外孕可能。宫外孕一旦胎囊破裂,就可能造成生命危险,所以一定要早就诊、早诊断、早治疗、早安全。

葡萄胎：妊娠后胎盘绒毛滋养细胞增生，间质高度水肿，形成水泡样组织，水泡间相连成串，形态似葡萄，所以被称为"葡萄胎"。其临床表现：停经后阴道不规则出血，可伴有腹痛，或排出水泡样组织，子宫异常增大。那么如何判断呢？需要根据专业医师的检查结果及彩超可见宫内水泡样组织来判断。如果是葡萄胎，需要尽快住院行葡萄胎清宫术。

宫颈或阴道疾病：有宫颈或阴道疾病时，也可以有阴道出血的表现。如宫颈息肉、宫颈糜烂时，同房后（接触后）可有少量阴道出血。或者阴道炎造成阴道黏膜充血、破损，阴道存在赘生物时，均可有阴道不规则出血现象。一旦发现，应积极就诊，及时根据医生建议遵医嘱处理。

孕早期的阴道出血，有的是生理性的正常原因，也有的是病理性的不良因素造成的，所以不能掉以轻心。如何判断宝宝是不是安全呢？要看HCG和B超检查结果。HCG是宝宝自己分泌的，怀孕之后隔天翻倍噌噌上涨，孕8～10周升到顶峰。因此，发生出血，要在治疗期间监测HCG的值，如果是按正常轨迹攀升，说明宝宝在很努力地生长。B超检查能直观地看到宝宝的位置、状态和生存环境，所以发现出血要做B超检查，明确宝宝是否在宫内，情况好不好。

出血怎么治？先兆流产保胎要严格休息，治疗主要用孕激素。"孕激素"是个大统称，它包括人体分泌的和药厂制造的、天然存在的与合成的激素。"孕酮"和"黄体酮"都是天然孕激素，只是习惯性地把体内分泌的叫作孕酮。保胎当然要用天然孕激素，临床常用的有"地屈孕酮"和"黄体酮"两种，化学结构差不多，地屈孕酮对子宫内膜的作用更强，在体内的水平也更稳定。用药的方法首选口服，也可以打黄体酮针或者阴道用药（阴道出血期间慎用）。等到出血、腹痛的症状改善或消失，做B超显示宝宝安好，再用1～2周药之后就可以停啦（须遵医嘱，不可妄自停药）。

有些西药效果不明显，可以配合中医治疗。中医把妊娠期阴道出血称为胎漏、胎动不安，中医防治自然流产强调辨证论治，进行整体调节，防治结合，固本安胎。古今医家防治这类病，一般是经由健脾固肾、滋阴清热、补养气血等法，来达到固摄胎元、防止流产的目的。事实证明，中药复方确实能提高准妈妈在孕早期的 β-HCG 和孕激素水平，对胚胎产生保护作用。

258. 便秘、痔疮

怀孕后容易得便秘、痔疮。

常听说"十男九痔，十女十痔"，女性患痔疮的概率（60%～70%）比男性（50%～60%）要高一些，怀孕后女性（>70%）患痔疮的比例会再升高一点点，究其根本，是孕期激素水平的变化使胃肠蠕动减缓，增大的子宫压迫直肠导致孕妇便意不明显，所以妊娠期间便秘的发生非常普遍，而子宫增大压迫下腔静脉，静脉回流受阻，也容易引起痔疮。

便秘宜多吃富含纤维素的食物、避免过多肉食摄入（增加如燕麦、地瓜、小米、玉米等粗纤维食物的摄入，多吃韭菜、芹菜、白菜、木耳、萝卜等蔬菜，添加蜂蜜水、香蕉、火龙果等利于通便），适当增加饮水量、适度运动、定时排便；如果便秘比较严重，通过饮食难以改善，可以服用乳果糖或者益生菌改善便秘症状，必须强调一下孕妈妈不要私自口服药物通便。孕期尽量不要使用开塞露，避免导致宫缩引起流产或早产。植物种子有润肠通便的作用，孕妇也适用，芝麻粥、柏子仁粥、胡桃粥等都是不错的选择。

便秘严重会导致（或加重）痔疮的发生，痔疮可以理解为肛门的静脉曲张。得了痔疮虽无性命之忧，但会让人坐立难安。痔疮怎么治？

首先，对抗重力，上厕所不要拿着手机一蹲蹲半小时，有了马桶腿轻松，有了手机脑子不寂寞，然而长时间蹲坑会让肛门血液在重力作用下越积越多，所以请在 10 分钟内解决大便。其次，痔疮太难受的时候胸膝式趴一会儿，让痔疮处于体位之巅，有助于缓解不适感。凯格尔运动收缩盆底肌肉，助血回流也能有效减轻痔疮带来的不适。最后，冷敷（冷敷肛门处，每天 3～4 次，每次 10 分钟）、热水坐浴（每天 2～3 次，每次 10～15 分钟）都可以预防和缓解痔疮。

259. 尿频尿急

刚刚解决了消化系统这个"麻烦包",泌尿系统就来凑热闹。由于孕期增大的子宫会压迫膀胱,加上输卵管蠕动减弱和激素的影响,孕期容易出现尿频,甚至尿失禁,此外,还容易引发肾盂积水和泌尿系统感染。

怎样算尿频?

孕妇的尿频表现为在没怀孕时,每天日间平均排尿4～6次,夜间就寝后排尿0～2次,如果白天排尿次数超过7次,晚上排尿次数超过2次,且间隔在2小时以内,就可以称为尿频了。

尿频怎么办?

首先,孕妈妈要少吃利尿的食物,尤其是晚上,像是西瓜、蛤蜊、茯苓、冬瓜、昆布(海带)、泽泻(保健食品)、车前草、玉米须等有很好的利尿作用,应少食或不食用。其次,可以调整姿势。休息时要注意采取侧卧位,避免仰卧位。侧卧可减轻子宫对输尿管的压迫,防止肾盂、输尿管积存尿液而感染。

有些孕妈妈嫌频繁去厕所麻烦,就想着憋一憋再去,这种做法是不可取的。膀胱有一定的伸缩性,如果长期不及时排尿,膀胱弹性就会减弱,这样会使身体产生的废物排不出去,甚至引起尿毒症。

260. 腰背酸痛

有些准妈妈,孕前爱穿高跟鞋,孕后还爱穿,这种情况就不要问自己为什么会腰痛了,请准妈妈自动换鞋。

更多的怀孕初期出现腰背酸痛等现象是与体质差、劳累、弯腰过度、抬举重物、站立太久、走路过多或姿势不正确有一定的关系,需要考虑有没有先兆流产的可能,偶尔轻微的酸痛不用处理。因为怀孕初期因激素的影响关节韧带松弛,子宫增大,压迫盆腔组织与神经,并且由于腹部增大,身体的重心向后移,孕妇为了适应身体姿势的平衡腰向前突,所以才会腰酸背痛。

对于怀孕初期出现的腰背酸痛症状,只要充分休息,加上局部热敷和按摩便可有效改善,并不需要特别就医。如果孕妇感到腹痛剧烈,或者伴有阴道出血这种情况，要当心先兆流产，需及时就医检查。

261. 乳房胀痛

怀孕 4～6 周后，许多孕妇会出现乳房胀痛的症状，这是怀孕最早的征兆之一，是由于激素水平发生变化所导致的。

在雌激素和孕激素的共同刺激下，从孕初期开始，孕妇的脂肪层增厚，血液充盈乳腺，刺激乳腺发育，使乳房逐渐增大。乳腺腺管的扩张可能会引起乳房胀大敏感和疼痛。出现乳头和乳晕部的颜色变深，乳头周围有深褐色结节等现象，12 周以后还会有少许清水样乳汁分泌。

随着身体激素水平的稳定，乳房胀痛的情况会逐渐减轻，但也有部分孕妇乳房胀痛的情况一直持续。不必过分紧张，这是正常的生理反应，是人体为产后泌乳所做的生理准备。本身就有乳腺增生或乳腺纤维腺瘤的孕妇，这种症状可能会更加明显。但一般无须特殊处理，注意保持良好的情绪和充足的睡眠，选择宽松合身的内衣。

怀孕后乳房出现胀痛症状，孕妇可以采用热敷、按摩等乳房护理方式来缓解。千万要注意的是，这一时期乳房是非常脆弱的，孕妇在护理过程中应该动作轻柔，避免损伤乳头。

262. 孕期感冒可以用药吗

感冒虽没有多危险，但它实在太高发了，千防万防还是有可能乘虚而入，引发一串难受得要命却又要不了命的症状。问题也接踵而至：能不能吃药？吃药对宝宝有影响吗？不吃药的话发热会不会烧坏宝宝？咳嗽会不会震到宝宝？……这些问题比感冒本身还要纠结。

大部分感冒是因为病毒入侵，引起乏力、头痛、流鼻涕、嗓子疼等感冒症状；如果身体与病毒"开战"没打赢，细菌跑来"趁火打劫"，会进一步引发咳嗽、咳痰等呼吸道感染的症状。

咱们再来说治疗。普通感冒通常是由多种病毒引起的，没有针对普通感冒的特效抗病毒药，平时吃的感冒药大多只是为了缓解症状。可以这么说，吃药或者不吃药，感冒都在那里，1 周左右自愈，只是吃药能让这个过程舒坦一些。只有当感冒合并了细菌感染，比如咳嗽出现浓痰时，我们才需要医生评估是否使用抗生素。没错，等确定了细菌感染才可以开始吃抗生素，而不是发现感冒就吃。

对于准妈妈来说，感冒的用药原则是能不用就不用，能少用就少用。出现哪些症状需要吃药呢？

第一，高热。当准妈妈的体温升高超过1.5℃，也就是达到38.5℃以上时，对宝宝有致畸作用，会影响细胞分裂和器官发育，可导致神经管畸形等，尤其在孕早期。可以先尝试物理降温，比如擦身体、敷冷毛巾、使用冰袋。但如果体温升到了38.5℃，物理降温效果不明显，就应该吃解热药，因为这时吃药的好处要远远大于弊端。目前公认的副作用最小的解热药是对乙酰氨基酚。药名难念，但最好记下来，因为除了它之外的解热药都缺乏有力的实验证据。

第二，细菌感染。如果感冒合并明确的细菌感染，可以在医生的指导下适当服用安全等级高的抗生素，比如头孢类。

除了以上两种情况外，其他药物不建议服用。尤其是镇咳化痰类药物，全部出局，一个不留。

如果感冒症状不明显，劝你还是多喝点水，因为孕妇能吃的药物真的是太少了，大部分的西药是不能吃的。当一名孕妇真不容易，那就真的没有其他办法了吗？有法子！中医，服用中成药和中药煎汤内服相对安全。常用的中成药如双黄连口服液、板蓝根冲剂、小柴胡颗粒、川贝枇杷露都是孕期适用的。中药辨证内服针对个体差异辨证开方，更具有个体性，相对效果优势更明显。除了中药辨证内服外，常同时配合中医外治法综合治疗，往往能收到事半功倍的效果。如针刺、艾灸、拔罐（包括药物罐、磁疗罐）、穴位放血、穴位注射、中药粉穴位贴敷等，还可适当加用海特光、短波紫外线、激光等物理疗法，可在短期内有效缓解感冒咳嗽、咽痛、咽痒等症状。

中医有一个观点叫作"未病先防"，准妈妈们平时应该多注意提高自身的免疫力。在此介绍一种食疗方法。糯米阿胶粥：阿胶30克，糯米100克，红糖少许。糯米洗净，煮粥。粥煮成后加阿胶、红糖，边煮边搅匀，至阿胶完全溶化即成。糯米阿胶粥出自唐·咎殷所注《食医心鉴》，用于治疗妇人妊娠胎动不安。阿胶甘、平，是常用的养血安胎药。

263. 高龄孕妇应注意什么

中医学认为女性的身体特点以7岁为一个节点而变化，《素问·上古天真论》有云："女子七岁，肾气盛，齿更发长……五七，阳明脉衰，面始焦，发始堕……"35岁是女性生理功能下降的起始，从35岁开始，大部分女性的卵巢功能开始走下坡路，卵巢功能下降会影响卵子的质量，最后会影响胚胎的发育，容易导致流产、早产等现象。而且高龄孕妇容易并发糖尿病、高血压、心脏病等代谢性内科疾病。高龄孕妇需要比一般孕妇更加小心注意一些，所以更应关注健康状况。

因此我们的建议如下。

（1）补充叶酸：孕早期要注意每天服用足够的叶酸，叶酸可用于预防神经系统发育疾病，减少畸形儿。

（2）多关注血压、血糖：高龄孕妇的并发症（如心脏病、高血压、糖尿病等）可能增多，会对母婴产生一定影响。而且，高龄孕妇在孕期更易发生妊娠并发症（如妊娠高血压综合征、妊娠糖尿病等），容易造成复杂的高危状况。应注意监测血糖血压，按时到医院进行孕期检查，随时关注自己身体的情况。

（3）调整饮食习惯：高龄孕妇更易发胖和患上妊娠糖尿病，要少吃生冷、油炸、辛辣、含咖啡因和酒精等会影响胎儿健康发育的食物，建议选择性温和、低脂肪、高蛋白的食物。胚胎发育早期需要有充足的锌，孕妇可以适当多吃些富含锌的食物，如动物肝脏、海产品、牛肉等。

（4）注意控制体重：和适龄孕妇相比，高龄孕妇在孕期会更容易出现体重增长过度、发胖的现象，从而更易引发妊娠并发症，所以高龄孕妇要注意控制体重，防止体重增加过快。

（5）规律作息、乐观心态：高龄孕妇在怀孕之后应尽量保持规律的作息时间，睡眠充足，不熬夜，同时还要注意保持乐观积极的心态。因为对于高龄孕妇来说，往往面临着体质虚弱或对于怀孕本身精神压力较大的问题，而孕妇不良的情绪和心态会影响胎儿的健康发育。准爸爸要清楚，此时此刻疼老婆、宠老婆、照顾老婆小情绪，是投入最小产出最大、有益于后代的大事业。

（6）进行孕期检查：高龄孕妇在孕早期应适当增加产前检查的次数，具体可参照医生建议，酌情安排检查次数。

（7）缓解早孕呕吐：在孕早期，高龄孕妇的恶心、呕吐等反应比一般人严重。这时应避免吃流食，可吃饼干、烤馒头片等体积小、含水分少的食物。即使呕吐，也不必紧张，可做做深呼吸、听听音乐或到室外散步，然后再进食。

（8）避免细菌感染：妊娠前3个月，高龄孕妇最好不要使用含铅、汞的化妆品，少去公共场所，避免放射线照射和感染，防止风疹、腮腺炎、流感、单纯疱疹等病毒感染，否则会大大增加胎儿畸形的发生率。

如果孕妇素体虚弱，加上饮食不当伤脾，或久劳伤气，可能会损伤对于产育至关重要的冲任二脉；若是孕妇本身的精神压力太大而没有得到及时的排解，也会因为情志不畅导致肝郁，长此以往，肝郁化火，热扰冲任二脉。以上原因可导致冲任不固，不能摄血养胎，可能会使胎元不固。如果在孕早期的准妈妈出现了阴道少量出血、时下时止的情况，很可能是胎漏，也就是所谓的先兆流产。这时候也不要惊慌，要及时到正规的医院进行检查与保胎治疗，相信经过及时的治疗大部分高龄孕妈妈都能孕育出健康聪明的宝宝。

264. 二孩妈妈应注意什么

随着国家"二孩"政策的放开，越来越多的家庭迎来了"二宝时代"，那么二胎妈妈要注意些什么呢？今天咱们就来聊聊这个问题。

（1）注意年龄：如果有二孩计划，就要注意生育年龄。《黄帝内经》有云："四七，筋骨坚，发长极，身体盛壮；五七，阳明脉衰，面始焦，发始堕"，其实说的就是女性最佳的生育年龄。女性28岁时，筋骨坚实，身体最强壮。而到了35岁之后，就开始走向衰老了。所以女性最佳生育年龄就是28岁，35岁以后身体就开始走下坡路了，属于高龄产妇，生产危险就大大增加了，所以如果有二孩计划，要注意年龄的选择，尽早做好时间、生活的安排，早点生产，不要拖延。而门诊现在多见的想要二孩的女性，已经40多岁，这个阶段经济条件好了，来调月经，希望生二宝。殊不知，很多女性已经进入围绝经期，卵巢功能大大减退，生二孩十分困难，所以把握年龄很重要。

(2) 注意孕期检查：虽然生二孩的妈妈已经有了经验，但还是不能盲目自信，孕期要听医生的，做好孕期检查很重要。出现停经了，不要想当然的就是养胎，先要就诊确定是否宫内早孕，胎囊着床的位置距剖宫产瘢痕的距离是否安全，这样存在剖宫产史的准妈妈才能放心养胎。孕8周应去当地妇产医院咨询建档，11周进行最早的胎儿畸形筛查NT检查，检查胎儿颈部透明带厚度。定期每4周做1次常规检查，观察胎儿发育情况。二孩妈妈，多半不在最优的生育年龄，更容易发生妊娠糖尿病、妊娠高血压等并发症，要重视血糖、血压的监测。孕15～20周进行唐氏综合征筛查，20周进行无创DNA/羊水穿刺，看胎儿是否异常。孕28周以后改为2周一次产检，37周后每周1次。孕30周起，每天进行1小时数胎动，每小时胎动次数≥3次正常，如出现异常，尽快就医。

(3) 注意保持健康的生活习惯：二孩妈妈，往往孕期不那么"精细"了，就不那么重视孕期的生活习惯了，觉得第一胎顺顺利利，二孩完全没必要在意，一定万无一失。其实不然，每次生育都有可能出现不同的情况，所以一定要保持良好的健康的生活习惯，孩子才能健康生长。保证充足的睡眠及营养均衡的膳食，不偏食，不吸烟，不饮酒。孕妇要提前3个月口服叶酸，直到怀孕12周为止，每日0.4mg，预防神经管畸形，孕16周起口服医生推荐的钙及铁剂，防止钙缺乏及贫血情况。

(4) 注意保持心情舒畅：二孩妈妈往往面对更大的生活压力，包括工作上的安排，家人的疏忽，大宝的学习情况等，所以二孩妈妈更容易出现焦虑、抑郁的心理问题。要适当地疏导，保持心情舒畅，以免对胎儿造成不可挽回的危害。可以听些轻松、愉悦的音乐，适当地选择有氧运动，改善自己的心情。不谈你的不开心，宝宝会知道哦。

265. 宫内胎儿怕什么

(1) 怕滥用药：孕期的 10 个月中，准妈妈总会遇到这样那样的不适，如孕吐、头晕、感冒等，有些严重的就需要治疗，用到药物。但孕妈妈服用的药物会通过血液进入宝宝体内，有些药物会引起宝宝严重的不适甚至引起畸形。合理、专业的用药一般不会影响胎儿，胎儿怕的是滥用药物。未经专业指导私自服用药物，有可能药物里的某种成分对于胎儿来说就是"夺命剂"。临床中常见的抗生素类、抗抑郁类、解热镇静类等药物，有些准妈妈要慎用或禁用。

(2) 怕不良的生活习惯：有些大胆的准妈妈，孕前就是"吸烟、饮酒两不误"，怀孕后也控制不住烟瘾、酒瘾，忍不住偷偷饮酒、吸烟，甚至有的妈妈居然说"没事，这样孩子出生后百毒不侵"，殊不知这是多么愚蠢的想法。烟、酒中的有害物质会透过胎盘被胎儿吸收，引起畸形、流产、死胎等可能，这是多么悲痛的结局啊！既然胎儿怕吸烟、饮酒等不良的生活习惯，为人母，我们就要负起责任来。

(3) 怕不节制的性生活：孕早期胎儿与子宫内膜结合得还不紧密，过度的性生活有可能造成流产；孕晚期，特别是 28 周以后，不节制的性生活有引起早产、宫内感染等可能。所以，非常时期一定要节制性生活。选择亲亲、抱抱这种交流感情的方式，共同关爱孕妇和宝宝的健康。

(4) 怕接触传染源：准妈妈接触传染源很有可能会传染给孩子，造成胎儿感染。很多准妈妈看到街边上的小猫、小狗，忍不住去关心、逗弄，爱心没有错，但是这种情况会将自己和宝宝置于危险之中。如果感染弓形虫病，可造成胎儿感染，导致流产、早产、死胎等严重后果。

(5) 怕心情不好：准妈妈心情的好坏与孩子的健康息息相关，胎儿怕妈妈心情不好。已有研究表明，长期的焦虑、抑郁等不好的心情，会影响胎儿的智力发育及出生后的性格，影响孩子的一生。

(6) 怕不产检：产检对于准妈妈和宝宝都至关重要，通过妈妈的各项指标，能够了解宝宝的身体发育情况。胎儿怕不产检，因为不能时刻掌握胎儿的异常情况。有些准妈妈的家庭住址可能距离医院较远，因为"嫌费事"，就私自减少产检次数，殊不知这样做会酿成大错。孕期可能出现甲状腺功能异常、妊娠高血压、妊娠高血糖等情况，均会影响胎儿的发育，不做产检，凭肉眼我们怎么能判断出来呢？所以规律产检对于孕妈妈与胎儿尤其重要。

266. 胎死宫内的原因有哪些

胎死宫内会对孕妇身心健康造成极大的损害，到底哪些因素容易造成胎死宫内呢？

母亲原因：随着"二孩"政策的放开，现在很多高龄产妇的"二孩"梦开始落实，但因为"一孩"是个健康宝宝，就理所当然地经验主义，不做全面检查，却不知随着年龄的增长，母亲的身体状况已不如从前，更容易患有妊娠合并疾病，易发生妊娠高血压、妊娠糖尿病、妊娠合并甲亢等并发症，引起胎儿死亡。还有常见的高热、感染等，也是造成胎死宫内的原因。所以，既然选择生孩子，就要做个负责的妈妈，做好孕前、孕期检查。如果本身存在基础病，孕前积极治疗，保证身体达到"可以生育"的指标。

胎儿原因：自然法则"优胜劣汰"，有些宝宝存在先天问题，到最后几个月无法继续存活，造成死亡。如胎儿染色体异常、严重的先天畸形、严重的先天疾病（先天性心脏病、先天愚型等）均可能胎死宫内。

环境等外部原因：怀胎十月，有可能遭遇各种不适，引起"死胎"，追究其原因，除了内部胎儿发育、母体健康等因素，还有外部环境因素影响的可能，包括环境污染、沾染、食用有毒物品、大量辐射，应用影响胎儿的药品等。尽管我们不能通过一时一己之力改变大环境，但是我们要能够保证改变自己的生活习惯。保证充足的睡眠，膳食营养均衡，以确保胎儿生长发育健康。不吸烟、不饮酒，远离毒品，保证个人良好的生活习惯。避免接触放射线，不随意吃药，遇到问题就诊咨询专业医师，定期产检，为安全生产保驾护航。

胎盘原因：胎盘是供给胎儿营养的重要组织，如果发生前置胎盘、胎盘早剥、胎盘功能不足等情况，均可造成胎死宫内。

脐带原因：脐带绕颈、脐带过短、脐带打结等情况均会影响胎儿供血供氧，脐带发育异常或局部过细等原因均会增加胎死宫内的风险。

以上情况往往比较紧急，因此应注意孕晚期胎心的计数，时刻关注胎动变化。

生产过程原因：古代形容女性生产是"一脚踏在鬼门关"，可想而知生产的凶险。这个凶险不仅仅是针对准妈妈，也是针对宝宝来说的。如果胎儿在子宫内发生缺氧，会造成胎儿窘迫甚至胎儿窒息、死亡。生产过程中不要过度紧张，选择一家合格的医院，听从专业医师的指导。

267. 孕初期做 B 超会影响胎儿吗

整个孕期，需要多次 B 超检查，以确定胎儿的大小、核准预产期、观察生长状态等。对于先兆流产的患者，因为病情的需要会比正常的孕妇做 B 超的次数增多。有些孕妇会有 B 超是否影响胎儿发育的担心和顾虑，甚至私自减少孕检次数，以逃避超声检查，这是不正确的做法，目前国内外尚无任何研究能证明 B 超可影响胎儿发育导致畸形。合理地进行孕期 B 超检查，可为整个孕期安全保驾护航。

268. 孕初期反应严重、食量少，会影响胎儿发育吗

程度轻，可进食的情况：因为体内激素的变化，妊娠早期从 6 周开始到 12 周，大部分孕妇会出现以恶心呕吐为主的早孕反应。如果程度轻（偶有恶心呕吐，饮食、二便正常），这种情况对胎儿影响不会太大。

程度严重，不能正常进食的情况：如果孕期反应大，恶心、呕吐程度严重，无法正常饮食，食入即吐，可伴有体重减轻、脱水、电解质紊乱、尿少、大便数日不解，甚至意识模糊等表现，属于"妊娠剧吐"疾病范畴，需要尽快去医院就诊。因为妊娠剧吐对胎儿发育影响较大，可能造成胎儿发育迟缓甚至造成不良的妊娠结局，如流产。

269. 孕初期下腹痛的常见原因

生理性腹痛：初次妊娠的女性多见，会有下腹短暂的隐隐胀痛，休息后可得到缓解，是由于子宫因为妊娠被撑大，产生的隐隐胀痛感觉。或单纯出现下腹隐痛，这是因为妊娠使子宫的血管、淋巴管及弹性纤维增生，刺激神经末梢而产生的，只要注意休息即可缓解。或者到了

孕3～5个月时，两侧下腹有牵拉痛，改变身体位置，换个姿势可缓解，这是子宫圆韧带的牵拉引起的，都可以称作生理性腹痛。

中医保健：中医理论将妊娠期间发生的腹痛，称为妊娠腹痛，又称"胞阻"，顾名思义，就是：气血运行不畅，胞脉阻滞而致病。而当今社会女性，生活和工作压力大，多易肝郁气滞。推荐一个按摩小方法：按摩肝俞穴，可以疏肝理气。肝俞穴，出自《灵枢·背俞》，属于足太阳膀胱经，位于第九胸椎棘突下，水平旁开4.5毫米。具体操作：双手拇指，分别按压在双侧肝俞穴上，做旋转运动由轻到重（以自己能承受的力量为准），每次持续10～30分钟，每日3次。饮食推荐：梅花当归粥。材料：梅花5克，当归身5克，粳米150克。制作：将梅花、当归水煎煮，去渣取汁，加入粳米煮成稀粥。功效：疏肝理气，适用于肝郁气滞型脘腹胀痛、烦躁易怒、嗳气等表现。

病理性的腹痛：①妊娠早期如果出现持续下腹坠痛，伴有阴道出血，不能忽视，不能除外宫外孕或先兆流产可能。②如存在较大的卵巢囊肿，突然出现剧烈腹痛，不能除外卵巢囊肿蒂扭转可能。③早期妊娠合并急性阑尾炎，可有转移性右下腹痛，伴恶心、呕吐、发热等症状需及时就诊。

270. 什么是妊娠心烦

妊娠心烦，顾名思义就是妊娠期间出现的情绪问题，表现为烦躁易怒、烦闷不安、郁郁寡欢等现象。中医称为：子烦。《经效产宝》中提到"妊娠常苦烦闷，此是子烦"，其实就是说怀孕期间常感觉烦躁苦闷，就是妊娠心烦的意思。相当于西医讲的妊娠期焦虑抑郁。

271. 为什么会出现妊娠心烦

从中医上来说，中医经典《沈氏女科辑要》中提到妊娠心烦的病因："子烦病因，曰痰，曰火，曰阴亏。"就是说妊娠心烦的病因是，痰，火，阴血亏虚。不管是内蕴痰火还是阴血亏虚造成心火亢进，总结来说就是有热干扰了心神，所以才会觉得心烦。

272. 妊娠心烦的对策

舒缓心情：尽量选择做自己喜欢的事情，看些喜剧、听舒缓的音乐，缓解压力。尽量去舒缓自己的心情，自己调节情绪。学会倾诉，必要时可以求助专业心理医师。

放松训练：尝试躺在床上，周身放松，放着舒缓的音乐，想象自己躺在森林的花丛中，沐浴着阳光。选择适当的孕妇瑜伽训练，运动可以促进多巴胺分泌，产生兴奋的感觉。

饮食调节：孕妇常阴血不足，饮食上不应盲目进补，而应适当加入一些补阴类食物，如梨、百合、银耳等，如果出现妊娠心烦的症状，更应该饮食清淡，不要过度食用肥厚、油腻食品及温燥类食品，比如榴莲、荔枝、龙眼、花椒、肉桂等，否则容易助长痰火内生，更加烦躁。孕妈妈的心情，会影响胎儿的生长发育及出生后的心理健康。

273. 妊娠心烦的药膳

阴虚火旺型：多见于体型较瘦者，易见口干舌燥，但是不想多饮水，午后潮热，心烦不安，手足心热，舌质红，苔少或薄黄，脉细数。推荐一、百合粥。材料：鲜百合50克，大米100克，冰糖适量。制作：先常规煮熟大米，熬制成粥，煮熟前5分钟加入百合，继续煮熟，最后加入少量冰糖调味。推荐二、黄连阿胶鸡子黄汤。材料：黄连5克，白芍10克，阿胶10克，鲜鸡蛋2个。制作：黄连、白芍水煎煮汁，沸水烊化阿胶，三者汁水合并，打入鲜鸡蛋黄，搅匀，煮沸后服用。

痰火内蕴型：偏好食用肥甘厚腻的食物，心中烦闷不安，胸闷、恶心，有时有痰。舌红，苔黄腻，脉滑数。推荐一、海橘饼。材料：广柑500克，胖大海500克，白糖100克，甘草50克。制作：先将胖大海、甘草加水煮汁，再将广柑肉与白糖，腌渍一日，加清水适量，文火熬至汁稠。最后将广柑肉压成饼，加白糖50克，搅拌均匀，放在通风处阴干。服用时，每次服用5～8瓣广柑肉，用已做好的胖大海甘草茶冲下。推荐二、竹沥汤。材料：茯苓18g，竹沥200毫升。制作：用水800毫升合竹沥水煎，取400毫升，分次服用。

药膳不能代替药物，如症状严重，妊娠心烦无法缓解，需及时就医，药物治疗。

274. 孕期疲劳的原因

电视剧里判断怀孕的两大要素：呕吐、疲倦嗜睡，如果出现这种现象，马上就会有阿姨跳出来会心一笑，说"你怀孕了"。这虽然听上去很可笑，甚至经常闹出乌龙事件，但不可否认，这确实是孕期会出现的不适症状。那么今天咱们就来说说为什么会出现孕期疲劳呢？

大家都知道，孕期激素会出现波动，会需要查到"孕酮"这个东西，其实就是它，在中间起到了主要作用，让准妈妈们开始出现疲劳感。怎么回事呢？

（1）这种叫作孕酮的孕激素，会随着怀孕的进展而分泌增多。孕酮的作用是使子宫肌纤维松弛，避免过早的疼痛，保护胎儿发育成长。但是它还会让人产生疲劳感，觉得懒懒的，哪里都不想去，就想在家待着。

（2）睡眠质量受影响。随着怀孕子宫的增大，孕妇会出现尿频的症状，甚至频繁地起夜排尿，影响了睡眠质量。或孕期心理压力的增大，"日有所思，夜有所梦"，会进一步影响睡眠质量，导致睡眠不佳，必然影响白天的精神状态，加重疲劳感。

（3）代谢加快。我们常常说，孕妇是两个人，负荷着胎儿，准妈妈体内新陈代谢会加快，消耗更多的能量，也会产生疲劳感。

275. 什么时间会出现孕期疲劳

出现孕期疲劳的时间因人而异。一般情况下，孕早期会出现疲劳、嗜睡等症状。到了孕中期，会逐渐恢复正常。孕7个月左右随着体重的增加、尿频、腿抽筋等情况的出现，疲劳感会再次来临。

276. 孕期疲劳怎么办

如果孕期出现较严重的疲劳感，不要一味地觉得这是正常生理现象，要先想到就医，让医生去检查，是否属于正常现象。有时贫血、甲状腺功能低下、维生素 B_1 缺乏、抑郁症等都有可能出现严重的疲劳感，属于病理情况，需要专业医师指导。

如果是孕期正常范围内的疲劳，我们可以从以下几个方面作调整。

（1）饮食调节：孕期消耗能量较多，要注意饮食调节，增加优质蛋白的摄入。这里可不是让大家天天红烧肉、炖肘子吃，体重增长过多会影响健康。在孕期，我们应清淡营养，补充优质蛋白、维生素、矿物质、铁、钙等，做到膳食营养均衡。建议粗细粮搭配，适量食用牛奶、豆浆、瘦肉、鸡蛋、新鲜蔬菜、水果等。注意补充B族维生素，它可以缓解孕吐，更能缓解孕期疲劳感。

（2）舒畅心情，改善睡眠质量。孕期心理健康很重要，做好适当的心情调节，可以听舒缓积极的音乐缓解心情，避免抑郁。必要时请心理医生做适当的心理疏导，舒缓心理压力。改善睡眠质量，保证充足睡眠，每日8～9小时。睡前可以选择泡脚，缓解一天的疲惫。水温选择30～35℃，不宜水温过高，每日15分钟。

（3）适当的运动，有助于缓解心情，保障睡眠。可以选择孕妇瑜伽或者饭后家人陪同散步，既锻炼身体，调节心情、利于生产，还能保障睡眠、和睦家庭，何乐而不为呢！

（4）孕期按摩：在医生的指导下，可以让丈夫给自己进行轻柔的按摩，既能缓解疲劳，又能增加感情的交流，让丈夫参与到孕期中来。按摩的小技巧：准妈妈选择一个舒服的侧卧位，全身心放松。丈夫：用手掌从头颈部开始，向下逐步按摩，再从脊柱另外一侧向上按摩到头颈部，但不可以按摩脊柱；手掌从踝关节开始向上，沿着大腿外侧进行环形按摩，可以减轻腿部水肿程度。按摩禁忌：不要按摩腹部；不要按压踝部、手腕等穴位；不要对大腿内侧重手法按摩；不要过于用力，动作要轻柔、和缓。

277. 孕期发热

咱们普通人体温超过37℃提示发热，体温超过38℃，开始自觉体温发热并开始出现恶寒、头晕、头痛等不适，当超过38.5℃，必须要小心处理了，防止高热引起人体损伤。而孕妈妈新陈代谢较快，体温稍高于普通人0.4～0.6℃，所以当准妈妈体温超过37.5℃，咱们就要

278. 孕期发热的危害

提高警惕了。

轻度且短暂的发热,一般不会对孕妈妈及宝宝造成伤害,但是长时间体温超过 38.9℃,会增加宝宝神经管畸形的概率。尤其孕早期(前3 个月)是胎儿致畸敏感期。对于发热一定要慎重对待,不能讳疾忌医。

279. 孕期发热的病因有哪些

出现了发热的症状,不需要过度恐慌,咱们要查明发热的原因,比起发热,发热背后的原因才是真正可能影响健康的"罪魁祸首"。

(1) 感染性发热:查明感染源,对症处理。如上呼吸道感染、泌尿系感染、支气管炎等感染原因可能引起发热,这也是咱们普通人最常见的发热原因。

(2) 肿瘤引起发热:肿瘤晚期可出现没有规律的低热或超过 38.5℃ 的高热,要提高警惕,尽快明确病因,避免耽误病情。

(3) 自身免疫性疾病发热:如红斑狼疮等免疫性疾病,出现发热情况,需引起重视,尽快前往医院就诊,明确病因,早日治疗。

(4) 传染性发热:因传染类疾病引起发热,如病毒性感染、水痘、麻疹等。

280. 孕期发热怎么处理

(1) 轻度发热,不超过 38℃,如果没有明显的不适症状,可以自行采取降温措施。例如,温水擦浴:可以用毛巾浸湿温水,擦拭全身。温水可以使毛孔张开,利于散热。温水擦浴过程中,如果准妈妈出现过度发冷及脉搏、呼吸改变,要立即停止。敷冰袋:可以选择拿一块毛巾包裹着冰袋,敷在额头,或夹在腋下。睡冰枕:时间不宜过长,因冰枕易使局部温度降得太快而引起其他部位的不适。此外,饮用充足的水,清淡饮食,适当补充维生素。

(2) 温度超过 38.5℃,且出现困倦、乏力、头痛等症状,需要口服解热药。需要在专科医师指导下用药。

四、夫妻血型与胎儿相关问题

281. 什么是血型

每次去医院抽血，都会有患者问"我是什么血型啊，A 型、B 型、O 型？"我们知道的"A 型、B 型、O 型、AB 型"，就是一种血型系统的分类。通俗地说，血型就是血液的一种分类方法，通常指红细胞的分型。

282. 血型系统如何定型

上面咱们说到，通常血型是指红细胞的分型。根据红细胞表面的抗原特异性来确定血型。国际输血协会承认的血型系统有 30 种，其中就包括我们熟悉的 ABO 血型、Rh 血型系统，它们也是最重要的血型系统。也就是说，A 型血的人，他的红细胞表面有 A 型抗体。

283. 父母血型与子女的血型有什么关系

人类的血型虽然有很多类型，但都是由遗传因子决定的，就是父母遗传给子女的。如果父母都是 O 型血，OO 为隐性基因，那么子女的血型就应该是 O 型，极少数基因突变，才有可能出现其他血型。

284. 夫妻血型不一致可以怀孕吗

夫妻血型不一致是可以怀孕的。我们所担心的新生儿溶血的问题，与夫妻血型不同没有太大关系。ABO 血型抗体存在天然抗体与免疫抗体。天然抗体一般不能通过胎盘进入到宝宝身体内，不会使宝宝的红细胞发生凝集破坏，也就解释了虽然准妈妈和宝宝的血型不一致，却不会导致胎儿溶血。但免疫抗体则能通过胎盘进入宝宝体内，导致宝宝的红细胞被破坏，发生新生儿溶血，这种抗体是准妈妈过去由于接触外源性抗原（如输血、妊娠或接种疫苗等）而产生的。

285. 血型为 Rh 阴性的妇女怀孕应注意什么

Rh 阴性血型比较稀少，血液珍贵，孕前应做好检查，调理身体，防止贫血，孕期建议口服补血药物。如果明确自己为 Rh 阴性血，应和医师沟通告知血型，这样可以明确孕期注意事项，规避风险。如果是头胎，没有过流产，不要过度紧张，孕 5 个月、7 个月、9 个月各做一次血液免疫学产前检查。一胎极少可能发生溶血现象，可以在生下宝宝 72 小时内注射 Rh 抗体，防止二胎时发生新生儿溶血。打针问题需要详细咨询产科门诊。建档时尽量选择有血库的医院，防止生产意外，需要紧急输血的可能。

286. 血型不合的分类及对策

血型不合分为 ABO 血型不合及 Rh 血型不合两种情况。

ABO 血型不合：容易发生在丈夫是 A 型、B 型、AB 型，而孕妇是 O 型血的胎儿。胎儿的血型可能为 A、B、O 型。当胎儿血型为 A 型时，妈妈血中缺乏胎儿所具有的抗原 A，胎儿的抗原 A 能刺激母体产生抗体 A。这种抗体 A 可以通过胎盘进入胎儿体内，与抗原 A 发生凝结，引起 ABO 血型不合的溶血。一般病情轻，最早出现的症状是黄疸，一般在出生 24～48 小时出现，出生 3～7 天内会消退。有的晚期会有贫血症状。很少会发生胎儿死亡。对策如下。①药物治疗：西药，血浆/白蛋白，肾上腺皮质激素，酶诱导剂，葡萄糖及碱性溶液。中药，常用中药为茵陈蒿汤合寿胎丸加减（茵陈、栀子、大黄、菟丝子、桑寄生、川续断、阿胶）。不仅具有利湿、退黄作用，还有安胎的作用。②光疗。③换血、输血。

Rh 血型不合：病情重，常导致胎儿宫内死亡。容易发生在丈夫是 Rh 阳性，孕妇是 Rh 阴性的胎儿。对策：要明确孕妇孕产史、输血史，如上一胎已经发生过黄疸、新生儿溶血、死胎者，本次应"拉起警报"警惕此次发生血型不合溶血病。建议设法提高孕妇抵抗力。做好孕期检查，如夫妻二人血型不合，则对孕妇进行抗体监测，监测抗体上升速度。注重胎儿宫内监测，定期彩超监测，明确胎儿发育情况及有无水肿，必要时在彩超监测下行羊膜腔穿刺，辅助诊断及治疗。胎儿宫内输血：宫内输血可以延长胎龄，直至胎肺成熟，再进行终止妊娠。血浆置换：孕24～26周，宝宝水肿未出现前，可以进行血浆置换术，这种方法比直接胎儿宫内输血安全，但需血量较大。分娩胎儿：越接近预产期，产生的抗体越多，对胎儿的危害也越大。于预产期前2周提前入院，以自然分娩为原则，但Rh血型不合需提前终止妊娠的孕妇可以进行剖宫产。可以根据孕妇既往分娩史、抗体效价滴定度、胎儿胎盘功能，以及参照羊水中胆红素含量及L/S比值等，综合考虑选择恰当的终止妊娠日期，娩出胎儿后立即剪断脐带，以减少抗体进入新生儿体内。

[何军琴，教授，主任医师，博士生导师，博士后合作导师，首都中青年名中医，北京市第六批中医药专家指导老师，首都医科大学附属北京妇产医院中医科主任。主要从事中西医结合生殖内分泌领域的临床、教学、科研工作，擅长诊治反复自然流产、男女不孕不育、中医药在辅助生育技术（IVF-ET）中的应用等。担任中华中医药学会生殖医学分会常委、妇科分会委员，精准医学分会常委，中国中西医结合学会围产医学专委会副主任委员，中国妇幼保健学会中医及中西医结合分会副主委，中国性学会中西医结合生殖医学分会常委，北京中医药学会妇科专委会副主任委员，北京中西医结合学会中西医结合妇科分会副主委、围产医学分会副主委、生殖专委会副主委等，主持参与国家自然科学基金、北京市自然科学基金、首特项目、首发基金等课题20余项，参编著作8部，国家精品工程教材1部，SCI、核心期刊发表论文50余篇]

第9章 孕中期（4～7个月）

一、孕中期身体变化

287. 孕中期母体变化

进入孕中期大部分孕妇孕吐消失（少数会持续整个孕期），食欲恢复，精神状态好转。孕4个月，子宫底位置上移，超出盆腔，位于耻骨与脐之间，不再压迫膀胱和直肠，因此尿频及便秘的症状消失；此时胎盘逐渐完整，胎体基本稳固，大部分孕妇已无流产风险；子宫增大如婴儿头，可从外观看出怀孕征象，俗称"显怀"；孕妇可偶感胎动，体重增加，平均每周增加约350克。孕5个月，子宫继续增大，子宫底位于脐下一指，胎动较孕4个月明显；孕妇胸围及臀围变大，体重增加，皮下脂肪增厚。孕6个月，子宫底高度位于脐上一横指，肚子较凸出，腹部微有沉重感，乳房饱满，可偶有稀薄乳汁溢出，胎动增多，行动稍觉吃力；部分孕妇会出现头晕、心慌等表现，因此时循环血量增多，容易出现生理性贫血；部分孕妇可能出现下肢肿胀。孕7个月，子宫继续增大，宫底位于脐上3横指，腹部凸起似小山丘，有的孕妇压迫腰椎，可伴腰部酸痛不适，子宫敏感度增加，偶有不规律宫缩，胎动频繁；水肿症状加重。

288. 孕中期产检项目

孕中期（14～28周）：这一时期，宝宝是一个小人，能够伸展胳膊腿，五官也清晰可见。孕中期的常规检查：血尿常规、体重、宫高、腹围、血压、胎心率、胎位等。几个重要项目是在孕中期检查的。孕中期必须要进行的"唐氏综合征"筛查在孕 16～20 周进行。B 超监测胎儿生长发育状况及畸形一般在孕 21～24 周，就是俗称的"大排畸"。孕 24～28 周进行口服葡萄糖耐量试验（OGTT），对妊娠糖尿病进行筛查。

289. 孕 16～20 周唐筛 / 无创 DNA

从第二次产检开始，每次必做基本的例行检查为体重、血压、宫高、腹围、胎心。

唐筛（16 周最佳）：空腹抽血检测胎儿染色体是否异常，10 个工作日内取结果。胎儿颈部透明带（NT）大于 3.0 毫米，抽血唐筛结果概率大于 1/270 者，有唐氏征儿的可能性，应安排做羊膜腔穿刺，一般 20 周做，20 个工作日内取结果，加急 10 个工作日内取结果。

无创 DNA：是近年来新兴的高端筛查技术，检测费用在人民币两三千，差不多是唐筛的 10 倍、羊穿的 2 倍。这种检测方法需要抽取孕妈妈 10 毫升左右的血液，然后从准妈妈的血液中提取出胎儿的 DNA，分析胎儿的染色体，准确率可以达到 99% 以上。检测的时间更加宽泛，孕 12～26 周都可以检测。

290. 孕 21～24 周大排畸（四维）

四维：怀孕 5 个月，胎儿的主要器官和系统已基本形成。主要是看胎儿外观发育上是否有较大的结构异常。通过 B 超探头 360°无死角全景拍摄，把宝宝从上到下、从前到后仔仔细细看一遍，排除一系列重大畸形，故名大排畸。然而肚子里的宝宝常不跟 B 超机子配合，大多数得做两次以上，中间可以去爬个楼梯，溜达溜达，再看胎儿位置就变一变。然而，有些宝宝，真的是一动不动，只能改天再来。尽管大排畸不万能，但也万万不能不做。

291. 孕 25～28 周糖筛

妊娠糖尿病筛查：检查前一天饮食要保持正常，才能反映真实的血糖水平。如果平时吃甜食并不多，这天可别兴致大发地突然改变饮食习惯。晚上10点之后禁食、禁水，第2天空腹奔医院。

过程：到窗口领取50克糖和200毫升水，把所有糖倒入水中彻底溶解，5分钟之内喝完。从入口的那一刻开始计时，1小时之后抽血测血糖。结果低于7.8mmol/L为正常，血糖≥7.8mmol/L的需要加试，做葡萄糖耐量试验（OGTT）。

OGTT：化验前至少禁食、禁水8小时。首先空腹抽血，测空腹血糖。然后喝糖水（300毫升含75克糖的水），5分钟内喝完。入口开始计时，分别在刚喝完、1小时后和2小时后抽血（总共抽3次血）。空腹血糖（Glu 0）、1小时血糖（Glu 1）、2小时血糖（Glu 2）的正常值应该分别小于5.1mmol/L、10.0mmol/L、8.5mmol/L，这三个值都正常才算正常。

292. 孕中期产检注意事项

孕中期尤其注重胎儿畸形的筛查和胎儿的生长发育情况，以及子宫功能、母体的状态和妊娠糖尿病的检查。

唐氏筛查中高龄产妇（≥35岁）和高危产妇（曾有胎停、死胎、胎儿畸形史等）需在妊娠16～20周进行羊水穿刺，抽取羊水，行胎儿细胞的核型分析检查；一般适龄孕妇检查此项只需抽取母血检测HCG、甲胎蛋白（AFP）及非结合雌三醇即可。

随着孕期进展，胎儿逐渐成熟，胎动越来越明显。孕妈妈应及时监测胎动，一般12小时内胎动不少于30次为正常。如果出现12小时胎动小于10次，或1小时内胎动少于3次，或者一段时间内胎动过于频繁，提示胎儿可能有缺氧窒息的危险，孕妈妈应该去医院进行胎心监护或超声检查。

孕中期需注意胎儿心率，可以开始自行监测胎儿胎心，也是观察胎儿状态的一个方法。正常胎心跳动一般在120～160次/分。如果胎心异常或胎心停跳不定，不规则后伴有胎动减少，提示胎儿可能出现了宫内缺氧，准妈妈应及时去医院进行检查。

有高危因素的孕妇应在24～28周行胎儿超声心动检查，比如高龄产妇既往有不正常孕产史、有先天性心脏病史、有其他合并症、胎儿心律失常等。

最后，注意糖尿病的筛查，因为妊娠糖尿病会导致胎儿畸形或者巨大儿，准妈妈可能出现糖尿病酮症酸中毒、感染等。若确诊为妊娠糖尿病，孕中期应每2周检查一次血糖。

二、孕中期生活起居

293. 孕中期为什么要注意体重

孕中期，准妈妈的体重随着胎儿的生长发育开始增加，虽然这属于正常现象，但体重超标会影响正常分娩，增加分娩难度及风险。有研究表明，准妈妈体重增加超过15千克，巨大儿发生率为7.46%，极易造成难产，剖宫产的风险是正常顺产的3倍。同时，体重增长过快，可能会诱发妊娠糖尿病、妊娠高血压等疾病和巨大儿的发生。因此，孕妇应适当控制体重，整个孕期体重增长尽量控制在12.5千克以内为宜，从孕13周开始每周体重≤350克为宜。

294. 孕中期如何控制体重

养成良好的饮食习惯：准妈妈要注意饮食有规律，按时进餐或者少食多餐。可选择热量比较低的水果作零食，不要选择饼干、糖果、瓜子仁、油炸品等热量比较高的食物。控制体重推荐食物：①苹果：苹果的营养价值高，且含有丰富的膳食纤维，适当吃苹果可以维持健康的体重，避免体重增长过快。②香蕉：香蕉具有调理肠胃的作用，经常吃香蕉可以促进肠胃的蠕动，能够排除身体内的有害物质，能够保持排便通畅。③菠菜：菠菜可以加快人体脂肪的燃烧，且菠菜中含有丰富的铁元素和叶酸，适当吃菠菜可以避免胎儿畸形，有利于胎儿健康成长，并能补充孕妇身体的铁元素，预防缺铁性贫血。

控制进食量：主要控制糖类食物和脂肪含量高的食物。动物性食物中可多选择含脂肪相对较低的鸡、鱼、虾、蛋、奶，并可适当增加一些豆类，这样可以保证蛋白质的供给，又能控制脂肪量。

合理运动：怀孕期间要根据身体状况选择合适的锻炼方式，每天锻炼身体，能够加快脂肪的燃烧，帮助维持健康的体重。适当地做家务、散步、练习瑜伽等，都是有助于消耗能量的。

孕期对体重是有要求的，孕妇不要误以为在孕期什么东西都可以随意吃，这种想法是非常可怕的，要根据饮食要求合理饮食。现在您应该知道孕期为什么要控制体重了吧，希望以上的介绍能够给您带来帮助。

295. 孕期摄入适当维生素的重要性

维生素是维持人体正常生理功能所必需的有机化合物，在物质代谢中起重要作用，其含量极低，但必不可少。大部分维生素需要从食物中获取，人体不能自身合成。虽然人体对维生素的需求量很少，但对新陈代谢、生长、发育有极其重要的作用，一旦缺乏，会对人体健康造成损伤，但又不宜过量。

维生素 A 又称抗干眼醇，主要的作用是维持视觉，受紫外线照射易被破坏，肝脏是其储存的主要场所。维生素 A 可以维持免疫系统功能正常，孕期若缺乏维生素 A，则孕妇免疫力下降，容易感染呼吸道疾病或者寄生虫，并且对胎儿的生长发育均有不同程度的损害。国际标准推荐每人每天所需维生素 A 的含量大概在 3500 国际单位（IU），孕妇不需要额外增加服用剂量。

维生素 B_1 最早是从米糠中提纯出来的，因其分子结构中含有硫及氨基，故称硫胺素，又称抗脚气病维生素。在米糠、牛奶、蛋黄及番茄中含量丰富。维生素 B_1 易溶于水，不能在体内储存，因此需要额外补充。可将含有维生素 B_1 的食物调制成汤食用，维生素 B_1 易溶于汤中，更易吸收。缺乏维生素 B_1 则可导致神经传导受损，造成消化不良、食欲减退，还会导致脚气病的发生。避免维生素 B_1 缺乏，则应多食粗粮。我国推荐孕期维生素 B_1 补充量为每天 2 毫克。

维生素 B_2 又称核黄素，可促进生长发育和细胞的再生，参与人体能量的产生。缺乏维生素 B_2 易致口腔炎、皮炎。孕期对维生素 B_2 的消耗增加，因此需要注意额外补充。维生素 B_2 主要存在于谷物、牛乳、蔬菜和鱼等食物中。

维生素B_3又称烟酸，是人体所需B族维生素中需求量最大的一种，是维持神经系统和脑部功能的重要物质，同时也是维系消化系统不可缺少的营养素。孕期推荐每天补充20毫克。

维生素B_6是一种辅酶，参与氨基酸的代谢，因此在人体内十分重要。维生素B_6在食物中含量丰富，且肠道细菌可以合成，因此一般不会出现缺失的现象。推荐每日补充2毫克左右，不宜过量，过量会导致脑及神经受损。酵母、瘦肉、谷物及卷心菜中富含维生素B_6。

维生素B_{12}又称抗恶性贫血维生素，是一种含钴的有机化合物，是人体造血必不可少的一种物质。维生素B_{12}缺乏对孕妇最重要的影响就是会造成孕期贫血，影响新生儿生长发育，畸形率也会上升。人体对维生素B_{12}需求量并不高，每天只需12微克。

维生素C又称L-抗坏血酸，在绿叶植物、番茄、猕猴桃和柠檬等食物中含量丰富。维生素C性质不稳定，极易被氧化，在储存及烹饪过程中极易被破坏，尤其温度过高或时间过久时。蔬菜尽量凉拌，水果应食用新鲜的。对于孕妇可适当补充维生素C，以提高免疫力，对人体皮肤、牙龈和神经有益。但每日补充量不能超过1000毫克，因为过多会导致胎儿对维生素C的依赖，出生后如不服用大量维生素C，会出现坏血症。

维生素D又称钙化醇，参与人体骨骼的钙化，在动物肝脏、奶及蛋黄中含量丰富，尤其在鱼肝油中含量丰富。维生素D缺乏，主要会导致孕妇骨质软化，会影响胎儿骨骼和牙齿的生长，形成先天佝偻病。适当光照有利于维生素D的合成。每天只需0.000 5～0.01毫克，但长期摄入过多会对身体造成损害。

维生素E又称生育酚，广泛存在于蔬菜及豆类中。缺乏维生素E会出现肌肉萎缩、贫血、脑软化及其他神经退化性疾病。孕妇应每日额外补充2毫克。

296. 微量元素与优生有什么关系

微量元素在人体内含量极低，其通过与蛋白质和一些有机基团结合，形成人体所必需的维生素、酶等生物大分子，进而发挥生理生化功能，是维持身体正常功能不可缺少的元素。人体所必需的微量元素摄入不足，则会影响身体健康。孕期钙摄入不足，容易导致胎儿先天佝偻病。铁与血红蛋白结合生成血细胞，孕期胎儿的生长及造血需要大量的铁剂，铁剂缺乏，会出现孕期缺铁性贫血，对孕妇及胎儿健康都是极大的伤害。孕期缺锌会影响胎儿的生长，尤其对胎儿的心脏、大脑、胰腺及甲状腺等重要的器官有影响，缺锌还会导致孕妇免疫力降低，影响孕妇的味觉，导致食欲减退，摄入营养不足，胎儿生长发育受限等。碘缺乏容易造成甲亢，会影响胎儿生长发育，孕期应适当补碘，确保胎儿的正常发育。由此可见微量元素对于优生优育的重要性。

297. 孕期宜少吃甲鱼、螃蟹

古诗中不乏有描述甲鱼和螃蟹肥美的诗句，如"湖田十月清霜堕，晚稻初香蟹如虎""螯封嫩玉双双满，壳凸红脂块块香"。可见其鲜美早已声名远播。现代研究表明，甲鱼和螃蟹都是富含蛋白质和矿物质的海产品，具有很高的营养价值。但其性质寒凉，且具有活血化瘀的功效，孕妇食用过多会导致流产，因此再鲜美也要饮食有度。

298. 孕期宜少吃金枪鱼

金枪鱼又名吞拿鱼，大部分栖息于深海，蛋白质含量高达20%，脂肪含量却不高，被誉为海底鸡。其肉中富含人体所需的20种氨基酸及丰富的矿物质和微量元素，DHA含量极高，营养丰富易于吸收。孕妇可以适当食用金枪鱼，对胎儿的骨骼和脑部发育有益，但却不能多食，主要是因为环境污染和海洋生态环境遭到破坏，导致很多海洋生物体内含有很多有害物质，比如汞。如大量服用受到污染的金枪鱼，会影响胎儿的生长发育，甚至出现畸形胎。中医学认为鱼肉偏寒，不宜多食，可损伤脾胃功能，影响营养吸收，孕期最好不要过食。

299. 孕期吃火锅要当心

怀孕中期，偶尔吃火锅不会影响孕妇及胎儿的健康，但不能经常吃，火锅偏于温燥，容易上火，导致便秘，在选择肉类及海鲜时一定要注意煮熟，否则容易感染寄生虫或细菌，导致胎儿生长发育畸形。

300. 孕期千万别饮酒

　　酒精影响维生素的吸收，可引起贫血或神经炎，还会影响食欲，饮酒影响脾胃功能，生痰，妨碍营养物质的吸收，从而导致营养不良，不利于胎儿的生长发育，对肝脏有影响，可降低免疫力，导致胎儿中毒，发育缓慢，造成某些器官畸形，可能引起"胎儿酒精综合征"，如上颌骨发育不全、斜视、心脏或脊柱畸形等。有研究证实，酒精有明确的致畸作用，无论多少剂量的酒精都会对胎儿造成不良后果。

301. 胎儿牙齿的发育

　　胎儿的牙齿分为乳牙和恒牙，乳牙的牙胚发育从孕6～8周开始，至5个月时开始钙化，同时恒牙牙胚开始发育。牙齿是人体最硬的器官，主要成分为羟基磷酸钙。

302. 孕妇饮食对胎儿牙齿健康有影响吗

　　俗话说：民以食为天。饮食的第一道关口就是咀嚼，牙齿坚韧健康，食物才可被充分咀嚼，之后进入到我们的胃肠，再进一步消化吸收，可见牙齿健康至关重要。因此，在胎儿发育期，准妈妈就应该重视胎儿牙齿的生长。钙是牙齿的主要成分，一旦牙齿长成后再补就来不及了，所以在孕期就要开始补充钙质。准妈妈应多食含钙丰富的食品，如牛奶、鸡蛋、乳制品、豆制品，同时应补充维生素D，因其是促进钙吸收的重要元素，动物肝脏和鱼油中含丰富的维生素D。

303. 孕中期膳食保健方案

　　孕中期需要增加各营养素摄入量，尽量满足胎儿迅速生长及母体营养素储存的需要，避免营养不良或营养缺乏对胎儿生长发育和母体健康的影响。以下几点需要注意：增加热量，摄入足量的蛋白质，保证适宜的脂肪供给，增加维生素的摄入量，多吃含无机盐和微量元素丰富的食物。

304. 孕中期饮食安排原则

（1）增加主食摄入。米面等主食是热量的主要来源。孕中期必须保证足量的主食摄入。

（2）增加动物性食品。动物性食品所提供的优质蛋白是胎儿生长和孕妇组织增长的物质基础。豆类及豆制品所提供的蛋白质量与动物性食品相仿，但动物性食品提供的蛋白质应占总蛋白质量的 1/3～1/2 以上。

（3）多食动物内脏。动物内脏中以肝脏为最佳。孕中期，孕妇对血红素铁、核黄素、叶酸、维生素 A 等营养素的需要量明显增加，为此建议孕中期妇女至少每周选食 1～2 次一定量的动物内脏。

（4）增加植物油的摄入。孕中期胎儿机体和大脑发育速度快，对脂类及必需脂肪酸的需要量增加，必须及时补充。孕中期妇女还可选择摄入花生仁、核桃仁、葵花籽仁、芝麻等油脂含量较高的食物。

（5）少食多餐。孕中期孕妇食欲大增，每餐摄食量可有所增加。但随着妊娠的进展，子宫进入腹腔可能挤压胃部，孕妇每餐后易出现胃部饱胀感。对此孕妇应适当减少每餐的进食量，做到以舒适为度，同时增加餐次，如每日 4～5 餐。

（6）预防贫血：孕中期血容量增加很快，容易发生妊娠期贫血。孕妇宜多吃含铁食物，如黑色食物（黑木耳、动物血、肝脏等），同时补充维生素 C，有利于铁的吸收。

305. 孕中期孕妇外出要注意什么

孕中期，大部分孕妇基本已无流产风险，且行动尚轻便，如无不适，可以适当外出，但应注意以下几点：

首先，孕期出行须有家人全程陪同，不宜去较远的地方，偏僻和交通不便的地方也尽量不要去。若远行，应选择舒适的交通工具，中途注意休息，尽量错峰出行，事先了解途中医疗机构，如有不适可以随时就诊。如果选择的目的地较远，建议把旅途分为几个阶段，每一个目的地尽量不要太远，要保证孕妈妈得到充足的休息。要保证饮食，带足水和食物，如果去海边，不食生冷海鲜。可携带一些防治腹泻的药物，穿着要宽松，鞋子舒适轻便。

其次，出门尽量选择天气晴朗舒适的日子，如若遇到雨天，则应带好雨具，穿防滑防雨的鞋子，随身携带一件外套，注意不要淋雨；若是夏日，注意做好防晒，避免中暑，穿透气吸汗的衣物，随身携带一些水和吃食，及时补充水分和能量；若为冬日，尤其是北方，大雪路滑的天气，尽量穿保暖舒适的衣物，不要出行过久，以免寒气入体，影响孕妇和胎儿的健康。《灵枢·九宫八风》云："风从其所居之乡来为实，主生长，养万物。从其冲后来为虚风，伤人者也，主杀主害者。"可见正常气候可以长养万物，异常气候则致病伤人。因此，孕妇在特殊时期，出行时更应注意季节气候的变化，以免感受疫疠之气邪气，损伤孕体及胎儿。

最后，一般建议孕妇不要去过于拥挤的场所或密闭狭小、人流较多的空间，保持空气流通，有足够的氧气，避免缺氧，影响胎儿。

306. 孕中期锻炼应注意什么

到了孕中期，孕妇可以适当增加活动。内经《灵枢·脉度》有云："气之不得无行也，如水之流，如日月之行不休。"此文之意是说气血流通，有赖于形体的运动，锻炼可以活动肢体，舒展筋骨，调畅形体。孕期锻炼也是非常重要的，但要记住根据个人的身体素质，选择适当的方式。不建议选择剧烈的运动，消耗过多体力，过度抻拉、弯腰的动作不可行，容易导致流产。推荐散步及游泳等有氧运动，不但可以增加肺活量，同时也能够增强肌肉的力度，提高免疫力，时间控制在20～30分钟为宜。到了孕中后期，锻炼次数和时间应减少，可在专业人士的帮助下，做一些简单的瑜伽。

307. 为什么孕中期孕妇的睡眠很重要

孕中期，胎儿需要从母体摄取的营养越来越多，准妈妈身体健康，得到良好的休息，才能保证胎儿健康成长。睡眠是人体一生中最重要的事情，睡眠可以使大脑得到休息，排除体内垃圾，供养心神。如果睡眠不够充足，会降低人体的抵抗力，容易增加感染的风险，或者导致心理及生理方面的疾病。孕中期,孕妇每晚睡眠应保证不少于7小时,中午应小憩30分钟。中医《黄帝内经》中曰:"阳气尽则卧,阴气尽则寤",阴气最盛时,即子时,晚上11点至凌晨1点,应入睡,有利于补养人体一身之阴,午时为11点至下午1点,为心经循行的时间,此时小憩,常人可调养心神,补益阳气,孕妇更可补养心血,舒缓心情,安神养胎,此为:"子时大睡,午时小憩",子午觉睡得好,阴阳之气相互顺接,则人体阴阳调和,气血顺畅,有益于孕妇的身心健康及胎儿的长养。

308. 孕中期应采取什么样的睡姿

孕中期一切都已经逐渐稳定,准妈妈处于比较放松的状态,但有一些需要注意的问题容易被忽视,比如孕期睡姿的问题。到了孕中期,子宫逐渐增大,超出盆腔,身体及内部受到压迫,睡姿受限,会出现身体疲劳,对胎儿的生长发育也会有影响。仰卧位是很多人习惯的睡姿,那么,孕中期适合这个体位吗?答案是否定的。到了孕中期,这个体位会让你腰酸背痛,呼吸不畅,而且逐渐增大的子宫会压迫腹腔的动静脉,导致血液回流障碍,出现子宫供血不足,进一步会使胎盘供血减少,此时胎盘会释放大量的肾素进入母体血液,导致动脉压升高,出现妊娠高血压综合征。

仰卧位不行,趴着因增大的子宫自然也不可取。准妈妈说,那只有侧卧位了,到底右侧卧位还是左侧卧位,还是依习惯两侧皆可呢?由于子宫的韧带和系膜的结构,大部分子宫都有右旋的倾向,如果孕中期长期采取右侧卧位,这些韧带受惯性牵拉,可导致血液供养不足,胎儿氧气供给受限,出现慢性缺氧窒息,故右侧卧位自然不可取;左侧卧位则可减少子宫对血管的压迫,保证充足的血液供应,有利于减少孕期疾病的发生,也同样可以保证胎儿的健康生长。虽然左侧卧位益处多,但人体长期保持一个姿势也会出现疲劳不适,所以,建议孕妈妈以左侧卧位为主,再依据自身的舒适度适当调整体位即可。

309. 孕妇睡席梦思床好吗

孕妇不适宜睡席梦思等较软的床,由于子宫逐渐增大,压迫脊柱,可使其生理弯曲度变直，长期睡较软的床，腰椎失去支撑，会导致脊柱位置失常，腰肌受损，长此以往会出现腰椎病。此外，因孕妇体重，过软的床会导致翻身不便，使孕妇不能得到充分的休息。

310. 孕妇采用什么样的洗澡方式最佳

建议准妈妈在怀孕期间尽量选择淋浴，为什么不选择盆浴，是因为孕期激素水平升高，内分泌功能改变，阴道内酸性分泌物减少，菌群失调，阴道的自身保护屏障被打破，细菌病毒容易乘虚而入，坐浴会增加阴道感染的风险，进而引发子宫感染或尿路感染，影响胎儿的生长发育。虽然选择淋浴相对安全，但时间不宜过长，以 15～20 分钟为宜，同时水温不要过高，会导致胎儿缺氧，影响其脑部发育。

311. 孕妇穿什么样的裤子好呢

怀孕的妇女，即使在孕早期也建议选择宽松舒适不勒肚子的裤子，比如孕妇裤、背带裤都是不错的选择，材质尽量选择棉质、舒适透气为宜。背带裤适合孕期腹部膨隆的变化，不会勒到腰部，而且带子比较宽，不会勒到胸脯，孕妇穿在身上比较舒适。背带裤穿在身上可以掩盖腹部、胸部、臀部的粗笨体形，给人以宽松自然的美感。在不同的季节，你可以根据自己的喜好选择一些棉布面料做背带裤。在冬天可以选深色的灯芯绒或暗花呢的面料，在外面罩上一件漂亮的上衣，会把你的身材衬托得无比美丽。在春天和秋天可选一些小碎花、暗花、小格或直条的浅色布，再搭配上合适的短袖 T 恤或长袖衬衫，会使你看上去充满朝气和活力。

312. 孕妇如何选择内衣

孕期尽量选择孕妇专用的内衣裤，材质要棉质透气，内衣松紧适度。因为孕期代谢旺盛，耗氧量增加，容易出汗，内衣过紧则影响呼吸的顺畅，阻碍血液循环，宽松、棉质的衣服有助于保持呼吸顺畅，吸汗透气，舒适透畅。内裤建议选择高腰的，可以罩住隆起腹部的孕妇内裤，棉质透气性好，这样不会滋生细菌。同时，注意每日更换一次内裤。

313. 为什么孕期接受阳光照射好处多

孕期适当晒太阳，可以帮助人体皮肤产生维生素D，维生素D可以促进肠道对钙的吸收，对胎儿的骨骼生长发育有益。同时，适当的紫外线照射可以杀菌消毒，提高孕妇的抵抗力。

314. 孕妇切莫进舞厅

舞厅是一个密闭的、人员嘈杂、噪声污染很重的场所。密闭则空气不流通，人员密集则耗氧量大，孕妇代谢旺盛，需氧量高，是舞厅不适合孕妇的主要原因之一，且很多舞厅不限烟酒，空气中弥漫着尼古丁的烟雾及酒精刺鼻的味道，有害物质一旦吸入体内过多，会导致胎儿生长发育受限，畸形率提高；噪声过大会使人心情烦躁，养胎需要安静舒适的环境，过于嘈杂刺激的环境，容易造成流产，这些都不利于孕期妇女的健康和胎儿的生长。且舞厅过于拥挤，容易造成外伤。

315. 孕中期准妈妈的情绪管理

孕中期，孕妇妊娠反应消失，身体状态越来越好，孕妇对妊娠引起的心理、生理变化逐渐适应，情绪趋于稳定，但仍时常担心胎儿的发育是否良好，情绪波动较大，来源有多方面，比如对未知的担忧恐惧、家庭及社会多方面的压力等。

孕中期最主要的就是平衡调整好诸多方面的不适，保持良好的心态。孕中期做好防护和产检，不要过于松懈，不要对分娩过早惶恐，孕期尽量做力所能及之事，可以从事一定量的工作，进行一些户外运动。当产生不良情绪时，可多想想你的胎儿，你的不良情绪会对他产生不良的结果，比如影响胎儿的身体及神经系统的发育、流产、早产等。当出现不良情绪时，要及时和家人或者朋友倾诉，积极社交，听轻松的音乐，看一些喜剧或者感兴趣的书籍；当然，家人的陪伴也是非常重要的，尤其是爱人的陪伴和安抚，孕妈妈可以多与爸爸交流，一起进行活动，这样更能增加孕妈妈的信心和安全感，幸福指数也会上升，无论对孕妇还是胎儿的成长都是有益的；同时，怀孕期间可以选择当一位精致的准妈妈，穿舒适漂亮的衣服，让自己更有自信，有助于缓解不良情绪。

在这里，建议准妈妈，在怀孕期间，在身体和时间允许的条件下，可以选择自己感兴趣的未曾尝试过的事情，比如学习一种乐器、画画、插花等，都有怡情养性的作用，同时也给孕期生活增添很多色彩。希望广大孕妈妈都可以顺利度过孕期，产下健康漂亮的宝宝。

316. 孕期能有性生活吗

孕期前3个月，性生活"NO"，因为这个时期胎盘尚未完全发育成形，与子宫壁的连接不紧密，且孕激素分泌不稳定，此时同房，强烈的性冲动引起子宫收缩，可能导致胎囊从子宫剥离，造成流产。孕期后3个月，性生活"NO"，尤其孕36周后，要严禁同房，这个时期同房，可能使宫口打开，引起早产或宫内感染。

那么到底还能不能有性生活了？答案当然是"YES"。在孕中期，即妊娠3个月后，无禁忌证（习惯性流产、有早产史、胎盘位置异常、合并各种并发症等）的孕妇可适当地安排性生活。这个时期孕期各种早孕反应已经好转，受体内激素影响，性欲上升。而且羊膜腔内有一定量的羊水，它可以起到保护胎儿，缓冲外界对胎儿冲击的作用。这时没有禁忌证的孕妇可以适当进行性生活。

317. 孕期性生活应注意什么

(1) 性生活频率不能过高，每周可有1次，一次性生活不超过10分钟。

(2) 过程温和，切忌动作剧烈，不要剧烈撞击宫颈，防止伤害胎儿。孕期体位的选择：避免压迫孕妇腹部，选孕妇舒适的体位。

(3) 性生活前后注意清洁外阴，防止发生感染。

(4) 使用避孕套，防止精液流入阴道，精液中的前列腺素会被阴道黏膜吸收，促进子宫收缩，引起腹痛、早产等可能。

(5) 性生活过程中，如出现腹痛、阴道出血等不适，须立即停止，立即就医。

318. 孕期鞋子如何选择

日渐沉重的身体会使孕妈妈的腿和脚受力过重，如果不选择一双既安全又舒适的鞋，更会加重脚部负担，还有可能加重腹坠感和腰部酸痛的症状。孕妈妈选择的鞋子应该松软，最好是羊皮鞋或布鞋，脚背要与鞋子紧密结合，鞋后跟要宽大，这样稳定性就强，可避免摔跤，鞋后跟的高度在2厘米左右，鞋底带有防滑纹。有弹性的坡跟鞋，比较轻便，也是不错的选择；鞋子的宽窄、大小要合适。另外，还要考虑到鞋子能否正确保持脚底的弓形部位。随着身体的变化，孕妈妈脚心受力加重，易形成扁平足，这是造成脚部疲劳、肌肉疼痛、抽筋的原因。因此，应该想办法保持脚底的弓形部位，比如把棉花团垫在脚心部位作为支撑。

319. 注意避免温差过大

温差变化太大，会使母体体表受到温差变化而产生末梢血管的急剧收缩或扩张。当血管收缩时会使血压升高，出现头晕、头痛现象；而身体为了防御和适应这种悬殊太大的温差，必然要采取一些应激反应，而会使母体分泌过多的肾上腺皮质激素等，这些反应都会通过胎盘影响到胎儿自身的内分泌变化，这些内分泌的变化会影响到胎儿脑发育，对胎儿的生长发育产生不利的影响。出现温差变化的原因：一是孕妈妈在夏季从炎热的室外进入有空调的室内，或寒冬从温暖的室内走到寒冷的室外。二是在妊娠后期，由于身体笨重容易出汗，孕妈妈时常感到热，因而喜欢凉爽的环境，因此，在夏季有时空调的温度调得太低或风向直吹在身体上。在寒冷的冬季，孕妈妈或许喜欢洗一个热水澡，而过热的水对孕妇非常危险，容易引起流产或早产。对于这些导致温差太大的原因，孕妈妈切不可掉以轻心，注意要让自己的身体逐渐适应温度的变化，从而给胎儿一个有益的生长环境。

三、孕中期常见问题及应对

320. 孕中期常见的不适症状

孕中期是胎儿比较稳定的阶段,大部分孕妈妈早孕反应消失,胃口也变得好起来。尽管如此,准妈妈还是会出现一些身体的不适症状,面对这些情况,准妈妈要如何处理呢?

(1) **腰背酸痛**:大多数准妈妈会在孕5～7个月的时候出现腰背酸痛,而且夜间症状会加重。通常与子宫重量的增加及位置的改变,或是孕期松弛素影响盆底肌肉松弛有关。所以,准妈妈在孕期不宜久卧不动,应适当做些孕期的运动,如散步、瑜伽等,但不宜运动量过大,以免太过劳累,要合理休息。

(2) **便秘**:孕期孕激素活跃且水平升高,会导致准妈妈胃肠道蠕动缓慢,食物在肠道停留的时间延长,容易出现便秘的症状。因此,孕妈妈要调节饮食,多喝水,可以补充一些富含纤维素的食物,如麦麸、小麦等。

(3) **腿抽筋**:孕中期准妈妈体内钙磷比例不平衡,子宫对神经的压迫增加,下肢血液循环不良,有时因疲倦或肌肉和筋膜的过度牵扯,造成腿抽筋。大多数都是在睡觉时、受凉时加重。建议发生抽筋时尽量将腿伸直,用手从脚底部向小腿方向平推按摩及热敷,以减轻抽筋后的疼痛,平时注意补钙,多晒太阳。

(4) **水肿**:孕中期准妈妈受激素水平变化的影响,体内的钠浓度升高,长时间站立或坐着,增大的腹部压迫下腔静脉,妨碍下肢血液循环,就会引发水肿。怀孕中后期出现水肿现象不要轻视,应定期到医院专科检查。

(5) **尿频**:准妈妈在怀孕后,随着子宫的增大,对膀胱的压力也会增大,特别容易出现尿频。建议从日常饮水量进行调整,适当补水,不要大量喝水,一旦有尿意,及时上厕所,尽量不要憋尿,以免造成细菌感染。

(6) **白带增多**:孕期雌激素增多,所以,孕妈妈的白带也会增多。

若白带伴有异味、外阴瘙痒、外阴红肿,则可能是阴道炎。应及时到医院找专业医师检查,在医师的指导下使用对宝宝安全的药物。

准妈妈如果在孕期出现上述症状,不要过度紧张,摆正心态,积极面对,早知早防,是不会对自己和胎儿产生不好的影响的。

321. 孕中期怎样合理用药

妊娠3个月至分娩,胎儿各主要器官基本分化完成,并继续发育生长。这段时期药物致畸的可能性大大下降。但有些药物仍可能影响到胎儿正常的发育,如抗生素类中的四环素,孕晚期服用会导致胎儿牙釉质发育不良,氨基糖苷类如链霉素,会导致胎儿先天性耳聋和肾损伤,新霉素可影响胎儿骨骼发育;抗惊厥的苯妥英钠可导致特殊畸形,以及抗甲状腺素类药物碘131可致胎儿甲状腺肿。还有一些激素类药物,如已烯雌酚、炔诺酮、丙酸睾酮都会导致胎儿生殖器发育异常。所以,即使过了孕早期,准妈妈用药依然不能大意,一定要在专科医师的指导下进行,把握好以下原则:

(1) 能不用药尽量不用。

(2) 选择对胎儿影响最小的药物。

(3) 选择有效的最小剂量和最短疗程,尽量以口服和局部用药为主。

(4) 病情一旦缓解,就可以停药,孕期用药以控制症状为目的。

322. 孕妇如何处理呼吸循环系统方面的不适或疾病

上呼吸道感染主要包括鼻、咽、喉等上呼吸道黏膜的急性炎症,也就是平时说的感冒。如果孕妈妈呼吸道感染情况并不严重,只是有些轻微的咳嗽、咽痛,可以不必使用药物。平时要多休息,多喝水,睡眠对感冒的恢复有很大的帮助,喝水对咽喉肿痛也有缓解作用。

但是,若呼吸道感染较严重,如孕妈妈得的是流感,而且出现高热情况的话,光靠休息和喝水是完全不行的。先采用冷敷、温水浴等物理疗法退热,若情况没有好转,要及时到医院就医,并告知医生自己怀孕,医生会指导用药。

无论准妈妈是普通的感冒还是流感，发热甚至是高热都是容易出现的。早期要多饮水，若不爱喝白水，可以适当地补充一些淡盐水，或者口服补液盐。

323. 孕妇如何处理泌尿生殖系统方面的不适或疾病

孕后随着子宫的增大，对膀胱的压力增大，特别容易出现尿频。正常孕妇的尿频表现为：小便次数增多，尿色正常，白天排尿超过7次，晚上排尿超过2次，且排尿的间隔在2小时以内。没有尿急、尿痛、发热、腰痛等现象。宝宝出生后，尿频很快就会得到缓解。

准妈妈平时一定不要憋尿，小便时要把膀胱完全排空。勤换洗内裤，穿纯棉内衣和纯棉裆部的内裤。左侧卧位睡觉，妊娠中晚期，增大的子宫在仰卧位时压迫双侧输尿管，使尿液停留而易于感染。左侧卧位可解除子宫对输尿管的压迫，不仅利于尿液通畅、预防尿路感染，而且对增加胎儿血液供应量也有益。

如果准妈妈排尿时感到疼痛或有烧灼感，或者有强烈的想排尿的感觉，但每次只能尿出几滴，总觉得尿不干净，伴有发热、腰痛等现象，甚至出现血尿，那么这可能是尿路感染的征兆，就应该及时去医院就诊。尿路感染是孕期比较常见的细菌感染，如果不及时治疗，可能会导致肾炎或早产，或两者都有可能发生。去医院检查尿常规、尿细菌培养及药物敏感试验。确定泌尿道是何种细菌感染，并找出何种抗生素对该细菌敏感。再根据检查结果采取相应的处理措施。这样就不会盲目用药，做到有的放矢，大大提高临床治愈率。

324. 宫颈功能不全在孕中期该怎么办

若有先天宫颈功能不全，或有过因宫颈功能不全出现流产、早产，且孕前未进行治疗的孕妇，可在孕4个月着重检查子宫及宫颈功能，如果确定功能不全，可行子宫颈环扎术。

325. 如何预防妊娠中期流产

怀孕的过程是非常艰辛的，大多数的孕妈妈能开心地见到宝宝，然而，却不是每个人都能顺顺利利。在怀孕过程中，发生阴道出血、妊娠高血压综合征（妊高症）、子宫收缩甚至破水的情况在临床上也并不罕见，宝宝可能会保不住或提前来报到。面对这些情况，准妈妈都很紧张。到底如何预防妊娠中流产或早产的发生呢？

警惕晚期流产的信号！女性在妊娠12～28周出现阴道出血、下腹痛、腰酸、小腹坠胀等症状，这时要考虑先兆流产可能。

预防晚期流产需要做到以下几个方面。

（1）充分地休息，切勿过度劳累：不要做过重的体力劳动，尤其是增加腹压的负重劳动，如提水、搬重物等。生活要有规律，保持心情舒畅，消除紧张情绪，避免受刺激。

（2）防止发生意外：出门最好穿平底防滑鞋；孕期尽量不要外出旅游；避免去嘈杂的空气不流通的环境；在家做一些力所能及的家务，避免劳累及危险性动作，如登高爬低等。

（3）饮食方面：远离烟酒饮料，饮食搭配营养，不吃辛辣的食品，避免肠胃不适，可少食多餐，必须保持大便通畅，多摄入富含维生素E的食物，如硬果类（松子、核桃、花生等）、豆制品等，因为维生素E有保胎作用。

（4）慎戒房事：怀孕中期，相对比较安全，无禁忌证（习惯性流产、有早产史、胎盘位置异常、合并各种并发症等）的孕妇可以有性生活，但应注意体位、强度、频次，以免发生意外。

（5）规范孕期检查：从妊娠早期起就要定期做产前检查，特别是遗传学检查、染色体检查，以利于医生及时发现和处理异常情况，并可指导孕期保健。

（6）保持身体特别是外阴部清洁：生殖道炎症也是诱发流产的原因之一。怀孕期间，阴道分泌物增多，因此外阴清洁工作显得非常重要，孕妇每晚都应坚持清洗外阴，必要时每天清洗两次。一旦发生阴道炎症，应立即治疗。

326. 孕中期阴道出血的原因

孕妈妈在孕期内会出现各种问题，阴道出血最常见，不过很多孕妈妈看到阴道出血都会谨慎小心，过于紧张，担心出现流产、死胎等情况。下面我们讲讲导致孕中期孕妈妈阴道出血都有哪些原因。

（1）先兆流产：如果准妈妈出现下腹部隐痛、阴道内有出血（或多或少）或者暗红色分泌物，就需要及时去医院查血及彩超，查看胚胎发育的情况是否正常，宫颈是否变短和宫口是否扩张。

（2）前置胎盘：前置胎盘可能是因为早期受精卵的着床位置较低，子宫内膜损伤、胎盘异常，使胎盘处于子宫的下段甚至完全覆盖宫颈内口，28周以前称为胎盘前置状态。大部分孕妇随着孕晚期子宫下段的逐渐伸展，胎盘远离宫颈内口，只有一小部分孕妇在28周以后胎盘依然前置，根据胎盘下缘和宫颈内口的关系，分为边缘性前置胎盘、部分性及中央性前置胎盘。B超可以明确诊断，一旦出现阴道出血症状或接近预产期，需要住院治疗。前置胎盘的特征性临床表现是无痛性阴道出血，多发生在妊娠中晚期。一般说来，前置胎盘的阴道出血没有预兆，常是无痛的，初次出血量通常不多，很少是致命性的，而且可以自止，只是经常反复发生，会导致严重的贫血甚至休克。

（3）胎盘早剥：胎儿在准妈妈体内所有的营养都是通过胎盘补充的，如果胎盘提前剥离，那么对胎儿的影响很大，甚至可能会导致死胎等严重后果。过早胎盘剥离会导致孕妇出现疼痛及出血等问题。

（4）其他原因：宫颈息肉及子宫颈恶性肿瘤等问题，也会导致阴道出血。

327. 前置胎盘难道与妈妈身体偏瘦有关系吗

前置胎盘是指怀孕时孕囊着床的位置在子宫偏下，与准妈妈的胖瘦没有任何关系。

那么，前置胎盘与哪些因素有关呢？首先，怀孕生产次数较多，多次宫腔操作（流产）及剖宫产手术等，这些因素会导致子宫内膜受损；其次，孕妈妈怀的是多胎，胎盘的面积大；最后是受精卵发育迟缓，到达宫腔时尚未发育到可以着床的程度，继而下移到子宫下段。

在孕28周之后，胎盘增大速度减慢，子宫增大的速度增快，胎盘和宫颈内口的相对位置发生改变，一旦胎盘与宫颈剥离，容易引发孕妇大出血。因而，怀二胎，尤其是头胎是剖宫产的准妈妈尤其要注意定期产检，以明确是否出现胎盘前置。通过我们的说明，希望孕妈妈们在孕前做好身体及心理的准备，减少可能发生前置胎盘的因素，未病先防。

328. 前壁胎盘、后壁胎盘有什么区别

对于每一位准妈妈来说，在怀孕期间，医生会通过超声检查胎宝宝、胎盘和羊水的情况，在怀孕 3 个月左右胎盘就会长出来，成为宝宝的第一个"小房子"。胎盘一般附着在子宫壁上，正常位置就是在前壁、后壁和宫底部，胎盘附着于子宫前壁称为前壁胎盘，胎盘附着于子宫后壁称为后壁胎盘。前壁胎盘和后壁胎盘是没有区别的，对胎儿的发育和胎儿的营养都没有影响，都是正常的部位。准妈妈平时要做好定期产前检查，多注意休息，加强营养，保持自身的心情愉快，期待小宝宝的降临就可以啦。

329. 胎盘前置怎样保母子平安

孕中期 B 超检查时发现胎盘前置，千万不要紧张。因为随着孕期的推进，胎盘有可能会逐渐远离宫颈口的位置，而不再成为一个问题。因为胎盘是附着在子宫上的，随着子宫下段的不断拉伸，会随着子宫体积的扩张和子宫壁的拉伸而远离宫颈口，而且在胎盘本身生长的过程中，它会向血液供应丰富的子宫上半部分生长。在孕中期发现有前置胎盘的准妈妈们中只有 10% 在宝宝快要分娩的时候还有前置胎盘。完全性前置胎盘比边缘性前置胎盘或低置胎盘，更有可能停留在原位置上不动。如果查体发现胎盘前置不要慌，认真听取医生的建议，接受专业的指导，如果有出血及时到医院就诊。

准妈妈检查出有前置胎盘要定期产检做 B 超检查，平时避免下蹲，不能太弯腰，不宜久站、久坐，禁止性生活，保持大便通畅，必要时卧床休息。饮食方面宜清淡，少用盐和酱油，多食用含铁高的食物，比如红枣、瘦肉、动物肝脏等。膳食推荐：花生仁、红枣各 50 克，加水炖至熟透，入冰糖适量，溶化后食用。

330. "糖妈妈"是如何检测出来的

孕妇于 24～28 周进行糖筛，将 50 克葡萄糖粉溶于 200 毫升水中，5 分钟内服完，检测 1 小时血糖 ≥ 7.8mmol/L 为阳性，此时应查空腹血糖，若空腹血糖 ≥ 5.1mmol/L，为阳性，可直接诊断为妊娠糖尿病，若 4.4mmol/L ≤ 空腹血糖 < 5.1mmol/L，应尽早行葡萄糖耐量试验（OGTT）。

OGTT：指空腹 12 小时后，口服葡萄糖 75 克。正常值上限：空腹血糖 5.6mmol/L，1 小时血糖 10.3mmol/L，2 小时血糖 8.6mmol/L，其中任何一项达到或超过正常值，可诊断为妊娠糖尿病。

妊娠期血糖控制满意的标准：空腹血糖控制在 3.3～5.6mmol/L；餐后 2 小时血糖控制在 4.4～6.7mmol/L。

331. 妊娠糖尿病该如何控制饮食

如果出现妊娠糖尿病，饮食控制很重要，在保证营养和每日所需能量，以及胎儿正常生长发育的前提下，孕妇应注意限制含糖食品的摄入，除了糖本身，少食用含糖高的水果，如西瓜、仙女果、香蕉、火龙果、大枣等，面粉、大米、糕点等主食也应减少食用。注意增加运动量，以消耗摄入过多的糖分。应注意多食新鲜蔬菜和粗粮如谷物类、高粱、玉米等。

332. 孕期为何出现头晕眼花

很多准妈妈在孕期都出现头晕眼花的症状，有的还特别严重，会出现眼前一黑或者是想要晕倒的感觉。很多准妈妈就担心会影响到腹中宝宝的健康。那么孕期为什么会出现头晕眼花呢？

（1）低血糖：头晕和眼花是孕妇最容易出现的低血糖症状之一，常会发生在空腹的下午和夜晚。轻者可头晕眼花、步履不稳；重者可于突然站立或行走时出现眼前发黑、视物不清，甚至晕厥。

（2）低血压：孕早期易头晕的原因有血压的轻度下降，孕中期逐渐增加，后期随子宫增大，易压迫腹主动脉，导致直立性低血压等，也可导致头晕。

（3）贫血：妊娠后为适应胎儿的生长需要，孕妇的血容量增加，血循环量可增加20%～30%，血液相应地稀释，形成生理性贫血，使孕妇感到头晕或站立时眼花等。

（4）自主神经系统失调：孕妇的自主神经系统失调，调节血管的运动神经不稳定，可在体位突然发生改变时，因一过性脑缺血出现头晕等。为预防发生这种现象，应注意站立时速度要慢，并避免长时间站立，如果发生上述症状应立即蹲下，或躺下休息一会儿。若经常出现这种现象，就有患贫血、低血压或高血压、营养不良或心脏病的可能性，应及时就医检查。

如果发生在妊娠晚期，特别是伴有水肿、高血压等症状时，绝不能等闲视之，它常是某些严重并发症如子痫的先兆，应尽快就诊，否则后果极为严重。

333.孕期发生腿抽筋的原因

怀孕是一件非常幸福的事情，但是，准妈妈也要面对孕期的种种不适。小腿抽筋是很多准妈妈经常遇到的问题，尤其是怀孕5个月以后，多半会发生在睡梦中，由于小腿抽筋而时常痛醒，影响睡眠。

怀孕之前从来没有腿抽筋，为什么怀孕后会发生腿抽筋呢？

（1）缺钙：准妈妈怀孕以后，宝宝对营养的需求加大，特别是对钙的吸收，尤其在孕晚期，钙的需要量增多。如果准妈妈饮食中钙及维生素D含量不足或缺乏日照，会加重钙的缺乏。钙是调节肌肉收缩、细胞分裂、腺体分泌的重要因子，低钙将增加神经肌肉的兴奋性，导致肌肉收缩，继而出现抽筋。夜间血钙水平比日间要低，故小腿抽筋常在夜间发作。

（2）营养过剩：准妈妈过度饮食引起蛋白质摄入过多，会引起抽筋，这是因为蛋白质摄入过多会影响碳水化合物的代谢，导致酸性代谢产物堆积，引起电解质紊乱。而电解质紊乱的表现之一，就是抽筋。

（3）寒冷：若夜里室温较低，睡眠时盖的被子过薄或腿脚露到被外，小腿肌肉很容易受凉，寒冷刺激使腿部肌肉出现痉挛抽筋。因此，准妈妈夜间一定要注意腿脚的保暖。

（4）劳累或久站：随着宝宝一天天长大，准妈妈体重一天天上升，怀孕期间走得太多或站得过久，会令小腿肌肉的活动增多，就会增加腿部的肌肉压力，导致局部大量乳酸酸性代谢产物堆积，最终引发腿抽筋的情况。

（5）睡姿不良：睡眠姿势不好，长时间仰卧，使被子压在脚面，或长时间俯卧，使脚面抵在床铺上，迫使小腿某些肌肉长时间处于绝对放松状态，容易引起腿抽筋。另外，睡眠时间过长，会造成血液循环减慢，使二氧化碳等代谢废物堆积，也有可能诱发肌肉痉挛。

334. 孕期如何预防静脉曲张

在怀孕期间，相信不少准妈妈都会出现静脉曲张，这种症状虽说对孕妇及胎儿不会致命，但长此以往，不注意控制和预防，后期将对胎儿和孕妇的威胁性增加。那么，对于孕期的静脉曲张该如何事先做好预防呢？

（1）避免长时间久坐、久站，多走动：怀孕期间多走动，可促进腿部血液循环、代谢废物的排泄。还可以试试踏踏步或动动脚趾头，都可启动肌肉，促进血液回流。上班一族的孕妈妈在坐着时要注意，两腿避免交叠，以免阻碍静脉回流。

（2）穿着弹性袜：这里的弹性袜是特指轻薄柔软舒适，又具适当压力的渐进式医疗型弹性袜，而不是具有高弹性的普通丝袜。医师建议，高危险群的怀孕妇女及需长时间站立的工作者，最好在白天时都能穿着弹性袜。

（3）避免过度肥胖：在怀孕的每个阶段，准妈妈都要尽量将体重保持在推荐范围内。医学研究表明：身体过胖，也是诱发静脉曲张的一个因素，所以，肥胖的女性在怀孕后不要提过重的东西，在休息的时候可适当抬高双腿，帮助血液回流至心脏。

（4）避免高温：有静脉曲张的孕妇，洗澡时不能用过热或过冷的水，有慢性咳嗽或气喘的孕妇更要注意避免接触诱发疾病的因素，以减轻静脉压。此外，还要尽早治疗引起腹部内压升高的疾病。

（5）舒适的睡姿：睡觉的时候，采取左侧卧位，将脚放在枕头上。在背后塞个枕头，使自己向左侧倾斜。因为下腔静脉在右侧，向左躺着，可以减轻子宫对静脉的压迫，从而降低对腿及脚部的静脉压力。

335. 孕期病毒感染及对策

孕期引起宫内感染的病原体主要是 TORCH，即弓形虫（toxoplasma）、风疹病毒（rubella virus）、巨细胞病毒（cytomegalovirus）、单纯疱疹病毒（herpes simplex virus），以及其他病原体（others），如梅毒螺旋体、乙型肝炎病毒、HIV、细小病毒等。

孕妇多数自身无明显感染症状及体征，但会导致胎儿畸形、流产、早产、死产，或者导致新生儿出现严重缺陷，所以最好孕前检查一下。

（1）弓形虫感染：B 超检查发现脑室扩张、颅内钙化、小头畸形、肝脾大、腹水、胎儿生长受限时，应怀疑弓形虫感染。怀疑弓形虫病时，羊水 PCR 是首选的诊断方法，应于 18 周后行羊膜腔穿刺术以减少假阴性率。加强健康教育，学习正确的洗手方法、宠物护理措施、遵从饮食建议。

（2）单纯疱疹病毒：孕期母体感染后，会引起胎儿先天性水痘的超声表现，即水肿、肝脏和肠道强回声、心脏畸形、肢体畸形、小头畸形及胎儿生长受限。孕期单纯疱疹较为不常见，发生率约为 0.1%。发生先天性水痘症候群的风险可以忽略，因为母体血液中的抗体可阻止病毒通过胎盘感染胎儿。母体在分娩 5 天前或分娩后 2 天内急性感染病毒，新生儿感染发生率为 10%～20%。这是由于病毒血源播散通过胎盘时，母体中不存在病毒抗体。产后 5～10 天，婴儿开始出现症状。由于目前尚无可以减少病毒传染的治疗方法，因此孕妇治疗的首要目标是减少母体患病率，建议孕前必要时接种疫苗。

（3）巨细胞病毒：如果孕妇感染了巨细胞病毒，病毒通过胎盘进入胎儿体内，可造成流产、早产、死胎或出生后死亡。如婴儿存活，可发生体重低下、肝脾大、黄疸、肺炎、听力丧失、失明、脑畸形、小眼畸形、小头畸形、智力低下、血小板减少性紫癜等表现。巨细胞病毒胎儿的产前诊断需要通过羊水穿刺，穿刺时间为推测感染 6 周，孕 21 周以后。超声有所发现常预示预后不良，超声正常也不能保证正常结局。自然界中普遍存在这种病毒，只有一小部分女性体内没有抗体，所以目前并不推荐孕妇进行一般筛查。

(4) 风疹病毒：母体感染风疹的妊娠结局包括自然流产、胎儿感染、死胎或胎儿生长受限和先天性风疹综合征。风疹疫苗在1960年出现，一般筛查的实施和孕前疫苗的接种使得先天性风疹感染的风险明显降低。

336. 如何减轻孕中期便秘

孕期便秘是临床上的常见病，由于子宫增大压迫直肠，使其蠕动减慢，这是无法避免的。但孕期饮食结构不合理，饮食过于精细，运动减少则是外在因素，胃肠蠕动和消化均减慢，进而出现便秘。因此，在怀孕期间通畅肠道，促进排便，合理安排饮食，适当增加运动至关重要。膳食纤维的摄入，有助于大便的通畅，建议准妈妈日常饮食中适当摄入木耳、绿叶蔬菜、香蕉、苹果、红薯等，主食可以粗细搭配，五谷杂粮不可少。孕中期虽不适合针灸，但适当按揉相应穴位还是可以的，支沟为手少阳三焦的经穴，为治疗习惯性便秘的经验穴，孕中期适当按摩这个穴位，可促进排便。

337. 妊娠皮肤有哪些生理性变化

怀孕是一个复杂的生理过程，孕妇的身体也会随着怀孕的进程发生一系列的变化。皮肤、毛发、甲的改变是最直观的，也是让很多妊娠女性较为担心的。

妊娠期，下列三方面因素诱发了皮肤改变：①循环激素水平升高；②血管容量扩张；③不断增大的胎儿压迫，将皮肤的改变分为色素性、血管性、结构性和附属器改变，它们与孕妇新的激素、代谢、免疫和血管状态所预期的改变一致，累及大多数孕妇。

(1) 色素沉着：乳头、乳晕、脐部、生殖器和腹壁正中线明显；可出现黄褐斑；黑素细胞痣可增大，可出现新的色素痣。

(2) 毛发和甲改变：毛发生长活跃，指（趾）甲变脆，远端剥离。

(3) 腺体改变：外泌汗腺分泌功能增强，出现痱子，多汗症；顶泌汗腺分泌功能下降；皮脂腺功能增强，乳晕腺增大。

(4)结缔组织改变：妊娠纹；皮赘；瘢痕疙瘩。

(5)脉管改变：蜘蛛痣；掌红斑；小血管瘤；静脉曲张和痔疮；深静脉血栓；水肿；妊娠齿龈炎，妊娠齿龈瘤或妊娠肉芽肿。

338. 预防和减少妊娠斑的方法有哪些

妊娠斑也就是我们常说的黄褐斑，准妈妈在怀孕期间激素会发生变化，会导致皮肤的黑色素加深从而引起斑点。长了妊娠斑后会给准妈妈美观带来很大影响，皮肤看起来也非常暗黄。

(1)孕前要做好准备：妊娠斑的轻重与孕前皮肤的弹性基础有直接的关系，因此准妈妈可以通过冷热水交叉的洗浴方式来增强皮肤的弹性，并且增加蛋白质和维生素的摄入，以补充足够的胶原蛋白。

(2)避免过度日晒：适当地晒晒太阳对准妈妈和胎宝宝都有益处，但如果日晒时间过长或是日光太强烈的话就有可能使皮肤接收过多的紫外线，导致色素在皮肤上附着沉积，就会形成难看的黄褐斑。因此，准妈妈在晒太阳的时候，也要注意时间和日照强度。

(3)规律的生活习惯：在孕育期间，准妈妈要养成良好的生活作息习惯，保持充足的睡眠，多喝水，形成规律的饮食习惯。

(4)选择无刺激的护肤品：为了预防妊娠斑，准妈妈可以使用一些有滋润美白功效的护肤品，如胶原蛋白、维生素 C、维生素 E 乳霜，每天晚上清洁身体后涂抹在可能产生妊娠斑纹的地方并做适当的按摩，但所选的护肤品必须是无刺激性的。

(5)补充维生素及能促进新陈代谢的食物：在孕期要多食用富含维生素 C 和能促进新陈代谢的食物，比如番茄、草莓、猕猴桃、枣、核桃、柠檬等。

(6)自制防妊娠斑面膜：准妈妈可以将冬瓜捣烂，加蛋黄一只，蜂蜜半匙，搅匀敷脸 20 分钟后洗掉；或是将黄瓜磨成泥状，加入一小匙奶粉和面粉，调匀敷面，15～20 分钟后洗掉，这些方法都能有不错的预防效果。

(7)药物性美白面膜：当归、桃仁、杏仁、木瓜、川芎、白蒺藜等比打粉，蜜调敷于妊娠斑的位置，一次 40 分钟至 1 小时。

339. 怎样才能预防妊娠纹

妊娠纹是怀孕时期常见的皮肤膨胀纹，多呈紫色或淡红色，且为分布不规律的条纹。由于孕妇体内胎儿的不断长大，腹部明显膨隆，腹部皮肤过度伸张，皮下胶原纤维与弹性纤维断裂，使皮肤产生特殊类型的瘢痕。

预防妊娠纹孕前就要注意锻炼身体，经常做按摩，增强皮肤的弹性。多运动，对于身体健康的妈妈来说，只要胎儿稳定，其实是可以适量运动的，如孕妇瑜伽，或者饭后散步等。运动可以增强皮肤的弹性，降低妊娠纹出现的概率。

同时也要注意营养，多吃富含蛋白质、维生素的食物，增加皮肤的弹性。孕期也要控制饮食，少吃脂肪含量高的食物，多补充蛋白质，可以适量食用富含胶原蛋白的食物，如猪蹄，多吃富含维生素C的水果、蔬菜。还可以用含胶原蛋白丰富的精油或橄榄油按摩腹部，对孕妇和胎儿都没有副作用。

340. 胎儿的感觉发育

很多孕妈妈在怀孕之后，都会对肚子里的小生命特别地好奇，会想了解宝宝的形成到底是怎样的。宝宝刚成型的时候看起来更像是一只小蝌蚪，但是当胎儿的心脏跳动起来的时候，胎儿就拥有了明显的生命功能。准妈妈也常对腹中的宝宝有疑问："我的孩子有感觉吗？"回答：是的，你的孩子不但有感觉，而且还在接受你的教育呢。伴随着胎儿的发育，各种感觉器官也逐步开始启动。

（1）触觉：约怀孕3个月时胎儿就有了触觉，当胎儿碰到子宫中的子宫壁、脐带或胎盘时，会像胆小的兔子一样立即避开。但随着胎儿的逐渐长大，胎儿变得胆大起来，不但不避开触摸，反而会对触摸做出一些反应，如有时当母亲持久摸腹壁时，胎儿会用脚踢或者拳击作为回应。

（2）听觉：怀孕4～5个月时，胎儿就对声响有一定的反应啦。胎儿十分熟悉母亲的声音和心跳声。例如，当婴儿出生后哭泣时，若听到母亲的声音或躺在母亲的怀中听到母亲的心跳声，通常就会停止哭泣，全身放松，产生一种安全感。因为他们在"小房子"里时时刻刻聆听这种声音。

（3）视觉：胎儿在6个多月时就会有开闭眼睑的动作，特别是在孕期最后几周，胎儿已能运用自己的感觉器官。若有一束光照在母亲的腹部时，睁开双眼的胎儿会将脸转向亮处，他看见的是一片红红的光晕，就像用手电筒照在手背时从手心所见到的红光一样。

（4）味觉：孕期快结束时，胎儿的味蕾已经发育得很好，而且很喜欢甘甜味。

341. 预防儿童自闭症为什么要从妊娠开始

儿童自闭症又称为儿童孤独症，是一种严重的、广泛性的发育障碍，其特点是个体、社会、人际交往和沟通模式的异常。患病的孩子很有可能一直生活在孤独世界之中，终身不愈，给孩子和家庭带来巨大的痛苦和不幸。预防儿童自闭症，要从胎宝宝做起。

准妈妈的情绪直接影响胎儿的精神发育。保持健康、良好的心态，凡事想开，经常笑笑，感受小生命的蠕动和成长是件多么美妙的事情，造就一个乐天宝宝，让可怕的自闭症远离宝贝。

抚摸腹部，与宝宝交流，这一点非常重要。对准妈妈来说，这是一种极好的放松，而对宝宝来说，提供了一种非同寻常的安全感。5个月后的胎儿已对母亲的声音有所认知，因此，要记得每天花时间跟宝宝说话，要记得用轻柔、温和、悦耳的声音和宝宝对话，让宝宝处在温暖的内部环境和温馨的外部环境中，健康发育。

胎宝宝的健康成长，需要良好的家庭氛围，尤其需要爸爸的呵护、体贴和理解，让准妈妈一直处在健康、快乐的孕育环境，不仅能增进夫妻感情，更断绝了宝宝患儿童孤独症的一切可能性。

342. 为何会出现脐带绕颈

每个宝宝天生就是运动的小能手，宝宝在并不大的母体子宫内不时活动，翻滚啊，打转啊。每个宝宝的特点也各不相同，有的宝宝动作比较轻柔，有的宝宝则动作幅度较大，特别喜爱运动。胎儿在准妈妈的子宫内动动胳膊、伸伸腿，有时也会转个圈，因此，就可能会发生脐带缠绕。

脐带绕颈在临床的发生概率为20%左右，其中90%可能是脐带绕颈一周。造成脐带绕颈的原因主要有胎儿比较小、羊水过多、胎动频繁、脐带过长等。

343. 如何发现脐带绕颈

B超检查是诊断脐带绕颈的唯一方法，可清楚地看到胎儿是否有脐带绕颈的情况。在怀孕期间，脐带绕颈一周不会有太多的临床表现，一般没有特别的影响。

脐带缠绕对胎儿的影响主要看脐带缠绕的周数、脐带的长短和脐带缠绕的松紧程度。检查缠绕是否影响到胎儿健康，可以通过胎儿电子监护观察胎儿心率的变化，如果出现胎心不规则的减速或变异幅度过大时，就应考虑是脐带受到了牵拉、挤压。在分娩的过程中，可能会出现胎心率的下降、停滞、胎心的异常、胎儿宫内窘迫等情况。

344. 如何预防脐带绕颈

脐带绕颈没有特别好的治疗方法，主要是平时要注意监测，数胎动时如果发现胎动减少或者增多，且比平时增加很多（如增多一半以上），要及时就诊。

一般来说脐带绕颈并不会影响宝宝的生长发育，所以不必着急上火。脐带绕颈是因为脐带足够长，宝宝在准妈妈体内一直活动，造成了脐带绕颈的情况。口服钙片、适当地晒太阳、减少震动、保持睡眠左侧位更有利于宝宝的生长发育。孕晚期应该一周左右做一次胎心监护检查。无须因惧怕脐带意外而要求剖宫产，具体情况听从医生的建议。

345. 什么是"妊娠咳嗽"

随着妊娠的进展，一切影响宝贝健康成长的因素都会成为准妈妈的恐惧来源，尤其是生病。由于近几年的雾霾天气，呼吸系统疾病逐年增多,当然,孕妇也成为易感人群之一。其中有一种呼吸道疾病,好发于妊娠中后期,称为妊娠咳嗽,中医亦名"子嗽""子咳"。早在《诸病源候论》就有记载:"妊娠咳嗽候",认为本病责之于肺,但五脏六腑若生病,影响到肺的功能,也会出现咳嗽的症状。

346. 为什么会出现妊娠咳嗽

西医认为,妊娠咳嗽是由于妊娠期间,呼吸道的黏膜处于充血水肿状态,容易受到外界气候影响,易于感染所致。

中医则究其根本,认为准妈妈可能素体阴虚,而孕期气血津精均下养胎源,肺失濡润而咳;或母体本身痰火较旺,孕期胎气偏旺,影响肺气功能,出现妊娠咳嗽;或感受外邪,即类似于感冒。

347. 如何鉴别是何种原因导致的妊娠咳嗽

如外感,必为新发,且咳嗽或轻或重,伴外感症状,如发热恶寒,头项僵痛,或鼻塞流涕,或咽喉不利,或肌肉酸痛,或食欲减退,舌淡红苔薄,相关血液检查见细菌或病毒感染指征,且病程短,一般7日愈。

若为内伤导致,病程长,且一般无发热恶寒,阴虚者见干咳,夜间较重,有时痰中带血,伴口燥咽干,五心烦热,舌红少苔;痰火较盛者,则见咳嗽痰多,色黄,面红口干,胸闷烦热,舌红苔黄腻等。以上症状较重者,均可见胎动不安。

348. "抱儿痨"又是什么疾病?是妊娠咳嗽吗

"抱儿痨",又称妊娠痨嗽,为妊娠咳嗽的重症,此病多孕前有结核史,一般孕前即出现,久咳不愈,伴潮热盗汗,尤见申时,痰中带血,精神疲倦,形体偏瘦,胸部X线片可见结核病灶。

349. 妊娠咳嗽的预防及饮食调理

妊娠期疾病的治疗原则:治病与安胎并举,当然,无论是用药还是选择食材,两者都要兼顾。在这里,我们提供给准妈妈一些药食并用的小方子，希望能够给予广大准妈妈帮助。

方一：百合、银耳、雪梨适量，根据个人口感可加一点冰糖。将前述食材一起煎熬，每天分两次服用，可以起到润肺止咳的作用，适用于阴虚体质的孕妇。

方二：玉竹、沙参各15～20克，老鸭半只，放入瓷罐中中火熬制1小时，根据个人口味适当调制，饮汤食鸭肉，不宜过量。有清燥润肺、止咳等功效。

方三：鱼腥草20克、桔梗8克、鸡蛋1枚，煎煮，食鸡蛋，可以清热解毒。

350. 中医对孕中期的认识

巢氏《诸病源候论》曰："孕四月始受水精，以成其血脉，手少阳脉养之，儿六腑顺成，此时可欲知男女。"孕四月胎儿基本已成型，血脉通盛的时期，可通过脉象的表现知胎儿性别；"孕五月始受火精，以成其气，足太阴脉养之，儿四肢皆成。"孕五月，此期为元气逐渐累积的时期，胎儿开始变得强壮，应注意饮食调理，营养均衡，不可过劳；"六月始受金精，以成其筋，足阳明脉养之，主其口目。"到了孕六月，胎儿肌肉开始盛壮，此期孕妇应增加运动，不可偏食；"七月始受木精，以成其骨，手太阴脉养之，儿皮毛已成。"怀孕至七月，是胎儿骨骼长大的时期，胎儿趋于成熟，是对于营养需求最旺盛的时期。

（王燕霞，女，北京中医药大学东直门医院妇科，副主任医师。从事中西医结合妇科临床、科研、教学20余年，参加和主持多项国家级、省部级、校级课题。师从国家级名老中医牛建昭教授并任牛建昭全国名老中医药专家传承工作室负责人。任世界中医药联合会妇科分会理事，世界中医药联合会生殖医学分会理事，中国中医药信息研究会膏方分会常务理事）

第 10 章
孕晚期（8～10个月）

一、孕晚期身体变化

从末次月经的第一日开始计算，第 28 周及以后称为晚期妊娠。

351. 孕 29～30 周母体变化

由于胎儿胎盘和羊水的增长，准妈妈的子宫越来越大，并开始压迫盆腔器官，包括膀胱和肠道，出现尿频，排便稍困难。增大的子宫对脊柱和盆腔关节有压迫作用，因此可能出现腰痛。还可能出现不规律的肚子发紧。

随着孕期的进展，准妈妈的体重逐渐增加，会感到腹部和盆腔的不适。增大的腹部会让准妈妈行动变得更为迟缓笨拙。

阴道分泌物会增多。

腹部上，肚脐与耻骨联合之间的黑线更加明显。外阴皮肤增厚，色素沉着，颜色变深。

乳房胀大，乳头愈加敏感，颜色变黑，乳晕周围可见散在结节。

352. 孕 31～32 周母体变化

到 32 周末，子宫底位于脐与剑突之间（尺测耻骨上子宫长度，25.3～32 厘米）。增大的子宫开始压迫胃、肺及心脏，尿频症状持续存在，逐渐出现手臂及下肢水肿。

阴道分泌物继续增多。

在准妈妈肚子胸部及大腿部变胖的同时，会有妊娠纹的出现，皮肤瘙痒症状也会加重。

353. 孕33～34周母体变化

此时子宫容积已经增大了约500倍。

子宫进一步增大,压迫症状愈加明显,会引起食欲减退,喘不过气来,以及心悸的情况。心率于妊娠晚期休息时每分钟增加10～15次。孕晚期,准妈妈们仰卧位时容易出现仰卧位低血压综合征,因此妊娠中、晚期鼓励准妈妈侧卧位休息,以缓解子宫压力,改善血液回流。

在血压的变化及增大子宫的压迫下,容易导致下肢水肿、静脉曲张和痔疮的发生。

354. 孕35～36周母体变化

到36周末,子宫底位于剑突下2横指(尺测耻骨上子宫长度,29.8～34.5厘米),达到妊娠期子宫最高位。

准妈妈会感到身体日渐沉重,不能畅快呼吸,一次性不能吃更多的食物,两肋骨有不适感。对腰椎及盆腔关节的压迫进一步明显,准妈妈活动愈加困难,会逐渐出现耻骨联合压迫疼痛及耻骨联合分离。肢体的静脉曲张愈加明显。睡眠会出现不踏实。

阴道分泌物继续增多,产道变得柔软而有弹性,头发变得浓密而有光泽。

355. 孕37～38周母体变化

准妈妈的体重增长速度持续加快。胎儿的头部开始转移到下方,并逐渐进入盆腔,因此对肋骨及胃肠道的压迫略有减轻。呼吸和进食也开始逐渐改善。由于胎头的下降,子宫对膀胱的压迫进一步增加,尿频和尿急现象进一步加重。

身体越来越沉重,全身性疼痛、水肿越来越明显,下肢静脉曲张愈加严重,便秘及痔疮时有发生。行动越来越不便利。肚子发紧变硬的情况时有发生。

由于临近分娩,准妈妈还会出现紧张、烦躁、焦虑的情绪,因此睡眠也会越来越糟糕。

356. 孕 39～40 周母体变化

子宫越来越大，准妈妈的腹部横径变宽，身体的不适感愈加明显，行动愈加费力。准妈妈越来越难以熟睡，也容易变得疲劳。胎头完全进入骨盆，子宫底部略有下降，饮食稍有改善。肚子发紧、变硬变得频繁规律。

乳头愈加敏感，刺激乳头可能引发宫缩。接近分娩期时挤压乳房，可有少量淡黄色、稀薄液体溢出，称为初乳。

一旦出现肚子发硬、宫缩，见红，分泌物突然大量增多、破水的情况，要及时赶往医院。

357. 孕 29～30 周胎儿变化

胎儿的身长 35～38 厘米，体重 1100～1200 克。头部增大，大脑发育迅速，听力系统发育完成，对不同的音乐做出不同的反应。胎儿的动作变多，对外界的刺激也更加敏感，脐带容易缠绕成结。正常胎动次数大于等于 10 次 /2 小时。

358. 孕 31～32 周胎儿变化

胎儿的身体持续生长。胎儿身长 38～40 厘米，体重 1400～1700 克。胎儿的身体发育逐渐完成。皮肤红润，但脸部依然布满皱纹。胎儿的肢体活动更加灵活，力量更大，有时甚至会用脚踢母亲的腹部。男宝宝的睾丸可能已经从腹腔进入阴囊，女宝宝的大阴唇已明显隆起。胎动逐渐增加。胎动在夜间和下午较为活跃，常在胎儿睡眠周期消失，持续 20～40 分钟。

359. 孕 33～34 周胎儿变化

胎儿的身长 40～43 厘米，体重 1800～2000 克。胎儿持续生长，皮下脂肪变厚。皮肤上的皱纹逐渐消失，脸型已经变得接近出生时的婴儿。胎儿的胎毛消失，头发长长，指甲变长，胎儿的身体转为头位，头部朝下，开始进入骨盆。

360. 孕 35~36 周胎儿变化

胎儿的身体持续生长。胎儿的身长 43~45 厘米，体重 2500~2800 克。胎儿开始变胖，胎儿肺发育基本成熟。肾脏已经发育完全，肝脏也可以自行代谢。身体的各个器官逐渐发育成熟。胎儿的胎毛几乎完全消失，仅在肩膀手臂等部位残留一些，皮肤变得细腻柔软，被胎脂所覆盖。

361. 孕 37~38 周胎儿变化

胎儿的身长 46~48 厘米，体重 3000~3200 克。胎儿的头部已经完全入盆，如果此时胎位不正，自行扭转胎位的机会就很小了。头发长得又密又长，皮肤变得光滑。

362. 孕 39~40 周胎儿变化

胎儿的身长 48~50 厘米，体重 3200~3400 克。胎儿的身体器官已发育成熟，由于胎头完全入盆及活动空间的减小，胎动逐渐减少。胎儿身体表面的绒毛和胎脂脱落，此时的羊水会由清澈透明变得浑浊。

363. 孕晚期产检

孕晚期宝宝会时不时地练习练习拳脚，这一时期的检查主要是对胎儿的情况进行监测，包括对胎儿、胎盘、胎位、羊水进行检查，评价胎儿的宫内生长发育情况。36 周后进行胎心监护、骨盆测量，以便制订分娩计划。对于有糖尿病等妊娠合并症的孕妇，需要每周进行一次胎心监护。

（1）孕 29~32 周，每月检查一次。

常规内容：血压、体重、宫底高度、胎心率、胎位。

检查项目：产科超声检查、血常规、尿常规。

备查项目：无。

健康知识学习：分娩方式指导、开始注意胎动、母乳喂养指导、新生儿护理指导。

(2) 孕 33～36 周，每 2 周检查一次。

常规内容：血压、体重、宫底高度、胎心率、胎位。

检查项目：尿常规。

备查项目：B 族链球菌（GBS）筛查（35～37 周）、肝功能、血清胆汁酸检测（32～34 周，怀疑妊娠肝内胆汁淤积症的孕妇）、无应激试验（NST 检查）（孕 34 周以后）。

健康知识学习：分娩前生活方式的指导、分娩相关知识、新生儿疾病筛查、抑郁症预防。

(3) 孕 37～40 周，每周检查一次。

常规内容：血压、体重、宫底高度、胎心率、胎位。

检查项目：产科超声检查、NST 检查（每周一次）。

备查项目：宫颈检查（Bishop 评分）。

健康知识学习：分娩相关知识、新生儿免疫接种、产褥期指导胎儿宫内情况的监护；超过 41 周，住院并引产。

364. 孕 29～32 周小排畸、妊高征筛查

有些畸形是在发育过程中逐渐表现出来的，小排畸可起到重要的追踪和补漏的作用。检查指标还是三方面：各种长度、生存环境和重要器官，比如心脏畸形、宫内发育迟缓等，做 B 超有利于及时监测宫内生长情况。

妊娠期高血压综合征简称"妊高征"，包括由高血压引起的一系列症状，一般从孕 20 周之后开始显现，32 周之后是高发期。通过常规项目如血压、血尿常规、肝肾功能、心电图来评估。必要的时候可以完善眼底检查。按严重程度分为三级：妊娠期高血压、子痫前期、子痫。第一级是单纯的血压升高。除了血压增高到 140/90mmHg 以上，没有别的明显的症状，尿蛋白阴性。第二级是子痫前期，出现蛋白尿，水肿也从脚往上开始发生，一按一个坑，而且不会很快恢复。第三级是子痫，在子痫前期的基础上出现抽搐。在子痫阶段，全身小血管"沦陷"而发生抽搐甚至昏迷，各个重要器官都有衰竭的危险。

365. 孕 33～35 周胎心监护、B 超

胎心监护可以反映胎儿生命力,很多医院从孕 34 周开始,每次产检都会做这个新增项目——胎心监护,如果有妊高征、糖尿病、不良孕产史、羊水偏少、宝宝生长受限等,开始的时间会提前到 32 周左右。

做胎心监护前需要先把胎儿叫醒,可以轻轻摇晃肚子或者吃点儿宝宝禁不住诱惑的食物,肚皮会绑上两个探头,一个对应宝宝的胸背部,能最清楚地测到宝宝的心率;另一个在宫底下方大概 3 横指处,用来测宫内的压力,反映宫缩情况。孕妈妈以半卧位或者侧躺位摆出一个最舒服的造型,保持 20 分钟,会看到身旁的机器开始慢悠悠地显示两条曲线,一条表示宝宝的心率,另一条表示宫腔的压力。正常情况下,宝宝的心率是 120～160 次/分,会随着时间上下波动,而不是直线一条。

当胎动出现的时候,宝宝的心率会上升,胎动结束后心率下降,在曲线上形成一个凸起。如果在胎心监护的 20 分钟内出现 3 次以上心率加速,每次形成的凸起高于 15 次/分、持续时间超过 15 秒,表示宝宝的状态很好[医生的官方语言叫作无应激试验(NST)有反应]。不达标的话,首先考虑宝宝是不是又睡着了,只能把宝宝叫醒,再监测 20 分钟甚至更久。若结果仍然异常,先别过于担心,还有进一步的检查,比如 B 超、宫缩应激试验(CST)等。

当宫缩出现的时候,宝宝的心率也会上升。因为子宫收缩时胎盘会发生一过性缺氧,健康宝宝的应对策略就是增加心率,这叫作胎儿的储备能力。如果宫缩时宝宝的心率不升反降,医生需要根据心率线和宫腔压力线的对应关系来分析原因,是胎盘功能不良、宝宝缺氧,还是脐带受压,再做下一步诊断处理。上面提到的 CST 就是这个原理,为了测试宝宝的储备能力,准妈妈没有宫缩也可以用药物或者刺激乳头诱发宫缩,然后观察宝宝的心率变化,希望不要出现明显的下降。

从下次产检开始,胎心监护将作为常规项目的新成员,出现在每次产检中。

366. 孕 36 周阴拭子、内检、胎心监护

眼见着就要足月，这次产检需要把"怎么生"给初步定下来，评估是否满足阴道顺产的条件。

阴拭子可以理解为简约版的阴道分泌物检查，只需要用无菌棉棒伸入阴道取一点白带出来，送检进行培养，约 1 周可出结果。正常值是阴性，表示没有致病菌生长；如果结果显示感染严重，或许只能选择剖宫产了。

产道由内部软组织和骨骼框架搭建而成，骨盆在生宝宝的过程中几乎没有变化。如果骨盆出入口的尺寸和宝宝的体形不匹配，宝宝卡在那里，很可能会因为长时间的窒息而产生生命危险！所以提前查探路况（内检＋骨盆测量）成了分娩前的重要环节。

内检时脱去一侧裤腿上检查床。医生戴消毒手套，手指伸入阴道内检查子宫的大小、位置、软硬度，宫颈的成熟度，骨盆的一些重要径线（对角径、前后径、坐骨棘间径）。很多时候需要肛门指检来了解胎头下降的情况、骨盆最窄处宽度、出口宽度等。了解了骨盆的数据，再结合 B 超测得的胎儿的体形，就能大概了解分娩的难易程度。

367. 孕 37 周宫颈检查、B 超、抽血

到了 37 周就算是足月了，产检变为每周 1 次。孕妇随时随地都可能出现临产征兆。

宫颈成熟度：指的是宫颈为了宝宝顺利出宫而变软、缩短和扩张的程度，较好各得 2 分，中等水平各得 1 分，宫颈依然硬邦邦、宫口靠后 0 分。

宫口开大：宫口闭合 0 分，3 指得 1 分，3～4 指 2 分，超过 5 指得满分 3 分。

宫颈管消退：临产宫颈管会被肌纤维牵拉而改变形状、缩短消失，子宫出口随即变得宽阔无比。具体到评分，宫颈管消退 30% 以下不得分，消退越多得分越高，80% 以上可以得满分 3 分。

以上 3 项分数相加，＞ 10 分说明宫颈已然成熟，宫颈不够成熟的，可以安心回家待产。

B超、抽血。这是常规的最后一次B超，要观察胎儿的发育情况、生存环境及胎位。双顶径胎头的最大横径＞8.5厘米表示生长成熟了，平均值约是9.3厘米。此外，还要看胎盘的成熟度。如果胎盘成熟度比较高，胎儿发育得应该也不错。B超根据形态给胎盘分级：Ⅰ级表示刚开始成熟，Ⅱ级表示趋于成熟，Ⅲ级则表示完全成熟，出现明显的胎盘小叶。但Ⅲ级出现得一般比较晚，平均要到38周之后。

脐动脉S/D值反映宝宝的生存状况，表示胎盘给宝宝供血的功能。S/D值在整个孕期是不断变化的，随着孕周增长，胎盘变得越来越大，血管阻力随之减小，S/D值也会下降，足月时正常值应该＜3。最佳胎位当数头朝下、胸抱臂的低调沉稳态，胎头最好与骨盆衔接，就像火箭发射，才能顺利启动所有程序，强有力地促进宫缩来帮助自己冲出地球。如果宝宝准备以其他迷人的姿势出场，医生也会根据B超做出分娩和应急方案。抽血是为最后分娩确认孕妈妈的肝肾功能、凝血功能，以防万一。

二、孕晚期生活起居

368. 孕晚期为什么要特别注意增加膳食

孕晚期是胎儿生长成熟最后的关键时期，孕妈妈的食欲持续增强，所需营养和能量都较前期有所增加。因此，应适当增加膳食，补充足够营养，豆制品、海产品等不可少。同时，可以增加餐次，下午可以加一次餐，量不宜过多，比如吃一些水果和坚果，晚餐自然也不可少，晚餐可多食用蔬菜、少量淀粉，也可在睡前半小时喝一杯牛奶等。

369. 孕晚期膳食保健方案

孕晚期胎儿增长迅速，需要的营养相对孕早期和孕中期更为丰富及多样化。所谓长胎不长肉，既能够满足胎儿生长发育所需要的营养，又不至于导致孕妈妈体重增长过多，胎儿过大。由于增大的腹部对孕妈妈的进食有一定影响，孕晚期的饮食遵循均衡膳食，少食多餐的原则。均衡的饮食可提供孕晚期足够的营养，不必额外补充其他补品。

(1) 碳水化合物：提供能量给孕妈妈及胎儿。孕晚期需要的能量更多。碳水化合物多以淀粉和蔗糖的形式存在于食物中。淀粉类食物水解慢，含热量较少，如土豆；含蔗糖较多的食物，含热量高，容易引起血糖异常及肥胖。孕晚期的碳水化合物以五谷、根茎及豆类为主要来源，尤其是含纤维素较高的燕麦片、糙米和全麦面包更佳。水果中的草莓、菠萝和猕猴桃，含有可溶性纤维、维生素和矿物质，可优选。香蕉、甘蔗、龙眼、葡萄等含糖量较高，不宜多吃。绿叶蔬菜，能够提供大量维生素、矿物质和纤维素，含糖量又低，可以不限量进食。孕晚期直至分娩，在原基础上每日增加热量200千卡。孕妇每日摄入主食200～450克，较平日主食增加约35克即可。

(2) 膳食纤维：膳食纤维虽然不能被人体吸收，但其可降低血糖、脂肪的吸收，减缓血糖的升高，预防和改善便秘和肠道功能，既能够增加饱腹感、减少食物摄入，控制体重增长、控制血糖，又可避免胎儿生长过大，因此孕晚期的妈妈们应该多食含膳食纤维丰富的食物，如蔬菜、低糖水果和粗粮。

(3) 优质蛋白：孕晚期对蛋白质的需求量更大，每日需额外增加75克左右。因此，孕晚期的准妈妈们应适当增加鱼类、禽类、蛋、瘦肉等优质蛋白的摄入。从妊娠中期开始，每日应至少摄入250～500克奶制品及补充600毫克的钙。鱼类，尤其是深海鱼类含有较多二十二碳六烯酸（DHA），对胎儿大脑和视网膜发育有益，每周最好食用2～3次深海鱼类。各种坚果类及果实的籽仁，如核桃、坚果、葵花籽、西瓜子、南瓜子、松子等都含有丰富的油酸及亚麻油，对胎儿大脑的发育大有益处。大豆含有丰富的大豆球蛋白及多种氨基酸，还富含其他食物中缺乏的、对宝宝生长发育及智力都重要的赖氨酸。

(4) 多种多样的维生素：胎儿增长迅速，所需的维生素也随之增加。孕晚期的准妈妈们除了摄入丰富的蔬菜水果，亦可适当补充复合类维生素。孕晚期的孕妈妈，应持续摄入碘，常吃含铁丰富的食物，给予胎儿丰富的铁储备。

(5) 限盐：孕晚期的准妈妈们容易出现水肿及高血压的症状，如果吃得过咸可加重上述症状，增加心脏负担。限制盐的摄入并不是禁盐。一般来说每天食盐摄入不得超过 1.5～2 克。孕晚期准妈妈要尽量少吃腌制类食物，如咸蛋、咸鱼、咸菜，以及加工类食品，如腊肉、火腿、香肠、腐竹等。辛辣的调味品往往会增加盐的摄入，因此也应少吃。

（6）禁烟戒酒，少吃刺激性食物：孕晚期的饮食尽量增加食物种类，这样才能保证营养摄入均衡。尽量食用新鲜的、自制的熟食，少吃刺激性食物，如葱、姜、蒜、辣椒、芥末、咖喱等。刺激性食物性味多属辛温类，怀孕后准妈妈的体质多呈现血热阳盛的状态，食用辛温食物会增加内热，耗伤体内阴津，使准妈妈口干舌燥、便秘、心情烦躁的症状加重。

（7）少食多餐，营养且易于消化：孕晚期由于增大的子宫和激素水平及情绪的影响，准妈妈容易出现进食不多、食欲不佳的情况。因此，孕晚期一次不要进食太多，以少食多餐为宜，且摄取易消化有营养的食物。

（8）药膳保健：党参淮山乌鸡汤。

配方：党参 10 克、淮山药 20 克，乌鸡半只。

制法：党参、淮山药装入鸡腹内，用砂锅炖至鸡肉烂熟即可，食鸡肉饮汤。

功效：健脾、补气、安胎。

370. 临产前饮食

自然分娩的过程是一个巨大的体力精力消耗的过程。

第一产程时间较长，初产妇一般不超过 20 小时，经产妇不超过 14 小时。在第一产程，孕妇不需要过多用力，因此产妇可尽可能地多吃东西，为第二产程储备更多体力。所吃的食物以碳水化合物为主，稀软、清淡、易消化，如巧克力、蛋糕、汤粥等，既可以快速提供体内能量，又在胃中停留时间短，不会引起恶心呕吐。

第二产程时间较第一产程短，需要消耗产妇大量体力和水分。由于疼痛和紧张，多数孕妇不愿进食。因此，可适当补充果汁、菜汤，以补充水分；进食高能量食物以补充体力，如牛奶、乳酪、巧克力制品等。

鸡蛋和巧克力，孰轻孰重？

巧克力：主要成分是碳水化合物及脂肪。碳水化合物是人体主要的供能物质，巧克力含糖量高，热量足，并且能够迅速短时间内被人体吸收。对于顺产的孕妇来说，分娩过程长，耗能大，需要快速而大量的能量来支撑分娩的过程，因此巧克力绝对是最佳选择。

鸡蛋：主要成分是蛋白质，蛋白质是孕期不可缺少的物质，但供能没有碳水化合物快，而且过量地摄入蛋白质，会使产妇胃肠道充盈、胀气，引起腹胀不适，宫缩紧张时容易引起产妇胃部不适和恶心、呕吐，影响产程的进展。

所以，临产时准备优质巧克力以备在分娩过程中食用必不可少。还有比较重要的一点就是：巧克力口感更好，能够缓解分娩前的紧张情绪！

371. 剖宫产前后饮食

剖宫产前的准妈妈不宜服用滋补类食品，如人参、西洋参等，避免引起心慌和兴奋。剖宫产后产妇需要等待6小时后才能进食，产后初次进食，以流食、易消化的食物为主，如稀粥、果汁等，可适当服用萝卜汤，以增加肠道蠕动，促进排便，减少腹胀。避免服用产气多的食物，如豆浆、牛奶、糖类等，以防腹胀。当产妇排气后，可服用半流食，如鸡蛋羹、软烂面条、面汤等。剖宫产后避免过早服用催乳下奶类食物，如鲫鱼汤、鸡汤。

372. 孕晚期的运动

进入孕晚期，胎动频繁，肚子增大，起卧翻身都有些困难，此期的运动，可根据个人喜好，选择一般家务劳动、散步、跳舞、孕妇体操、游泳、瑜伽等形式。

孕晚期不宜开展跳跃、震动、球类、登高、长途旅行、长期站立、潜水、滑雪、骑马等具有一定风险的运动。

运动中避免压迫腹部，避免刺激乳房，以免造成宫缩引起早产。腿上出现静脉曲张或水肿时，应避免长时间站立，必要时可穿防止静脉曲张的袜子。孕晚期准妈妈上下楼梯时，应手扶栏杆，保持上身直立，一步一台阶，动作要慢，注意不要踏空。建议上楼步行下楼乘坐电梯。孕晚期准妈妈不宜弯腰拾东西。如需下蹲拾物，准妈妈应腰背挺直，屈膝下蹲，最好能一手扶助其他物品，辅助单膝跪地，然后再起立。动作宜缓慢，不可猛然蹲下，猛然站起。

373. 孕晚期的出行

孕晚期准妈妈如果身体一切正常，都是可以出行、旅游的，可以乘坐汽车、火车或飞机。出行面临的问题有舟车劳顿颠簸、活动受限、饮食受限制、不方便去洗手间、晕车等。出行几点建议：改变出行习惯，尽量选择步行，避免坐车、坐飞机；如坐车，上车后避免看近处物体，尽量注视远方或闭目养神；抓紧扶手减缓路途颠簸；及时开窗通风；预定走道位置，既方便去洗手间还可方便走动，适当活动双脚，减少因久坐导致下肢肿胀；预定合适自己口味的餐点或提前自己准备好食物；安全带系在腰腹以下，不要系在腹部；最好有一个靠枕放在腰背部；提前做好充足的行程计划，安排足够的休息时间；携带孕期体检报告，以备发生不良事件时就诊医生能及时了解情况。

因此，建议孕晚期准妈妈尽量减少出行或旅游，尤其是临产前4～6周，这段时间内随时可能进入临产状态，不建议长时间外出。

374. 孕晚期的衣物选择

由于腹部的持续增大及体重的增加，准妈妈达到孕期最丰满的体型。孕晚期衣物的选择依旧以棉质透气、容易穿脱为主要原则。夏季宜选择宽松的连衣裙，冬季选择宽松的大衣。应注意衣物尽量减少装饰品，避免过长容易踩踏，避免过肥造成行动不便。

孕晚期的妈妈，阴道分泌物持续增多，建议每日更换内裤，一方面能保持外阴清洁，另一方面方便观察分泌物的变化。

375. 孕晚期的工作

孕晚期准妈妈的身体不适越来越明显，这个时期最重要的是充分休息，如果准妈妈的工作不是体力劳动，并且工作后不觉得疲劳，可根据个人情况继续工作。工作时要注意劳逸结合，一旦觉得劳累便停下休息，最好中午能睡个午觉，以补充体力。一旦出现身体不适，应及时休息或就诊，听从医生的指导。鼓励孕妈妈坚持正常工作，但孕晚期要避免夜班、长期站立、抬重物及紧张、强度大、高温下的工作。

376. 孕晚期的乳房护理

孕晚期乳房逐渐增大饱满，乳头变大变黑，愈加敏感。应选择大小合适的、没有钢圈的、棉质全罩杯的内衣，同时避免刺激乳头而引发宫缩。接近分娩期时挤压乳房，可有少量淡黄色、稀薄液体溢出，称为初乳。

三、孕晚期常见问题及应对

377. 孕晚期为什么爱发脾气

孕晚期是准妈妈期待分娩的时期，由于腹部膨大，身体出现水肿，导致活动受限，加之子宫压迫，出现尿频、便秘症状，有的准妈妈因摄入钙及各种维生素不足，易出现下肢肌肉痉挛，常于夜间发作，导致准妈妈睡眠不足；随着妊娠的进展，孕妇体内雌激素、孕激素、甲状腺激素等激素的分泌水平亦逐渐增加，从而引起与经前紧张综合征相似的症状；担心自己的身体能否胜任胎儿的正常发育，胎儿是否健康，尤其是生育年龄较大的孕妇；面临生产的恐惧，尤其是初产妈妈；对准爸爸的陪伴和亲人的支持依赖心理更强；还有来自于工作、生活、人际关系的压力等，都会对孕妇造成一定的心理影响，易使准妈妈情绪不稳定，心烦、易激怒、焦虑、抑郁等。

378. 心情不好对胎儿有影响吗

随着妊娠的进展，准妈妈和胎儿建立起亲密的感情，尤其是胎动产生以后。准妈妈通过抚摸、对着腹部讲话等行为表现她对胎儿的情感。准妈妈情绪的波动可通过内分泌的变化影响胎儿。轻度、短暂的情绪波动还好，但严重的刺激或其他原因引起的神经过度紧张，有可能引起孕妇周围血管收缩性增强，导致胎盘供血不足，引起胎儿宫内缺血、缺氧等；还可能造成子宫收缩，使胎儿血液循环进一步受阻，甚至引起流产或早产；若准妈妈长期处于恐惧、悲伤等不良情绪状态，会影响胎儿大脑的正常发育，最终可能导致各种精神问题；孕妇若长期处于紧张不安的状态，胎儿因胎动增多，体力消耗增加，出生后的体重会较轻。母亲的情绪和胎儿的情绪是长期积累的，妊娠期持消极情绪者，宝宝出生后性格异常的情况也有很多。

379. 如何做一个快乐的孕妈妈

（1）了解妊娠、分娩的基本知识：怀孕是一个幸福又复杂的过程，孕妈妈和宝宝一起成长，了解孕期的生理变化；学习孕期相关知识，见证胎儿的成长，知道哪些是正常的，哪些是异常的，异常时及时通过医疗手段予以解决，减少对胎儿健康不必要的担忧。同时，在孕中晚期夫妻共同对胎儿进行胎教并调整准妈妈的情绪，还可以培养胎儿的气质和性格。

（2）家人的陪伴和照顾：孕育宝宝不只是准妈妈一个人的事，准爸爸也是关键人物，需要与准妈妈一起学习、成长，一起转换角色，陪同准妈妈做产检，接送上下班，空闲时间陪准妈妈散步，还可以陪同准妈妈参加孕期瑜伽等活动。准妈妈要多和家人沟通，共同分享妊娠过程的苦与乐。家人应给予孕妇充分的理解和宽容，多营造轻松愉悦的氛围，尽量避免可能引起孕妇不良情绪的言语和做法，让她保持一个好心情，健康安全地度过艰难的妊娠期。

（3）自我调节情绪：坚持自己的兴趣爱好，多做些自己感兴趣、有益的事情。如接触大自然及美好事物；布置一个温馨的宝宝房；逛逛母婴店，为自己和宝宝挑选好看的衣服；听听舒缓的音乐；坚持运动等。

（4）提高个人修养：孕期不要对自己或者他人太严苛，应将自己的要求和期望调整到适当的、现实的程度，以避免因期望过高而带来的失望和挫折感。准妈妈要保持乐观的情绪、加强修养、以理制情。

及时提醒自己采取转移烦恼、宣泄积郁、积极社交等方式,保持一种平和恬静的心态。

(5)健康的发泄:任何不良情绪都是越早疏导越好,心中有了烦恼或怨气、怒气后,一定要及时地宣泄出来,多和准爸爸、家人沟通,也可以找亲朋好友倾诉;直接找发生矛盾的对象心平气和地交谈,以解开疙瘩,消除误会;或者通过写信、写日记的方法,倾诉不良情绪。

(6)胎教:胎教不但可以促进胎儿发育,而且可以增进母子间的情感,同时能够缓解准妈妈紧张焦虑的情绪。准妈妈每天只需花几分钟的时间,听听音乐,同宝宝说几句悄悄话、分享快乐的故事,对宝宝说"宝贝,我爱你""爸爸妈妈欢迎你的到来"等。

(7)坚持适当体育锻炼:尝试闭上双眼、静坐、调整呼吸,冥想一些美好的画面;或从手到头再到脚趾,先使肌肉绷紧,然后再一部分一部分地慢慢放松,这是一组非常简单的放松操,能够很好地帮助孕妈妈减弱原本强烈的不良情绪。

380. 如何预防产前产后精神疾病

(1)对生产有一个科学而正确的认识:生育能力是女性与生俱来的能力,生产也是正常的生理现象,绝大多数女性都能顺利自然地完成生产。了解正常分娩过程和不同手术分娩方式的利弊,这样可以帮助孕产妇消除对分娩的神秘和恐惧感,提高她们对妊娠与分娩自然生物学过程的认知水平和心理健康水平,使其以乐观的态度正确对待并积极配合分娩。

(2)增加与外界的交流:孕晚期也不要宅在家,每天早晚可以出去散散步,呼吸一下新鲜空气,感受一下生活的真实和忙碌,给自己的未来规划一个努力的目标;产前多与其他妈妈交流经验,建立信心;产后也不要完全待在家里,只要保暖措施做好,出门散步也是可以预防产后抑郁症的。

(3)提倡母乳喂养:母乳喂养不仅有助于提供必要的营养,还可以促进母子间相互交流、影响与作用。培养早期的母婴感情交流,避免冷落感,可有助于预防产后抑郁的发生。

(4)家人的呵护：孕妇产前出于对分娩的恐惧，常表现出对他人的依赖性强，希望寻求保护；产后又因身体虚弱、睡眠不佳、哺乳及喂养婴儿不熟练，感到紧张焦虑；还会因家庭新增添一名家庭成员，担心自己不再受到家人关注而表现出一种强烈寻求他人重视的欲望。这一阶段丈夫要理解妻子情绪上的波动，耐心倾听妻子诉说，表达自己对妻子的关心与呵护，体谅妻子的辛苦。家人应多帮助产妇打理生活日常，帮助其恢复睡眠及体力。

381. 特殊身材会影响胎儿发育吗

在当今社会迅速发展的背景下，人们动动手指，无须出门，"外卖小哥"就替大家解决了吃喝问题，极大地便利了生活。然而"光吃不动"导致了一部分肥胖女性的出现。而传媒、网络的发展，"各种美女直播"中以瘦为美的审美观，又催生了另一部分过分追求"瘦弱"美的女性。面对怀孕，就衍生了新的问题：特殊身材会影响胎儿发育吗？

（1）体重过轻，过分瘦弱：如果体重过轻，过分瘦弱，自身营养储备不足，孕育胎儿，更是耗费营养。如果本身就营养不良，加之早孕反应影响，又无法吸收足够的营养，会影响胎儿的生长发育。蛋白质营养不良，会影响宝宝的大脑发育。实验发现，孕期蛋白质营养不良，宝宝的脑组织重量、脑细胞数目、酶的含量均较营养正常的宝宝低，并且对宝宝是不可逆的损害，而脂类是宝宝神经系统的重要组成部分，需要一定量参与脑细胞增殖、发育。体重过轻，营养情况较差，就会产生孕期贫血的可能。准妈妈贫血会导致胎盘缺氧，影响胎儿发育。

（2）体重过重，过分肥胖：如果体重过重或过分肥胖，可能诱发孕期高血压、孕期糖尿病等疾病，影响母体身体健康的同时，也威胁着宝宝的身体健康，可出现宝宝发育迟缓、胎儿窘迫等。孕妈妈体重过重，身体脂肪蓄积，会使产道阻力增大，造成自然分娩时弹性减弱，容易出现宫缩乏力、新生儿窒息等可能。胎儿的生长发育依赖着妈妈的营养情况，如果营养过剩，胎儿可能会过大，不利于生产。

382. 可以按摩乳房吗

孕期进行乳房按摩,能起到科学保养乳房、疏通乳腺的效果,对日后顺利进行母乳喂养提供帮助。按摩乳房的步骤如下:

第一步:用温热毛巾热敷整个乳房。

第二步:一只手横放在另一侧乳房上,另一只手压在该手上,双手重叠用力向胸中央推压乳房按摩。

第三步:将双手手指并拢放在乳房斜下方,从乳房根部振动整个乳房,然后用双手将乳房向斜上方推压按摩。

第四步:从下面托起乳房,用双手向上推压乳房。

以上按摩时双手必须握住整个乳房,动作幅度要大,如感到乳腺团块从胸大肌上消失则有效,但严禁乱揉捏,以免乳腺受伤。

孕中期不宜过度按摩乳房,只是要建立护理乳房的观念。可以在每天沐浴或睡觉前按摩2～3分钟。按摩时要尽量轻柔,过程中如果有下腹部疼痛,立刻停止。

383. 乳头内陷如何纠正

乳头低于乳房表面即为乳头内陷。乳头内陷可造成喂奶困难、乳汁淤积,严重时引起胀痛,甚至继发感染,导致乳腺炎。

对于初产妇来说,了解乳头内陷的处理方法是很有必要的。纠正乳头内陷,应从孕末期开始,一般于怀孕7个月设法纠正。

牵拉乳头。孕妇可自行用手向外牵拉,通常每天3次,每次6～7分钟,直至乳头高出乳房表面,小儿吸吮无困难为止。

负压吸引。将一个5毫升空注射器外管扣在乳头上,用一橡皮管连接在另一个5毫升空注射器上,抽吸后形成负压,有助于乳头吸出。每日早晚各抽吸一次,每次3～5分钟,亦可反复抽吸。

但是刺激乳头有可能引起宫缩,如感觉肚子发紧、疼痛,应减少立即停止刺激乳头,尤其是孕晚期,应根据实际情况操作,避免刺激太大,引起早产。

384. 孕期皮肤瘙痒是怎么回事

很多准妈妈在妊娠期会出现皮肤瘙痒的症状，大多数属于妊娠痒疹，这是皮肤血液供应增加，或者胎儿生长造成腹部皮肤伸展牵拉所致，对准妈妈和胎儿都不会造成很大影响。不过，孕期皮肤瘙痒是可以预防的，使用按摩油、橄榄油轻轻按摩孕妇的肚皮，可以预防或减少这种问题出现。

皮肤瘙痒常发生在孕晚期，先从腹部周围出现，然后发展到胸、背、四肢，甚至手心、脚心和头皮都痒；瘙痒的程度不一，严重的令人难以入睡，甚至抓破皮肤，可合并有皮肤和巩膜的黄染，瘙痒严重者甚至出现肝功能异常、胆汁酸升高，此时就要考虑是否为妊娠期肝内胆汁淤积症。在没有皮疹的情况下出现皮肤瘙痒，瘙痒严重同时伴有一些脏器的损害，尤其是在妊娠晚期，可能会引起胎儿宫内缺氧甚至胎死宫内。

怀孕期间由于体内激素水平改变，孕妇容易患有湿疹，出现皮疹及瘙痒的情况，一般对胎儿不会造成影响。皮肤瘙痒是糖尿病常见的一种并发症，大多数情况下，医护人员会在孕期定期检测准妈妈是否患有妊娠糖尿病，控制血糖是治疗本病的关键。

综上所述，导致孕期皮肤瘙痒的原因有很多，常见的如湿疹、妊娠纹、糖尿病，严重的如妊娠期肝内胆汁淤积症，还可能导致胎死宫内。因此，孕期皮肤瘙痒莫要小视。

385. 孕期腰上长了一些小红点怎么办

怀孕期间，由于体内激素水平的变化，孕妇容易罹患湿疹。如果湿疹数量很少，没有明显不适，一般对胎儿不会有什么影响。不是所有准妈妈都会长湿疹，比较容易发生于这四类孕妇：过敏体质的孕妇、有慢性感染病灶的孕妇、有静脉曲张的孕妇、神经精神紧张的孕妇。如何有效防治孕期湿疹？

（1）查找过敏原：准妈妈作为一个特殊群体，如果属于过敏体质，最好先做过敏原检查，查找过敏原。只要不再接触过敏原并配合医生治疗，提高自身免疫力，就能有效预防孕期湿疹。

（2）避免局部刺激：准妈妈如果得了湿疹，要尽可能地不用力摩擦，不去抓，避免因摩擦和外界刺激使皮肤发热，导致更加奇痒难忍。可以外用炉甘石洗剂，具有收敛和保护皮肤的作用。涂抹时应注意，皮肤有破损时不能使用。

（3）饮食禁忌：孕期要注意不饮酒，不喝浓茶和咖啡。不吃酸、辣等刺激性食物。湿疹发作期，忌食黄鱼、海鲜等容易引起过敏的食物。多吃新鲜水果，可以食用薏米粥，有祛湿的效果。

（4）居家环境：中医学认为湿为阴邪，其性重浊而缠绵黏滞。如果家居处于低层，受阳面少，空气潮湿，再加上室内通风欠佳，则皮肤容易出现湿疹。预防孕期湿疹，要从日常生活做起，保持室内温度、湿度的适宜。床上用品要经常换洗，保持清洁干燥。

386. 孕期水肿怎么办

孕期水肿几乎是每个准妈妈都避免不了的。怀孕后期，随着宝宝的成长，某天早晨起来发现鞋变小了，莫慌张。对于绝大多数准妈妈来说，大多是轻度水肿。那么，如何缓解孕期水肿呢？

（1）侧卧入睡：侧卧比仰卧能更大限度地减少水肿发生的概率。侧卧有助于下肢静脉血液回流顺畅，提高睡眠质量。晚上睡觉时，将脚部垫高，水肿会自然消退一些。白天尽可能地把双脚抬高放平，这样有利于脚部血液循环畅通。

（2）温水泡脚：脚部穴位众多，是经络循行的重要位置。双足在下，处于人体最下面的位置，每天睡前用温水泡脚，可促进脚部血液循环，缓解一天的疲惫感。

（3）饮食调理：不要摄入过多的盐，以清淡食物为主，吃盐过多是造成水肿的重要原因。保证蛋白质的摄入，多吃新鲜的蔬菜和水果，补充维生素，提高免疫力，加强新陈代谢，比如牛奶、禽蛋类、肉类、鱼、虾、冬瓜、葡萄、菠菜等。

食疗方一

烧冬瓜：冬瓜200克，肉片、香菇、青椒、红椒、葱花各适量，调味品。

做法：过油，爆炒肉片，冬瓜去皮，切成方块，置于锅内煎香，放入香菇汁煎炒，加蚝油、鸡精、盐等调味品搅拌均匀，撒入葱花即可。

食疗方二：

鲤鱼1条，剖膛洗净加葱姜，熬汤服用。

食疗方三：

赤小豆30克，加水适量，熬熟后，喝汤食豆，每天1～2次。

（4）静养休息：准妈妈要保证充足的休息和睡眠时间，避免过于紧张和劳累，不要长时间站立或行走，轻度肿胀通过休息可以缓解，适当抬高下肢。

（5）按摩丰隆穴：丰隆穴属"足阳明胃经穴"，有化痰、祛湿等作用。具体位置：外踝与外膝眼两个连线的中点，按压此穴位可去除孕妈体内残留的湿气，减轻水肿。

387. 孕期阴道出"水"怎么办

十月怀胎不易，许多准妈妈在孕期可能会遇到一些小毛病，让准妈妈乱了心神，而且还很难受。对于正常的孕期来说，一般不会出现阴道流水的现象。

孕期出现阴道流水的现象主要考虑两种情况。

第一种情况是白带异常，表现为阴道分泌物增多，出现水样的分泌物，有异味，一般量不是很多，不会持续不断地流，而且伴有外阴瘙痒等不适症状，需要到医院进行专科检查，接受专业治疗；孕期要注意外阴的卫生，不要吃生冷、辛辣、煎炸的食物。

第二种情况是羊水外流，是由于胎膜早破引起的。这种情况流出的水会有腥味，并且会一直不停地流，往往引起流产，需要马上去医院就诊，让医生查看宫口有无液体流出，阴道有无积液，结合相关化验和超声检查，需要住院治疗。

388. 什么是破水

破水通常指的是生产时，胎膜自然破裂，羊水自阴道流出。破水通常是生产前的征兆之一。在孕晚期，准妈妈突然感到较多液体自阴道流出，增加腹压时阴道流液量增多，有时和尿液无法区分，有可能是胎膜早破，也应尽快就诊，明确原因。临近生产前，一旦出现破水症状，孕妈妈应立即停止活动，取平卧位并及早到医院就诊。

389. 孕晚期能否有性生活

进入孕晚期，准妈妈应尽量避免性生活，尤其是临产前4～6周，应禁止性生活，以防发动宫缩，造成早产；引起生殖道感染，造成宫内感染或产后感染。

390. 妊娠期高血压综合征的易发因素有哪些

妊娠期高血压综合征（简称妊高征），是孕妇所特有而又常见的疾病，一般发病时间在妊娠20周以后，尤其在妊娠32周以后最为多见。妊高征会严重影响母婴健康，是孕产妇和围生儿发病和死亡的主要原因之一。

发生妊高征的确切原因目前尚不十分明确。妊高征易发因素包括：初产准妈妈、高龄（35岁以上）或过早怀孕（18岁以下）的准妈妈、孕育多胞胎的准妈妈、羊水过多的准妈妈、葡萄胎或伴有慢性血管疾病的准妈妈。另外，准妈妈过胖或怀孕前有高血压、肾病、糖尿病等疾病，以及紧张、过度劳累等因素，皆易引发此病。

391. 妊高征对孕妇及胎儿有何危害

妊高征的危害取决于出现症状时所处的怀孕阶段，以及血压升高的程度。血压越高，越接近怀孕早期出现，孕妇出现问题的风险也就越大。大多数患有妊高征的准妈妈症状都很轻微，而且直到接近分娩时（37周或以后）才表现出来。

（1）对母体的影响：妊高征易引起胎盘早期剥离、心力衰竭、凝血功能障碍、脑出血、肾衰竭及产后血液循环障碍等。而脑出血、心力衰竭及弥散性血管内凝血为妊高征患者死亡的主要原因。

（2）对胎儿的影响：重度妊高征是早产、宫内胎儿死亡、死产、新生儿窒息和死亡的主要原因。孕妇病情愈重，对胎儿的不良影响亦愈大。

392. 妊高征有哪些临床表现

妊娠期高血压是孕妇特有又常见的疾病，多发生在怀孕20周之后，以血压升高、水肿、蛋白尿为主要临床表现，还会出现头痛、头晕、恶心、呕吐、视物模糊，严重时可出现抽搐、昏迷甚至母婴死亡。

妊娠期高血压最初表现为身体的水肿。这种水肿可能是隐匿的，不易发觉，易被忽略，可能表现为体重的异常增加。水肿能肉眼看见的最开始的部位是脚踝，渐渐地往上蔓延，此时水肿一般是凹陷型水肿。

393. 如何预防妊娠高血压综合征

对于妊高征可以采取一定的措施进行预防和保健。

(1) 重视产前检查：早期诊断和控制原发病，准妈妈如果合并贫血、慢性高血压、慢性肾炎、糖尿病，发生妊高征的风险增加，应该警惕。所以，产前的检查要认真对待，并且足够重视，不可轻视。重视诱发因素，治疗原发病。在妊娠期进行定期检查，主要是测量血压、查蛋白尿和测量体重，重点监护。

(2) 加强孕期营养及休息：心情要舒畅，精神要放松，争取每天睡眠8小时以上，并且以侧卧位为佳，以增进血液循环，改善肾脏供血条件。加强妊娠中、晚期营养，尤其是蛋白质、多种维生素、叶酸、铁剂的补充，对预防妊高征有一定作用。

(3) 及时纠正异常情况：发现贫血，及时补血补铁；发现下肢水肿要增加卧床时间，把脚抬高休息；血压偏高要按时服药，必要时住院治疗，如果症状严重要考虑终止妊娠。

394. 预防妊高征的食疗小方有哪些

(1) 鲫鱼汤：鲫鱼一条，白术9克，白芍6克，当归3克，茯苓9克，生姜3克，橘红6克。炖煮熬汤。功效：健脾利水、养血安胎。

(2) 冬瓜炒虾仁：冬瓜具有清热泻火、利水渗湿、清热解暑的功效。虾仁含有优质蛋白。因此，出现水肿时可尽量多食用。

(3) 西瓜皮炒肉丝：西瓜皮，性凉味甘。有清热解毒、利水消肿、止渴之功效。对于准妈妈的水肿、小便短少、烦渴、口舌生疮都有一定效果。

(4) 赤小豆煮粥：赤小豆性平味甘酸，有利水消肿的作用。

(5) 代茶饮：玉米须煮水，多次频服。

395. 孕晚期痔疮如何预防

痔疮于孕晚期多见或明显加重，表现有大便时出血，或伴痔核脱出，严重者伴有肛门坠胀感、贫血等。准妈妈应养成每日按时排便的良好习惯，多吃纤维素含量高的蔬菜和水果，少吃辛辣食物，适当运动，促进胃肠蠕动。便秘严重时，可服用缓泻剂或乳果糖。慎用开塞露、甘油栓，禁用硫酸镁，也不应灌肠，以免引起流产或早产。

396. 孕晚期时准爸爸需要做什么

孩子是夫妻双方爱的结晶。十月怀胎的艰辛路程不光只有准妈妈来参与，也需要准爸爸的悉心呵护。到了孕晚期宝宝很快就要和爸爸妈妈见面了。准爸爸一边是欣喜，一边是更大的责任。孕晚期时准爸爸有哪些责任呢？

(1) 需要继续同准妈妈一起学习孕产知识；对于陪产，准爸爸要做好心理准备，避免准妈妈生产来临时手忙脚乱。

(2) 孕晚期的胎教更多需要爸爸来参与，以增进父子感情。

(3) 帮助准妈妈消除顾虑，给予准妈妈正确的心理指导，消除准妈妈对宝宝不利的想法。鼓励准妈妈多想一些对宝宝有益的事情，不让家人对准妈妈造成心理压力，在精神上支持妻子。

(4) 积极帮助准妈妈分担家庭责任和劳动。

(5) 陪准妈妈适当运动，协助准妈妈完成翻身、下蹲等动作。

(6) 协助准妈妈做好孕晚期的自我监护：量体重、数胎动。

(7) 孕晚期，尤其是临产前，准爸爸尽量避免外出及远行，随时准备好与准妈妈一起应对临产状况。

397. 孕晚期如何自数胎动

孕妇数胎动是自我监测胎儿安危的一个重要手段,也是孕妇与胎儿的一种"沟通方式",对母胎的身心健康都有好处。孕晚期数胎动的方法和孕中期一样。值得注意的是:由于宝宝的逐渐长大,孕晚期的胎动较孕中期幅度更为剧烈,因此孕晚期数胎动,我们把胎儿几分钟内连续的宫内活动称为一次胎动;孕晚期数胎动尽量采取左侧卧位,以夜间和下午较为活跃;胎儿的情况各有不同,有的胎儿比较活跃动得多,有的胎儿比较安静动得少,只要符合自己的规律,都是正常的胎动,因此,孕晚期的胎动应与孕中期相比,而不能与其他孩子相比。

398. 待产包需要准备什么

妊娠9个月后,随时可能出现临产症状。因此,准妈妈需提前准备好待产物品,避免生产时手忙脚乱而发生遗漏(表10-1)。

表10-1 待产物品清单

分类	物品清单
住院证件	准妈妈的保健手册、病历及检查单(整理好,装在一个袋子里);身份证;现金及银行卡
孕妈妈的物品	足够多的卫生巾和高腰内裤(非孕妇内裤);收腹带;毛巾;防溢乳垫;睡衣(长袖纯棉,冬天可以穿夹棉睡衣);拖鞋(带脚后跟儿的棉质拖鞋);袜子;帽子;外套大衣或者羽绒服
宝宝的物品	新生儿尿不湿;新生儿衣服(以柔软的棉纱、纯棉为佳);新生儿小被子(夏天可准备棉纱毯);新生儿洗澡盆1个、小脸盆2个
住院常规物品	保温杯、一次性纸杯、吸管、纸巾、牙刷牙膏、饭盒、巧克力;整理袋

将待产包中的物品整理好后放入新生儿的洗澡盆内,一旦发生临产状况可随时全部带走。

399. 选择哪种分娩方式好

分娩方式多种多样,都有各自的适应指征。对于产妇来说,适合自己的就是最好的。

（1）自然分娩：指在自然发动的子宫收缩的作用下，引发宫口扩张、胎膜破裂、羊水流出、胎儿经过产道自然娩出。优点：恢复快；产后即可进食、哺乳；并发症少；婴儿各脏器系统经过阴道娩出得到锻炼，利于发育。

适合人群：产妇自身健康，产道无异常，无严重的基础疾病；胎位正，羊水足，胎儿体重正常；没有危及母婴的产科并发症。

（2）剖宫产：即通过手术切开母亲的腹壁及子宫，以取出胎儿。通常是产妇无法经阴道分娩或者经阴道分娩可能对母婴造成危险时所采用的手术助产方法。

适合人群：胎儿宫内窘迫；胎儿过大；骨盆狭窄或产道先天畸形；瘢痕子宫或先兆子宫破裂；有严重的妊娠合并症或并发症。

（3）无痛分娩：所谓"无痛分娩"，在医学上称为"分娩镇痛"。在维护产妇及胎儿安全的原则下，通过正确用药，不影响子宫规律收缩，即可阻断分娩时痛觉神经的传递，从而达到避免或减轻分娩痛苦的目的。

适合人群：大多数产妇都适合无痛分娩，但是如果合并凝血功能障碍、药物过敏、腰部有外伤史等疾病，应向医生咨询，由医生来决定是否可以进行无痛分娩。

（4）水中分娩：就是在水中生孩子。待分娩启动后，产妇躺在充满温水的浴缸或者浴池中分娩，这也是自然分娩的方式之一。水中分娩可以在很大程度上减轻产妇待产的痛苦，缩短产程，缓解分娩紧张的情绪，降低外阴损伤的概率。

适合人群：产妇无感染性疾病，符合自然分娩的条件，且自愿接受水中分娩。

产妇不能执此一念，强行选择某种分娩方式，应该结合自身和胎儿的情况，在医师指导下选择个体化的分娩方式，让分娩的操作更科学，产程更顺畅，产妇更轻松，母婴更健康。

400. 正常产妇选择剖宫产要谨慎

一些产妇由于害怕自然分娩的疼痛，觉得"长痛不如短痛"，于是想选择剖宫产。其实，大可不必害怕自然分娩的疼痛，因为如今的无痛分娩技术已可以在很大程度上缓解分娩时的疼痛。更重要的是，剖宫产的风险比顺产的风险要高。首先是剖宫产后产妇身体的恢复比顺产要慢很多，术后护理也相较于顺产复杂许多，稍有不慎就会引发感染；其次，剖宫产是对子宫的一次破坏，有一定概率会出现切口愈合不良、宫腔粘连等手术并发症，对再次怀孕会有比较大的影响；再者，手术麻醉意外虽极少发生，但不排除其可能性。

因此，只要孕妇身体条件是可以的，还是自然分娩比较好。

401. 有哪些情况需要考虑剖宫产

首先需要说明的是，经阴道分娩是自然而且符合生理的分娩途径，只有在出现剖宫产指征时才考虑剖宫产术。剖宫产的指征可以从以下三方面因素进行考虑。

（1）母体因素：产妇有严重的并发症或合并症。比如妊娠合并子痫前期、心脏病、呼吸系统的疾病、急性脂肪肝、瘢痕子宫、先兆子宫破裂、产程停滞或者延长。产妇骨盆异常、生殖道肿瘤、阴道横隔、阴道炎症等。

（2）胎儿因素：包括多胎妊娠、巨大胎儿、胎位异常、胎儿窘迫等。

（3）胎盘和脐带因素：如前置胎盘、胎盘早剥、脐带脱垂等。

剖宫产的指征很多，且因人而异，产妇及家属应和医生充分沟通，并听从医生的安排。

402. 决定分娩的四要素是什么

决定分娩的因素包括产力、产道、胎儿及社会心理因素。各因素正常并相互适应，胎儿经阴道顺利自然娩出，为正常分娩。

（1）产力：将胎儿及其附属物从子宫内逼出的力量称为产力。产力一方面取决于子宫收缩的力量，另一方面取决于产妇在生产时是否能科学用力。生产的过程是一个巨大的体力和精力消耗的过程。因此产妇应尽量休息，同时少量多次进食，保证体力良好。另外，疼痛时减少呻吟和张口呼吸，尽量采取闭口呼吸。

(2) 产道：是指胎儿从母体娩出的通道。在产力的作用下，胎儿依照着产道规划好的路线，被动地进行一系列适应性转动，以最小的径线通过产道。产道主要和产妇的骨盆结构有关。因此，在生产前医生会为产妇详细测量骨盆，评价是否能够正常顺产。

(3) 胎儿：实际分娩中就有因为胎儿的大小、胎位异常而无法自然分娩的。所以，在妊娠过程中需要严格控制胎儿的体重。

(4) 社会心理：产妇紧张、害怕、担心，都有可能增加难产的概率。

产力、产道、胎儿及精神四大要素互相联系，互相影响。现在很多人已经知道了顺产的好处，会要求顺产，甚至有时候条件不允许也硬性要求顺产，其实是愚昧的做法。只有在产妇的配合下，医生根据情况作出全面判断，才能使分娩顺利进行。

403. 有剖宫产史的产妇能自然分娩吗

随着医学的发展，自然分娩相较于剖宫产的优势已越来越明显，不少产妇在临产时也会强烈表达出顺产的意愿。在二孩放开的政策下，一些头胎是剖宫产的产妇也愿意生二胎时选择自然分娩。产前由医生进行充分的评估，即使是有剖宫产史的产妇，只要符合阴道试产的指征，并在产程中严密监测，也是可以自然分娩的。

404. 先兆临产有哪些症状

分娩开始前，往往会出现一些先兆症状，如不规律宫缩、胎儿下降感及阴道少量淡血色分泌物（俗称见红），称为先兆流产。了解这些症状可以使孕妇做好准备，不至于被突然临产弄得束手无策。

(1) 不规律宫缩：宫缩频率不一致，持续时间短，间隔时间长；宫缩强度未逐渐增强；常出现在夜间，清晨消失。

(2) 胎儿下降感：由于胎儿逐渐下降，孕妇自觉上腹部较前舒适，呼吸较前顺畅，同时由于子宫逐渐压迫膀胱，出现尿频症状。

(3) 见红：分娩开始前24～48小时会出现阴道少量淡血色分泌物症状，这是分娩即将开始时比较可靠的征象。但需要注意，如果阴道出血较多，量达到或超过月经量，有可能是病理性产前出血，需要立即去医院就诊。

405. 正常分娩需要多长时间

分娩全过程称为总产程，指开始规律宫缩至胎儿、胎盘娩出的全过程，主要分为以下三个阶段：

第一产程（又称宫颈扩张期）：指从规律宫缩开始到宫颈口开全（大家常听到的"开十指"）。第一产程又根据宫颈扩张速度分为潜伏期和活跃期，潜伏期为宫口缓慢扩张阶段，初产妇一般不超过20小时，经产妇一般不超过14小时；活跃期为宫口加速扩张阶段，一般在宫口扩张至4～5厘米进入活跃期，这个阶段一般需要4～8小时。

第二产程（又称胎儿娩出期）：指从宫口开全至胎儿娩出。自然分娩的初产妇不超过3小时，经产妇不超过2小时；无痛分娩的产妇可在此基础上延长1小时。

第三产程（又称胎盘娩出期）：指从胎儿娩出到胎盘娩出的阶段，一般5～15分钟，不超过30分钟。

406. 顺产如何缓解疼痛

第一，产妇要有充分的自信，相信自己能够胜任生产的过程。第二，孕期合理运动，提高身体耐力。第三，控制胎儿大小。第四，学会做助产操，如跪坐、伸髋、蹲姿等。双脚分开，比肩膀略宽，准妈妈必须手持固定物体作为支撑。然后屈膝，半蹲或完全蹲。第五，生产前进行呼吸技巧的训练，调整节奏。第六，生产时学会如何用力使劲儿。第七，生产时可以选择分娩镇痛。

407. 孕妇遇到急产怎么办

从有产痛到完成分娩，只要少于3小时就称为"急产"。急产属于突发状况，如果孕妇及其家人处理不好，母婴的安危都在瞬息之间。

（1）假如来不及上医院就发现孩子已经快生出来了，为了避免孩子生在路上，最好直接留在家中分娩。

(2) 拨打120电话，请120急救中心派最近的医生到家中协助分娩。然后把家里的门打开，方便医生的到来。

(3) 产妇不要急于用力，先躺在床上，在臀下垫上毯子，避免胎儿太快出生，头撞到地。

(4) 产妇大口喘气，不要屏气用力。打开手掌轻轻压住阴道与肛门间，帮助胎头娩出。

(5) 当胎头娩出后，轻轻下压胎头，帮助前肩娩出，再轻轻上抬胎头，帮助后肩娩出。

(6) 因为有羊水和胎脂的关系，胎儿会很滑，应小心用干净毛巾包裹并擦拭。胎儿容易失温，要注意保暖。

(7) 胎儿产出后，不要急于剪断脐带，可以等待医生过来处理。如果需要自行剪掉脐带，要先将脐带用橡皮筋或绳子在中间绑紧，并留出至少距离胎儿腹部5厘米以上的长度。

(8) 通常在胎儿娩出后15分钟内，胎盘会伴随一阵子宫收缩娩出。假如没有娩出，等待医生进一步处理。

(9) 生产后，母子两人还是应该去医院就诊。胎儿需要做身体检查，而产妇也要进行后期卫生处理，以预防感染。

408. 有反复流产史的孕妇产前可以隐瞒吗

近年来，随着社会性观念的逐渐开放，人工流产的数量也日益增多。尽管人工流产技术越来越安全有效，但它也只能作为避孕失败后的补救措施，不能作为避孕方式。这是由于在手术过程中难免会使子宫壁受到机械性损伤，受损伤的子宫内膜和肌层会形成瘢痕组织，降低子宫的收缩功能。另外，手术可引起宫颈撕裂，内口损伤，如未及时修补或者修补后愈合不佳，会造成宫颈内口功能不全；子宫内膜损伤和炎症发生，会导致再次妊娠时蜕膜发育不良，影响胎盘的种植和正常附着，造成胎盘粘连和血液循环障碍，引起胎盘发育及功能不全，导致胎儿宫内缺氧和发育迟缓。这些因素造成了分娩期并发症（产后出血、胎盘粘连、早产、胎儿宫内窘迫）的发生率上升。如果隐瞒流产史导致医生不知情，从而无法选择适合产妇的分娩方式，或是对分娩过程中有可能出现的突发情况准备不到位，这就很可能危及母婴的生命。

409. 过期妊娠对胎儿有利吗

有的准妈妈会想让胎儿在子宫中多待一段时间，会不会发育得更加健全，更加聪明可爱呢？其实不然，妊娠超过42周而尚未分娩者称为过期妊娠。过期妊娠对胎儿有百害而无一利，甚至还会影响母胎的生命健康。

过期妊娠的胎盘有两种类型，一种功能正常，另一种功能减退。前者会导致胎儿继续生长，约25%称为巨大胎儿，从而影响分娩；后者则会导致胎儿出现过熟综合征及生长受限。此外，正常羊水中是含有胎粪的，足月妊娠后羊水量会随着妊娠推延逐渐减少，从而导致羊水粪染率明显升高，这也就增加了胎儿出现胎粪吸入综合征的可能性。

除上述并发症，过期妊娠还会导致胎儿窘迫、胎儿窒息等疾病发病率的升高。过期妊娠还会导致产妇产程延长和难产率增高，手术产率及母体产伤明显增加。因此，超过了正常预产期仍然没有生产的准妈妈应及时到医院就诊，排除相关疾病。

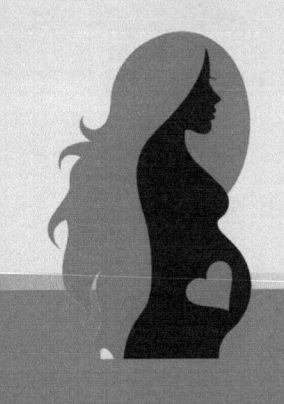

产 后 篇

第11章 产后身体变化和生活起居

一、产后身体变化

410. 何为产褥期

产褥期(传统的"坐月子")是指从胎盘娩出至产妇全身各器官除乳腺外恢复至正常未孕状态所需的一段时间,通常为6周,也就是42天。在这段时间内,产妇应该以休息为主,调养好身体,促进全身器官各系统尤其是生殖器官的尽快恢复。孕妇为了适应胎儿的发育及为分娩进行准备,生殖器官及全身发生了很大变化,分娩后则通过一系列变化,使生殖器官及全身(除乳房外)又恢复到未孕状态,这种生理变化约需42天才能完成。自胎盘娩出后,产妇便进入了产褥期。在这段时间,产妇的乳房要泌乳,子宫要复原,身体的各个系统要逐渐恢复正常,如通过排汗、排尿的增加来减少多余的血容量;胃酸增加,胃肠道张力及蠕动恢复,使消化能力恢复正常;不哺乳或部分哺乳的产妇可有月经回潮。总之,产褥期是全身多系统包括体形、腹壁等逐渐复原的时期。

411. 产褥期生殖系统的变化

(1)子宫:产褥期子宫变化最大。胎盘娩出后,子宫体逐渐缩小,于产后1周子宫缩小至妊娠12周大小,在耻骨联合上方可触及。于产后10日,子宫降至骨盆腔内,腹部检查触不到宫底。于产后6周恢复至妊娠前大小。子宫重量也逐渐减少,分娩结束时约为1000克,产后1周时约为500克,产后2周时约为300克,产后6周时恢复至

50～70克。胎盘娩出后的宫颈外口呈环状如袖口。于产后2～3天，宫口仍可容纳2指。产后1周后宫颈内口关闭，宫颈管复原。产后4周宫颈恢复至未孕时的形态。分娩时宫颈外口3点及9点处常发生轻度裂伤，使初产妇的宫颈外口由产前圆形（未产型）变为"一"字形横裂（已产型）。

（2）阴道：分娩后阴道腔扩大，阴道黏膜及周围组织水肿，阴道黏膜皱襞因过度伸展而减少甚至消失，致使阴道壁松弛及肌张力低。阴道壁肌张力于产褥期逐渐恢复，阴道腔逐渐缩小，阴道黏膜皱襞约在产后3周重新显现，但阴道于产褥期结束时仍不能完全恢复至未孕时的紧张度。

（3）外阴：分娩后外阴轻度水肿，于产后2～3天内逐渐消退。处女膜在分娩时撕裂，形成残缺的处女膜痕。

（4）盆底组织：在分娩过程中，由于胎儿先露部长时间的压迫，盆底肌肉和筋膜过度伸展至弹性降低，且常伴有盆底肌纤维的部分撕裂，产褥期应避免过早进行较强的重体力劳动。

412. 产褥期乳房的变化

产后乳房的主要变化就是泌乳。妊娠期孕妇体内雌激素、孕激素、胎盘生乳素水平升高，促使乳腺发育及初乳形成。当胎盘剥离娩出后，产妇血中雌激素、孕激素、胎盘生乳素水平急剧下降，抑制下丘脑分泌的催乳素抑制因子释放，在催乳素作用下，乳汁开始分泌。婴儿每次吸吮乳头时，来自乳头的感觉信号经传入神经纤维到达下丘脑，通过抑制下丘脑分泌的多巴胺及其他催乳素抑制因子，使腺垂体催乳素呈脉冲式释放，促进乳汁分泌。吸吮是保持乳腺不断泌乳的关键环节。不断排空乳房也是维持乳汁分泌的重要条件。

413. 产褥期循环系统及血液的变化

子宫胎盘血循环终止且子宫缩复，大量血液从子宫涌入产妇体循环，加之妊娠期潴留的组织间液被回吸收，产后72小时内，产妇循环血量可增加15%～25%，应注意预防心力衰竭的发生。循环血量于产后 2～3 周恢复至未孕状态。

产褥早期血液仍处于高凝状态,有利于胎盘剥离创面形成血栓,减少产后出血量。血红蛋白水平于产后 1 周左右回升。白细胞总数于产褥早期较高,可达 $(15～30)×10^9/L$,一般 1～2 周可恢复正常。

414. 产褥期消化系统的变化

妊娠期胃肠蠕动及肌张力均减弱,胃液中盐酸分泌量减少,产后 1～2 周逐渐恢复。产后 1～2 日产妇常感口渴,适合多进流食或半流食。产褥期活动减少,肠蠕动减弱,加之腹肌及盆底肌松弛,容易便秘。

415. 产褥期泌尿系统的变化

妊娠期体内潴留的多量水分主要经肾排出,故产后 1 周内尿量增多。在产褥期,尤其是产后 24 小时内,由于膀胱肌张力降低,对膀胱内压的敏感性降低,加之外阴切口疼痛、不习惯卧床排尿、器械助产、区域阻滞麻醉等因素,均可能增加尿潴留的发生。

416. 产褥期内分泌系统(月经复潮、排卵)的变化

产后雌激素、孕激素水平急剧下降,至产后 1 周时已降至非妊娠时的水平。胎盘生乳素于产后 6 小时已不能测出。催乳素水平因是否哺乳而异,哺乳的产妇催乳素于产后下降,但仍高于非妊娠时的水平,吸吮乳汁时催乳素明显升高;不哺乳的产妇催乳素于产后 2 周降至非妊娠时的水平。

月经复潮及排卵时间受哺乳影响。不哺乳产妇通常在产后 6～10 周月经复潮,在产后 10 周左右恢复排卵。哺乳产妇的月经复潮延迟,有的在哺乳期间月经一直不来潮,在产后 4～6 个月恢复排卵。产后月经较晚复潮者,首次月经来潮前多有排卵,故哺乳产妇月经虽未复潮,却仍有受孕的可能。

417. 产褥期腹壁的变化

妊娠期出现的下腹正中线色素沉着,在产褥期逐渐消退。初产妇

腹壁紫红色妊娠纹变成银白色陈旧妊娠纹。腹壁皮肤受增大的妊娠子宫影响，部分弹性纤维断裂，腹直肌出现不同程度分离，产后腹壁明显松弛，腹壁紧张度需在产后6～8周恢复。

418. 产褥期体重的变化

由于胎儿及胎盘的娩出，羊水排泄及产时出血，产后即刻体重可减轻约6千克。产后第一周由于子宫复旧，恶露及汗液、尿液的大量排出，体重又会下降约4千克。

419. 产褥期的临床表现

（1）生命体征：产后体温多在正常范围内，若产程延长致过度疲劳，体温可在产后24小时内略升高，一般不超过38℃。产后3～4天乳房血管、淋巴管极度充盈，乳房胀大，可有37.8～39℃的发热，称为泌乳热，持续4～16小时，体温即下降，不属病态。产后脉搏略缓慢，每分钟60～70次，产后1周恢复正常。产后腹压降低、膈肌下降，由妊娠期的胸式呼吸变为深慢的胸腹式呼吸，每分钟14～16次。血压于产褥期平稳，妊娠期高血压产妇的血压于产后明显降低。

（2）子宫复旧：胎盘娩出后，子宫圆而硬，宫底在脐下一指。产后第1日宫底稍上升至脐平，以后每日下降1～2厘米，在产后10天子宫下降入骨盆腔内。

（3）产后宫缩痛：产褥期由于子宫阵发性收缩引起的下腹部剧烈疼痛称为产后宫缩痛。于产后1～2天出现，持续2～3天疼痛自然消失。哺乳时反射式缩宫素分泌增多，可使疼痛加重。

（4）恶露：产后随子宫蜕膜的脱落，血液、坏死蜕膜等组织经阴道排出，称恶露。根据颜色、内容物及时间的不同，恶露分为血性恶露、浆液恶露和白色恶露。

（5）褥汗：产后1周内皮肤排泄功能旺盛，排出大量汗液，以夜间睡眠和初醒时明显，不属病态。

420. 产褥期恶露的不同表现

（1）血性恶露：色鲜红，量多，有时有小血块。持续3～4天，之后出血量逐渐减少，浆液增加，转变为浆液恶露。

（2）浆液恶露：色淡红，含有宫颈黏液、少量红细胞、白细胞，且有细菌。持续10天左右，浆液逐渐减少。

（3）白色恶露：质黏稠。持续3周干净。

正常恶露有血腥味，但无臭味，持续4～6周，总量在250～500毫升。若子宫复旧不全或宫腔内残留胎盘、多量胎膜或合并感染时，恶露增多，血性恶露持续时间延长并有臭味。

二、产后生活起居

421. 产后妈妈的营养

产后第一阶段（产后数日）：不论是顺产还是剖宫产，产妇都消耗了巨大的体力。加之子宫收缩变小，对心肺及胃的压迫症状解除，胃肠的消化功能需进一步恢复。在此阶段，产妇宜少量多次饮食，避免吃油腻食物，保持口味清淡。此时如强行大补，一方面会增加胃肠负担，导致产妇的消化功能减退，另一方面会使乳汁过于浓稠，不利于乳汁的排出，且容易造成婴儿腹泻。此时也不宜急于下奶，因为此刻产妇的身体多虚多瘀，乳络不通，强行下奶效果不佳，且宝宝胃口小，下奶过急易造成乳汁淤堵。可选择口味清爽、营养均衡的食物，如肉末、瘦肉、鱼肉、鸡肉等，搭配新鲜蔬菜一起炒。

产后第二阶段（约产后1周）：产妇的体力得到了恢复，已逐渐适应妈妈的角色，伤口逐渐恢复，哺乳过程也较为熟练，活动量增加，胃口明显好转。此时可增加优质蛋白和汤汁的摄入，以利于分泌乳汁，如鲫鱼汤、猪蹄汤。同时，要增加水果蔬菜的摄入，保持排便通畅。

产后营养遵循高优质蛋白（如瘦肉、牛奶、鸡蛋）、高维生素（如新鲜的瓜果蔬菜）的原则。适当补铁补钙。原则上不挑食，食物种类多样性比大补更重要。

422. 产伤的护理

不同的生产方式，产伤的护理形式不同。

顺产有侧切的妈妈们，伤口在外阴部，伤口的红肿影响了正常的坐姿。因此，产后妈妈应避免久坐压迫伤口，可采取侧坐，保持伤口清洁干燥；同时可用高锰酸钾水每日冲洗外阴，避免外阴感染。一般1周后红肿基本消失。如红肿持续存在，挤压伤口有脓液流出，应及早就诊。

剖宫产的妈妈们，伤口在下腹部，属于无菌型伤口，出院后可根据伤口情况，隔日用酒精棉球擦拭伤口，直至伤口干燥。伤口一般在产后2～3天结痂，5～7天后愈合。但在产后很长的一段时间里，当妈妈们翻身或起床及腹压增加时，都会造成伤口和腹部的疼痛。因此，妈妈们可使用收腹带，以减少腹部用力。

423. 产后妈妈可以吃盐吗

产后妈妈多虚多瘀，容易出汗造成矿物质流失，又因哺乳，气血津液耗伤，容易口渴，因此在月子中要补充大量的水分。可适当地补充盐分，有利于矿物质代谢，有助于产后妈妈体力的恢复。

424. 月子里产妇可以出门吗

产妇的居所宜寒温适宜，空气流通，阳光充足，不宜关门闭户；应劳逸结合，不可过度劳累以免耗气伤血，也不建议一直躺床上休息，可根据身体情况适当做些运动，以促进身体的恢复；在风和日丽的日子里，产妇穿戴整齐后，可出门散步，以不疲劳、不出汗为宜。

425. 月子里可以吹空调吗

产妇穿衣应当温凉合适，不能太薄，也不能太热，以防感冒或中暑。夏季产妇的房间温度应保持在26～27℃，天气炎热时可适当打开空调降温，但避免空调风直吹产妇或婴儿。

426. 月子里可以洗头、洗澡吗

生产过程中的创伤出血和产妇用力损耗正气，导致女性产后气血变虚，免疫力低下，可能会出现微热、出汗、怕冷等症状，稍有不慎，容易感染慢性炎症。又因为分娩后子宫在恢复过程中出现收缩、腹痛、阴道排出瘀血及浊液等现象，因此产妇在月子里可以洗头洗澡，以保持外阴清洁及个人卫生，避免产褥期感染。洗澡洗头时应注意，水温不宜过凉或过热。洗完后应尽快吹干头发，穿戴好衣服，避免感冒。

427. 产后活动

产后尽早适当活动及做产后健身操。经阴道自然分娩的产妇产后 6～12 小时可起床轻微活动，第 2 天可在室内随意走动，按时做产后健身操。行会阴侧切或剖宫产手术的产妇，适当推迟活动时间。拆线后伤口不再疼痛时也应做产后健身操，有利于体力恢复、恶露排出、子宫复旧、排尿排便，避免或减少静脉栓塞的发生率，还可促进骨盆底及腹肌张力恢复。产后健身操的运动量应循序渐进。产后保健操应包括能增强腹肌张力的抬腿和能锻炼骨盆底肌筋膜的缩肛动作，产后 2 周可加做膝胸卧位以预防或纠正子宫后倾。

428. 产后避孕

产褥期原则上应禁止性生活。产后 42 日起夫妻应采取避孕措施，首选的避孕措施是工具避孕。男用避孕套安全、可靠、方便，对哺乳无任何影响。不哺乳者可选用药物避孕。

429. 做好乳房护理

哺乳期乳房护理非常重要，尤其是对于母乳喂养的女性，哺乳期乳汁是婴儿最主要的营养物质来源，乳房护理不当容易造成乳汁减少，不洁物质容易被婴儿吸入口腔进入体内，引发细菌性感染。

主要可以通过以下几个方面做好乳房护理：

卫生清洁方面，多使用温水清洁乳房，尤其是乳头部位，但切忌用力擦拭，以免造成乳房表面皮肤破损。勤换贴身衣物，避免乳汁溢出污染衣服,产生细菌附着到乳房上。着装上,以宽松、纯棉材质的为主,最好可以使用隔乳垫,定时更换。由于乳汁的充盈,乳房将进一步增大,哺乳期的妈妈们应尽量避免挤压碰撞乳房,以免发生乳房损伤及炎症。

喂养过程中注意让婴儿在吸吮乳头的同时吸入部分乳晕,以免因婴儿大力吸吮造成乳头破裂。喂养后及时清洗乳头,避免婴儿口腔中的细菌残留在乳头上。可以涂抹乳头专用的润肤油,避免乳头皲裂。

430. 乳母的心理调适

产后由于伤口疼痛和哺乳期间行动困难,哺乳时应当环境舒适,母婴同室,这样既可消除乳母紧张焦虑的情绪,又利于乳汁分泌和成功喂养;正确的喂奶方法,可以保证婴儿吃到足够的奶,也有助于产妇树立信心;让产妇充分认识到母乳喂养的好处,树立信心;家人给予足够的关爱和呵护;保证营养供给充足;保证充足的睡眠,能够让产妇体力和心理得到迅速恢复,心情轻松舒畅,心态平和,避免产妇过度惊喜、悲伤、惊恐、恼怒、抑郁,以防不好的情绪影响身体恢复及乳汁分泌。

第 12 章
产后常见问题及应对

431. 正确的喂奶姿势和方法

帮助婴儿含吸住乳头及乳晕的大部分，这样可以有效地刺激泌乳反射，使婴儿能够较容易地吃到乳汁；同时注意不要留有空隙，以防空气乘虚而入。用奶瓶喂养时，也应让奶汁完全充满奶头。喂完奶后，最好让婴儿趴在大人肩上，用手轻叩婴儿后背，拍出嗝后再把婴儿放下。婴儿头部最好略偏向一侧，这样即便吐奶也不容易发生呛咳，避免呕吐物吸入气管。

432. 哺乳期常见问题及处理

产后 30 分钟尽可能给婴儿开奶，新生儿与母亲同室同床，以便以不定时、不定量的哺乳原则按需喂养，使婴儿得到最珍贵的初乳。

如果母亲身体虚弱或伤口疼痛，可以采用侧卧位喂奶。如果母乳过剩，应尽量挤出多余乳汁，避免发生乳腺炎。如果母乳不足或不能进行母乳喂养，可以在医生指导下给予一定量的早产儿配方奶粉，并根据婴儿体格发育检测结果逐步过渡到普通配方奶粉。

哺乳期大部分母亲没有月经或者月经不规律，但并不代表没有排卵。因此，进行母乳喂养期间应注意避孕。足月阴道分娩后 12 个月内、剖宫产后 24 个月内均需严格避孕。对于母乳喂养的母亲，避孕方式可选择工具避孕（避孕套）、宫内节育器避孕（选择不含药物的种类），不宜选用口服避孕药或安全期避孕。

乙肝大三阳母亲想要喂奶，前提是：孩子出生后 12 小时内注射乙肝免疫球蛋白和乙肝疫苗，并已产生乙肝表面抗体，否则不宜哺乳。

433. 母乳喂养的优点

母乳喂养有许多优点：母乳营养丰富，易于消化吸收，蛋白质、脂肪、糖类三大营养素比例适当，可满足6个月以下婴儿生长发育的需要；母乳矿物质含量低，缓冲力小，对胃酸中和作用弱，有利于消化；母乳中富含乳铁蛋白、双歧因子、溶菌酶等免疫因子，可以预防婴儿肠道感染性疾病的发生；母乳中含有促进大脑发育的牛磺酸，促进组织发育的核苷酸，增强视力的DHA；母乳喂养还可以增进母子感情，有利于婴儿的健康成长；母乳喂养可以刺激子宫收缩，促进母亲早日康复。哺乳时间一般不少于6个月，3个月后婴儿可根据情况适当增加辅食。

434. 不宜母乳喂养的疾病

在有些情况下不建议母乳喂养。最常见的情况包括一些传染病，例如：艾滋病患者，不建议哺乳；结核病患者，治疗期间不建议哺乳；心脏病患者，比较严重的心肌梗死或者心功能不全的情况，不建议哺乳。因为哺乳会加重心脏负担，对健康不利。急性肝炎、乙型肝炎表面抗原阳性携带者、肾脏病、尿毒症及精神类疾病患者等均不适合母乳喂养。

435. 产后检查有哪些

产后检查包括产后访视和产后健康检查两部分。产后访视内容包括产妇饮食、睡眠、大小便、恶露、哺乳及心理状况等，产后健康检查包括两侧乳房、会阴切口、剖宫产腹部切口情况等。产后6周应到医院常规随诊，包括一般检查，如测血压、查血尿常规等，以及妇科检查，了解子宫复旧情况。

436. 产后缺乳（乳汁不足）的原因

（1）贫血、营养不良、恐惧、抑郁、焦虑、劳累或疼痛、年龄过大等，直接影响丘脑下部，使儿茶酚胺分泌量增多，导致催乳素抑制因子分泌增加，催乳素释放减少，因而缺乳或乳汁过少。

(2)产后婴儿对乳头刺激不够，或婴儿吸吮乳头姿势不正确，造成乳头皲裂。由于乳头的疼痛，产妇泌乳次数减少，垂体催乳素抑制因子分泌增加，催乳素释放减少，因而缺乳或乳汁过少。

437. 如何判断产后缺乳

产妇哺乳时，如不能达到以下5点，可考虑产后缺乳。

（1）哺乳次数：出生后1～2个月婴儿24小时哺乳8次以上，哺乳时可听见吞咽声。

（2）排泄情况：每天换尿不湿6块以上，有少量多次大便。

（3）睡眠：两次哺乳期间，婴儿满足并安静，3个月婴儿常在吸吮中入睡，自发放弃乳头。

（4）体重：每周平均增加150克左右，2～3个月内婴儿每周增加200克左右。

（5）神情：婴儿双眼明亮，反应灵敏。母亲在哺乳前有乳房胀痛，哺乳时有射乳反射，哺乳后乳房变软。

438. 如何预防产后缺乳

如果产后缺乳，首先家人应该鼓励乳母树立哺乳的信心。要学会正确的哺乳办法，如果不知道如何正确地哺乳，可以向有经验的家人或者是到医院就诊寻求帮助，以便于获得进一步指导。尽量母婴同室，做到按需哺乳，可以适当增加哺乳的次数，夜间也要做到哺乳。适当地调节饮食，多进食营养丰富的汤汁，如鲫鱼汤、排骨汤、黄豆炖猪脚汤等。避免进食减少乳汁分泌的食物，如韭菜炒猪肝等。保持心情舒畅，切忌抑郁，并充分休息。保持充足的睡眠，有利于乳汁的分泌，可以的话就尽量做到与婴儿同吃、同睡。还可以通过中药辅助促进乳汁的分泌。做好乳头护理，防止乳头皲裂。

439. 产后缺乳的预后

产后缺乳早期干预及治疗，效果较好。如因乳腺发育不良造成的缺乳，治疗效果较差。因情志导致的缺乳，若治疗不及时，病情发展，可发展为乳腺炎。

440. 产后缺乳的中医外治疗

(1) 药物治疗：催乳丸或者涌泉散。

(2) 外敷法：可用热水或葱汤熏洗乳房，或用橘皮煎水湿敷乳房。

(3) 针灸：针刺膻中、乳根，配穴少泽、天宗、合谷等。

(4) 耳穴：取穴乳腺、内分泌、脾、胃。

(5) 推拿按摩疗法：顺着输乳管走行，自乳根向乳头方向按摩，手法轻柔，同时配合相应穴位，如膻中、少泽、乳根等。

441. 产后缺乳的食疗方

(1) 通草60克，与猪蹄1只炖汤吃。

(2) 王不留行50克，研细末，取药末10克，与黄酒调匀，猪蹄3～4只煮汤，冲入药末食用。

(3) 生黄芪30克，当归9克，炖猪蹄。

442. 产后溢乳是怎么回事

产后溢乳是指产妇在哺乳期，乳汁不经婴儿吸吮而自然溢出的现象。如果是乳母身体健壮，气血旺盛，乳汁充沛，乳房饱满，由满而溢，或者断乳之时乳汁较多而自然溢出来的情况，则属于正常现象。

建议加强产后营养及适当锻炼，促进脾胃功能的恢复，以保证气血充足，从而起到固摄的作用；保持情绪乐观，心情舒畅；注意休息，切忌操劳过度；乳汁外溢时，用毛巾外加用罩，保持乳头清洁，防止染湿衣服；上衣宜宽松适度，不宜过紧，以免乳房受压，乳汁外溢更多；养成定时哺乳的习惯，哺乳不尽或乳房胀痛时，可适当定时挤乳，从乳房根部向中间挤压，防止形成乳腺炎；必要时，及时去医院接受治疗。

443. 产后溢乳应注意什么

产后溢乳一般预后良好。若溢出乳汁为血性液体，乳房有块者，应警惕乳腺癌。

444. 回乳的方法有哪些

乳汁不多的妇女，应逐渐减少哺乳次数，乳汁会渐渐减少，而达到停止分泌。回乳时尽量减少挤乳或用吸乳器吸乳，这样会刺激泌乳，但应注意避免乳腺炎的发生。

445. 回乳的中医疗法

（1）麦芽煎：炒麦芽 200 克，蝉蜕 5 克，煎汤顿服。

（2）外敷：芒硝 250 克，装于布袋。排空乳汁后，敷于乳部，湿后更换。

446. 急性乳腺炎的病因

急性乳腺炎多发生在产后哺乳妇女，以初产妇多见，好发于产后 3～4 周，由细菌感染所致。乳汁是细菌良好的培养基，利于细菌大量繁殖，致病菌通过擦伤、皲裂的乳头侵入，沿淋巴管蔓延至乳腺小叶间，形成蜂窝织炎；或直接由乳腺开口上行到乳腺小叶，若乳腺小叶中有乳汁潴留，细菌大量繁殖，可引起急性炎症；少数产妇因身体其他部位有感染灶，细菌经血液循环到乳腺，引起乳腺炎症。

447. 乳腺炎后必须停止哺乳吗

炎症初期可不必停止哺乳，以加快乳汁排空，可局部冷敷减少乳汁分泌，防止乳汁淤积。如乳汁淤积过多，可用吸乳器抽吸排空。如已有肿块形成，应停止哺乳，清洁乳头，可用 25% 硫酸镁、中药芒硝适量湿热敷，每次 30 分钟，每天 2～3 次为宜。

448. 乳腺炎积乳时怎样处理

可用吸乳器吸出乳汁，或用五指自乳房四周向乳头部，沿着乳腺管的方向，施以正压，把淤乳逐渐推出。同时，用如意金黄散外敷或用鲜菊花叶、鲜蒲公英等捣汁调敷患处。或用 50% 芒硝溶液湿敷，每日 3～4 次。也可用仙人掌去刺捣烂加蛋清调匀外敷。若已成脓，应及时就医。

449. 为什么产后会腹痛

由于产后子宫收缩力强,引起局部血管缺血、组织低氧、神经纤维受压而出现剧烈阵痛。因此,在疼痛时下腹区可摸到或看到隆起而发硬的子宫。这种疼痛多发生在经产妇,特别是双胎或分娩过快的产妇。

450. 产后腹痛会持续多久

产妇分娩后1～2天,因子宫复旧,可出现小腹轻微作痛,持续3～5天,哺乳时尤甚,常可逐渐自行消失。若腹痛阵阵,难以忍受,影响产妇康复,则应给予治疗。

451. 产后腹痛怎么预防

(1) 加强产后护理,勿食生冷、辛辣之品,避免风寒。

(2) 子宫后倾后屈严重者,可膝胸卧位,以利于恶露排出,减轻疼痛。

(3) 子宫腔内有积血,应按摩子宫,减轻疼痛。

(4) 注意产褥期保持会阴部清洁。

452. 产后腹痛的中医治疗

用拇指指端点按双侧次髎、腰阳关穴,每穴1～2分钟。

453. 什么是产后恶露不绝

产后血性恶露持续10天以上者,称为产后恶露不绝。恶露指胎儿、胎盘娩出后,子宫中遗留的瘀血浊液,随子宫缩复而逐渐排出,总量250～500毫升。正常的恶露有血腥味,但无臭味,约3周可排干净。若产后子宫复旧不全或宫腔内残留胎盘、胎膜或合并感染时,排恶露的时间会延长。

454. 产后恶露不绝应该如何预防和处理

(1) 对于气血不足的产妇,可以用腹带法预防。即在腹壁上放棉花4～5层,用软布围而缚之。好处有三:一是外面稍加压力,能帮助子宫早日复原；二是可以使腹部温暖，防止因感寒损气、固摄乏力引起的恶露不绝；三是可防止腹壁肌肉因分娩而引起的松弛，减少内脏下垂的诱因。

（2）对长期出血、怀疑有妊娠物残留或滋养细胞肿瘤者，应手术处理，既可快速止血，又可达到确诊的目的。

455. 为什么会出现产后身痛（产后关节痛）

产后身痛多由头盆不称、头位难产、胎位异常、强行阴道分娩，胎儿降入骨盆，压迫骶丛神经支，或生产过程中部分神经牵拉损伤等引起。中医学认为，产后气血虚弱，风寒湿等邪乘虚而入，使气血凝滞，"不通则痛"，或经脉失养，"不荣则痛"，导致肢体关节疼痛。

456. 产后身痛的表现有哪些

产后身痛多有产时产后失血过多，或产伤，或感受外邪史。表现为肢体关节疼痛、麻木、重着，关节活动不利甚至肿胀。

457. 产后身痛如何处理

产妇应适当休息、锻炼，如出现症状，以中医治疗为主，可以配合理疗、针灸、推拿等。

（1）隔姜灸法：可温通血脉，散寒除湿，促进气血运行。

（2）针法：上肢取曲池、合谷、内关穴；下肢取阳陵泉、足三里、三阴交、环跳穴等，每日一次。

（3）中药浸浴或外敷：多运用温经活血、通络止痛的中药。

458. 产后便秘的原因

多由产妇产后过多卧床，活动减少，腹肌及盆底肌肉松弛，肠蠕动减弱，导致大便秘结。或因切口疼痛，会阴撕裂，合并痔疮或直肠息肉；既往有便秘史，尤其是孕期有便秘习惯者，通常可延续至产后；产后卧床过久、活动较少；精神紧张、不习惯或对自己排便缺乏信心而暂时不能排便；分娩过程中曾应用各种麻醉药物，使肠蠕动受抑制而影响排便；不良饮食习惯，分娩前后进食大量不易消化的食物，如鸡蛋、甜食等，食物中缺乏维生素。产后出汗多，未能及时补充，导致水、电解质紊乱等。中医学认为产后血虚，肠道失于濡润，或者分娩失血耗气，肺脾气虚，大肠传送无力，导致大便难。

459. 如何预防产后便秘

应积极预防产后出血及褥汗过多，产后4小时鼓励产妇下床小便，下床可促进肠蠕动和功能的恢复，24小时后增加活动量。剖宫产术后24小时拔除尿管后鼓励产妇下床排尿，48小时后适当增加下床活动量。有条件者在产后数天内使用坐式便器，缓解切口的张力，以减轻排便时的疼痛感。产后饮食应以易消化的食物为主，补充新鲜蔬菜，可适量食用加温后的香蕉、梨等水果，服用蜂蜜，在恢复排便前不要过早进补。剖宫产术者应于肛门排气后增加饮食量，切忌过早过多进食甜食、鸡蛋等不易消化的食物，饮用牛奶者以无糖牛奶为宜。同时，让产妇养成定时排便的良好习惯。

460. 产后便秘怎么治疗

产后排便困难者，应尽量设法使患者自主排便，首先采用物理和药物的方法减轻腹胀、促进肠蠕动，在阴道产后3天，或剖宫产后4天仍无法排便时，则可采用下泻药物的方法。

（1）可用开塞露、肥皂水灌肠，或口服缓泻剂。

（2）中成药可口服麻子仁丸或补中益气丸。

（3）针刺：大肠俞、足三里等穴。

（4）耳针：埋穴大肠区。

（5）按摩：按揉中脘、关元、天枢、大横，每穴1分钟，再于下腹部顺结肠方向向上、向左、向下的顺序进行推揉。

（6）热敷：用热毛巾或热水袋热敷下腹，同时进行按摩，每天3次，每次15～30分钟。

461. 为什么会出现产后尿潴留

(1) 排尿反射功能协调：产程过长，胎先露持续长时间压迫膀胱，使黏膜充血水肿，严重者累及膀胱底部三角区，使膀胱排尿反射功能失调。

(2) 膀胱紧张度及感受性降低：第一、二产程尿潴留过多，未及时处理，进一步使膀胱感受性降低，甚至神经麻痹，从而使膀胱排尿反射功能消失。

(3) 疼痛刺激：由于外阴伤口和尿道周围组织损伤，尿道括约肌发生痉挛，影响排尿。

(4) 精神和心理因素：不习惯在床上排尿，或产后疲乏、情绪不佳、不愿活动等。

462. 产后尿潴留有哪些表现

产后尿潴留指产后排尿困难，患者膀胱内的尿全部或部分不能排出。部分产妇是由于分娩过程中膀胱、尿道受到一定程度的损伤。正常产妇在产后4~6小时可自主排尿，如产后8小时仍不能自主排尿(无尿除外)，则应诊断尿潴留。主要表现为产妇新产后，尤其以产后6~8小时后或产褥期出现排尿困难，点滴而下，小腹胀急，坐卧不安，甚或尿闭不通。

463. 如何预防产后尿潴留

产后尿潴留重在预防，在分娩前和产时应避免膀胱过度充盈、过度膨胀，积极处理。鼓励产妇在产后1小时左右即进500~800毫升水，使膀胱在短时内充盈，以产生强烈的刺激和排尿反射，引起尿意，2~3小时后即可自主排尿，如此每3~4小时排尿1次，24小时内膀胱功能即可恢复，不会发生尿潴留。

与此同时，有尿潴留者，首先不考虑导尿，应尽量设法使患者自己排尿，并先后采用物理、药物的方法。消除产妇紧张心理，必要时用温开水冲洗外阴及尿道口，听流水声，以诱导排尿；或用热水熏蒸外阴，促使尿道括约肌放松，引起排尿反射；伤口疼痛者给予适量镇痛药。在饮食上，萝卜煨鲫鱼汤有促进排尿的效果，萝卜利尿，鲫鱼促进乳汁的分泌，产后可常规食用。

464. 产后尿潴留中医治疗方法有哪些

（1）艾灸：取关元、百会穴。或用盐填脐中，葱白十余根去粗皮，扎作一束，约切一指厚，置于脐上，用艾灸至患者感热气入腹内，小便可通。

（2）针刺：关元、气海、三阴交、阴陵泉、水道穴。

（3）耳穴：取膀胱穴。

（4）穴位注射：足三里、三阴交穴位注射新斯的明。

（5）推拿疗法：在关元穴推压并间断向耻骨联合方向下推，手法按逆时针方向，先轻后重，5～15分钟。

465. 为什么会出现产后小便频数与失禁

产后小便失禁指小便淋漓不断，不能自止或睡中自遗，不能约束。

发病原因：分娩时胎先露通过产道，使盆底韧带及肌肉过度伸张，盆底组织松弛，或产钳助产、臀位牵引、胎头吸引器等直接损伤盆底软组织，或子宫脱垂，阴道前壁、尿道膨出。中医学认为，产妇气虚或肾虚，膀胱失约，可致小便频数或失禁。如小便失禁，其量昼夜相等，多属于气虚；如夜间遗尿多为肾虚；至于外伤者，必有外伤史，小便常挟有血液。

466. 产后小便频数与失禁如何预防及处理

产前做好准备，可适当进行一些会阴肌肉的运动、产前会阴按摩及盆底肌运动；分娩时消除产妇紧张心理，加强产程护理，对手术操作较多、难产而致尿瘘者，应尽快进行手术修补。

467. 产后小便频数与失禁中医治疗方法有哪些

（1）点按背俞：拇指指端依次点按肺俞、脾俞、肾俞、三焦俞、膀胱穴，每穴1分钟。

(2) 捏脊：用拇指、示指、中指三指指腹相对用力提捏脊柱两侧皮肤，自骶尾部提捏至大椎穴，操作 5～7 遍，同时用中指点振百会穴 2 分钟。

468. 产后尿路感染是怎么回事

产后尿路感染后会出现多种症状，如尿频、尿急、尿痛等尿道刺激征，可伴有腰痛。多有产后尿潴留、多次导尿史、外阴伤口愈合不良，或分娩及产后失血过多史，或情志所伤史。

产后尿路感染的原因，主要表现在以下几个方面：生产时尿道损伤；产后身体虚弱；个别产妇不注意个人的卫生或卫生条件差；产后分泌物多，细菌容易进入尿道。因此，产妇平时要注意多喝水，不能憋尿，不吃辛辣的食物，并注意个人卫生。

469. 为什么产后会出汗多

新产后汗出稍多，尤以进食、活动后或睡眠时为著。这是由于产耗气伤阴，气虚阳气不固，阴液外泄，阴虚内热则迫汗外出。产后气血骤虚、腠理不密，以致汗出不断，可在数天后营卫自调而缓解。若汗出过多，出现水电解质紊乱，应及时补液，特别要注意补充钾和钠盐。一般预后良好，但若汗出不止，应防止变生他疾，对于长期盗汗者应除外结核病变。

470. 什么是产褥期抑郁症

产妇在分娩后出现情绪低落、精神抑郁为主要症状的病证称为产褥期抑郁症，是产褥期精神综合征中最常见的一种类型。本病一般在产后 1 周开始出现症状，产后 4～6 周症状逐渐明显，平均持续 6～8 周，甚则长达数年。若不及时诊治，产妇可伤害胎儿或自杀，应当引起重视，尽早发现，尽快治疗。据国外报道产褥期抑郁症发病率高达 30%。

471. 为什么会出现产褥期抑郁症

西医认为其病因不明，可能与遗传因素、心理因素、妊娠因素、分娩因素及社会因素等有关。中医学认为,产后思虑太过,心血暗耗,气血生化不足,血不养心,心神失养;或者产后元气亏损,运血无力,血滞成瘀,瘀阻气逆,败血上攻扰心;或者产后情志受伤,或突受惊吓,魂不守舍。

472. 产褥期抑郁症有哪些表现

产妇情绪低落,精神抑郁,悲观厌世,伤心落泪,失眠多梦,易感疲倦无力,或内疚、焦虑、易怒,或默默不语。对生活缺乏信心,出现厌食、睡眠障碍、易疲倦等症状。严重者处理事情的能力低下,不能照料婴儿,甚至自杀或伤婴。一般在产后1周开始出现症状,产后4~6周症状逐渐明显。

473. 如何预防产褥期抑郁症

在产妇怀孕初期就要重视其心理护理,做到早发现、早干预、早治疗。产检时应当详细了解产妇的性格特征,有无家族精神疾病史,对于有抑郁高危因素的产妇给予足够的关注,帮助调解家庭和婆媳关系等;及时缓解孕妇对分娩的恐惧心理,以及选择生男孩或生女孩的心理负担;临产前加强精神调护,减轻产妇对分娩的恐惧。合理安排产后生活,产后保证产妇充足的睡眠,避免过劳和过重的心理负担;了解产妇性格特征后,做好沟通和思想工作。

474. 产褥期抑郁症如何干预

(1)心理治疗是治疗本病的重要手段。通过心理咨询,解除致病的心理因素,争取家人尤其是丈夫对产妇的关心、支持和照顾。指导产妇养成良好的睡眠习惯。

(2)病情严重者,应在医生指导下选择不进入乳汁的抗抑郁药。比如5-羟色胺再摄取抑制剂(氯西汀或帕罗西汀)或者三环类抗抑郁药(阿米替林)。

(3)中成药:柏子养心丸或朱砂安神丸等。

此外,导致产褥期抑郁症的病因多种多样,包括心理因素、难产、失血过多、产后垂体和甲状腺功能低下等，应针对不同病因和临床特点，采取中西医结合方法治疗原发疾病，同时辅以心理疏导。

475. 产褥期抑郁症预后怎么样

本病的发生与产褥期的精神创伤有密切关系，应做到"未病先防"。本病初起，经过药物及心理治疗，预后良好，约70%的患者可于1年内治愈，极少数患者持续1年以上，再次妊娠复发率约20%。其下一代认知能力可能受到一定影响。若治疗不及时，产妇可出现自杀倾向或伤婴行为，应当予以重视。

476. 产后康复需要做哪些项目

怀孕期间母体会发生一系列的变化，随着腹中胎儿的生长发育，使生殖器官受到累及，身体其他部位也会受到不同程度的损伤。产妇可在产后42天前往医院复查，确认身体恢复是否正常。若存在产后相关疾病及问题，需要进行相应的治疗与康复。常见的康复项目有盆底肌修复、腹直肌修复、骨盆矫正修复等。

（1）盆底肌修复：产后漏尿、压力性尿失禁、阴道松弛等问题可进行盆底肌彩超及盆底肌肌电评估，并制订个性化修复方案。

（2）腹直肌修复：产后腹直肌分离可进行腹直肌评估及必要时的修复。

（3）骨盆矫正修复：产后常出现骨盆倾斜引起的长短腿、腰痛等，可进行骨盆正位X线检查并安排修复治疗。

（4）产后整体康复：除上述修复项目外，还包括体重恢复、形体恢复、乳房和私密功能恢复及产后心理干预等，建议在产后42天及时到医院产后康复门诊就诊，制订个性化康复方案。

477. 什么是盆底

盆底是封闭骨盆出口的肌肉群和筋膜的统称。盆底肌不是单独一块肌肉，它分为深层肌和浅层肌，包括膀胱、子宫、尿道、直肠等周围肌肉。其中与临床症状关系最密切的肌肉主要有肛提肌、闭孔肌、梨状肌等。主要作用是支持盆腔脏器，控制排便排尿和维持性功能，和女性的生活质量关系密切。

478. 盆底的功能有哪些

（1）支持功能：维持盆腔器官正常的解剖位置。

（2）括约功能：控制排尿排便。

（3）性功能：维持阴道紧缩度，增进性快感。

479. 盆底出现功能障碍会有哪些表现

女性盆底支持组织因退化、创伤等因素导致其支持薄弱，会导致盆底功能障碍性疾病（PDF），它是严重影响患者日常生活的一种慢性疾病，对女性身体及心理造成严重损害，主要表现有如下四方面：

（1）脏器脱垂：产后最常见的是子宫脱垂和阴道前后壁膨出。

（2）大小便失禁：尿失禁最为常见。尿失禁分为张力性尿失禁和急性压迫性尿失禁。一般的张力性尿失禁是在跑步、大笑、打喷嚏的时候容易漏尿。急性压迫性尿失禁，也称为局部性尿失禁，就是尿急。尿失禁对女性的生活质量影响非常大。另外，阴道的分泌物增多，容易产生阴道炎，还有就是大便失禁，很多产妇有大便失禁的表现。

（3）性功能障碍：女性还有可能出现性功能障碍，很多产后女性出现性功能障碍，患有性冷淡、性交疼痛、性高潮缺失，都是盆底功能障碍引起的。

（4）慢性盆腔痛：持续发作6个月以上，就会影响人体的健康，以至于影响到女性的人格和情绪。

480. 什么是盆底修复

盆底修复主要适用于产后盆底肌肉松弛的女性。

由怀孕期间胎儿的压迫及分娩时腹压增高等因素引起，女性可出现阴道壁松弛或者性生活不和谐的现象，甚至膀胱和直肠脱垂，导致漏尿、便秘的情况发生。如果产后盆腔长时间得不到修复，则容易影响女性的身体健康和生活质量。

一般情况下，产妇在产后 42 天做盆底肌筛查和治疗，配合做提肛运动，以促进盆底肌的恢复。除此之外，平时应多注意休息，避免穿紧身衣、塑形衣，以及进行深蹲、提重物等增大腹压的活动。

481. 如何进行盆底康复

目前盆底康复的方法有很多种，比如凯格尔运动、腹式呼吸或者手法按摩、仿生物电刺激、生物反馈刺激、磁刺激、二氧化碳激光治疗、射频、阴道哑铃训练、中药特色治疗等。

一般体格运动和腹式呼吸是最实用的康复方法，而且便于学习，通过主动训练可达到很好的盆底肌恢复的效果。但是要掌握正确的方法，学会准确地识别盆底肌，并且要持之以恒、循序渐进地进行训练。

产后 42 天就开始进行常规盆底肌的训练，就可以减少盆底器官脱垂、尿失禁、便失禁等盆底功能障碍，还可以缓解盆底功能障碍引起的性疾病，所以提倡孕产妇在产后很好地进行产后的盆底功能恢复。

482. 产后修复的黄金期是什么时间

产后修复的最佳三个时间段分别是产后 42 天到 6 个月、产后 6 个月到 1 年半和产后 1 年半到 3 年。

产后修复的第一个时期也是黄金期，是产后 42 天到产后 6 个月。刚刚生产后，产妇的身体最为脆弱，各项指标均处于失衡状态。这时候要恢复气血，清除残余毒素，也是产后盆底肌、腹直肌、骨盆修复的最佳时期。应该每天坚持做凯格尔运动，可借助仪器辅助。

第二个时期是产后 6 个月到 1 年半。经过黄金期的恢复，毒素已经基本清除，气血也基本恢复正常，处于恢复机体修复的最佳时机。建议选择中低强度的有氧运动，做日常保养。

第三个时期是产后 1 年半到 3 年。这个阶段应进行综合调理，使身体功能达到平衡、平稳地过渡，步入正常的生活阶段。

在产后修复的黄金期，产妇的身体对于营养物质的需求是比较大的，所以在日常生活中可以适当地多吃一些富含蛋白质及维生素的食物，避免挑食，不然会对身体健康造成影响。

483. 如何寻找盆底肌

一般情况下，盆底肌是女性骨盆肌组织。可以通过卫生棉条试验、憋尿、手指感知等方式找到盆底肌的位置。

（1）卫生棉条试验：通常是前往医院，在医生指导下使用消过毒的卫生棉条，先放入到清水中浸泡，之后缓缓顺着阴道往里塞入，同时来回做牵拉动作，感觉手上有顿挫感。患者可以配合做呼吸动作使阴唇有张合，这样可以比较容易找到盆底肌。

（2）憋尿：患者可以在憋尿憋到一半时，缓缓放松尿道口肌肉，排出尿液，再使劲收缩停止排尿，这时候感受憋住尿的那块肌肉就是盆底肌。当然这种憋尿的方式对膀胱等会有一定的伤害，一般不建议使用这种方法来锻炼康复盆底肌，只能作为寻找的方法。

（3）手指感知：患者可以清洗干净手后，戴上一次性手套，将两根手指伸进阴道，试着收缩骨盆附近肌肉，如果手指感到有压力感，说明找到了盆底肌位置。

当患者需要找盆底肌位置时，为确保准确性及安全性，建议患者及时就诊，在医生指导下进行相应处理。

484. 如何进行盆底肌凯格尔运动训练

凯格尔运动，又称为骨盆运动，于1948年由美国的阿诺·凯格尔医师所公布，借由重复缩放部分的骨盆肌肉（亦是俗称的"凯格尔肌肉"）以进行。凯格尔运动被认为是治疗女性阴道脱垂及预防子宫脱垂的好方法，同时有助于治疗男性的前列腺疼痛、良性前列腺增生症和前列腺炎。凯格尔运动对于治疗男女尿失禁也有所帮助，也能增进性满足及减少早发性射精。借由耻骨尾骨肌进行的动作，包括中断尿流和缩肛停止排便。重复进行这些肌肉动作能增强耻骨尾骨肌。需要注意的是，减缓或中断尿流的动作可以用作矫正骨盆底运动技巧的测验，但不该用作常规练习以避免尿潴留。

锻炼方法：

（1）站立，双手交叉置于肩上，脚尖成90°，脚跟内侧与腋窝同宽，用力夹紧。保持5秒，然后放松。重复此动作20次以上。

（2）简易的骨盆底肌肉运动可以随时随地进行，以收缩 5 秒、放松 5 秒的规律，在步行时、乘车时、办公时都可进行。

第二阶段是有效率地每天自我训练：

（1）平躺、双膝弯曲。

（2）收缩臀部的肌肉向上提肛。

（3）保持骨盆底肌肉（亦称 PC 肌）收缩 5 秒，然后慢慢地放松。休息 5～10 秒后，重复收缩运动。

（4）运动的全程，照常呼吸、保持身体其他部位放松。可以用手触摸腹部，如果腹部有紧缩的现象，则运动的肌肉错误。

485. 盆底功能锻炼有哪些小技巧

（1）尝试不同姿势下的盆底功能锻炼，按"躺姿—坐姿—站姿"的顺序进行。

（2）做好功能性准备，在咳嗽、打喷嚏、搬重物、弯腰前提前收紧盆底肌。

（3）任何时间、任何地点，都可以训练，如洗澡、刷牙、吃饭、排队等。

（4）养成良好的大小便习惯。

（5）训练配合呼吸，事半功倍。

（6）学习识别并有意识地控制盆底肌。

（7）掌握正确的方法，避免腹肌收缩。

（8）根据盆底肌损伤情况（肌纤维受损的程度和类型）进行有针对性的训练。

（9）循序渐进、适时适量、持之以恒。

486. 盆底康复为何需要配合腹式呼吸

腹式呼吸是让横膈膜上下移动。由于吸气时横膈膜会下降，把脏器挤到下方，因此肚子会膨胀，而非胸部膨胀。吐气时横膈膜将会上升，因而可以进行深度呼吸，吐出较多易停滞在肺底部的二氧化碳。

很多产妇做完盆底肌评估后，盆底肌电报告单显示前后静息值超出参考范围，同时还伴有盆底痛和痉挛的症状，特别是在盆底肌训练之后更加严重。这时候医生就会指导产妇改变呼吸方式，从浅而快的胸式呼吸，转向深而缓的腹式呼吸。通过膈肌的收缩与舒张，带动盆底肌的运动，使盆底肌很好地放松。在盆底肌锻炼中，只有掌握了正确的呼吸方式，才会让盆底收放更加自如。要强调的一点是，在盆底肌锻炼中一定注意不要憋气。

487. 腹式呼吸如何训练

（1）吸气：采取仰卧或舒适的坐姿，可以把一只手放在腹部肚脐处，放松全身，先自然呼吸，然后吸气，最大限度地向外扩张腹部，使腹部鼓起，胸部保持不动。

（2）呼气：腹部自然凹进，向内朝脊柱方向收，胸部保持不动。最大限度地向内收缩腹部，把所有废气从肺部呼出去，这样做时，横膈膜会自然而然地升起。循环往复，保持每一次呼吸的节奏一致，细心体会腹部的一起一落。

腹式呼吸的关键：无论是吸还是呼，都要尽量达到"极限"量，即吸到不能再吸，呼到不能再呼为度；同理，腹部也要相应收缩与胀大到极点，如果每口气直达下丹田则更好。

腹式深呼吸简单易学，站、立、坐、卧，随时可行，但以躺在床上为好。仰卧于床上，松开腰带，放松肢体，思想集中，排除杂念，也可说是进入气功态。由鼻慢慢吸气，鼓起肚皮，每口气坚持10～15秒，再徐徐呼出，每分钟呼吸4次。做腹式深呼吸的时间长短由个人掌握，也可与胸式呼吸相结合，这便是呼吸系统的交替运动。如果能长期坚持每天做腹式深呼吸，将会收到"无心插柳柳成荫"的强身延龄的奇效。

（谢伟，女，北京中医药大学东直门医院妇科主任医师，第五批全国名老中医学术经验继承人，中国中西医结合学会妇产科分会青年委员会副主委，北京中医药大学中西医结合妇科学科秘书，世中联生殖分会理事，中华中医药学会中医妇科分会委员，北京女医师协会中医药分会委员，北京中医药大学全科医师培训指导老师、规范化医师培训指导老师。从事中西医结合妇科医教研工作近20年，擅长中西医结合的方法治疗女性月经紊乱、不孕症、更年期、妇科炎症等内分泌疾病，以及妇科肿瘤和手术。主持并参与国家自然科学基金、首发基金等多项课题，副主编、参编著作9部，发表论文20余篇）